研究生教学用书

教育部学位管理与研究生教育司推荐

医学成像系统
（第2版）

高上凯　编著

清华大学出版社
北京

内 容 简 介

本书介绍目前在临床上广泛使用的各种医学成像系统，包括投影 X 射线成像、X 射线计算机断层成像、放射性核素成像、超声成像以及磁共振成像系统。

本书的特点是以线性系统的理论为基础，分析成像过程，以便使读者更好地了解成像的机理及系统的性能。本书同时还提供对断层图像重建算法的实验研究指导。

本书可供高等院校生物医学工程专业的研究生或本科生用做教材，也可供有关专业的教师及工程技术人员阅读参考。

版权所有，侵权必究。举报：010-62782989，beiqinquan@tup.tsinghua.edu.cn。

图书在版编目(CIP)数据

医学成像系统/高上凯编著. —2 版. —北京：清华大学出版社，2010.2(2025.1重印)
ISBN 978-7-302-21317-8

Ⅰ. 医… Ⅱ. 高… Ⅲ. 影像诊断－成像系统－高等学校－教材 Ⅳ. R445

中国版本图书馆 CIP 数据核字(2009)第 184126 号

责任编辑：张占奎
责任校对：刘玉霞
责任印制：刘海龙

出版发行：清华大学出版社
  网　　址：https://www.tup.com.cn, https://www.wqxuetang.com
  地　　址：北京清华大学学研大厦 A 座　　　　邮　　编：100084
  社 总 机：010-83470000　　　　　　　　　邮　　购：010-62786544
  投稿与读者服务：010-62776969，c-service@tup.tsinghua.edu.cn
  质 量 反 馈：010-62772015，zhiliang@tup.tsinghua.edu.cn

印 装 者：三河市龙大印装有限公司
经　　销：全国新华书店
开　　本：185mm×260mm　　　　印　张：14　　　　字　数：335 千字
版　　次：2010 年 2 月第 2 版　　　　　　　　　　印　次：2025 年 1 月第11次印刷
定　　价：49.80 元

产品编号：021177-04

再版序言

随着近代科学技术的发展,医学成像系统已迅速发展成为一个专门的技术领域。各种类型的医学图像不仅使医生有可能观察到体内脏器在形态学上的变化,而且有可能对脏器的功能作出判断。目前,医学成像系统已成为临床与医学研究中不可缺少的工具。

本书主要介绍目前临床上广泛使用的各种成像系统,包括投影 X 射线成像、X 射线计算机断层成像、放射性核素成像、超声成像以及磁共振成像系统。为了满足系统分析的需要,本书在附录 A 中扼要介绍了线性系统的基础知识,在附录 B 中介绍了计算机断层图像重建算法的计算机仿真实验研究方法。

鉴于医学成像系统近十年来的新进展,本次再版中除了保留原版本中有关的基础知识和基本概念外,将重点放在增添近年来发展起来的新技术与新方法上。具体增添的内容包括:

(1) 在第 2 章投影 X 射线成像系统中增加了数字 X 射线成像系统;
(2) 在第 3 章 X-CT 中增加了螺旋 CT、多排螺旋 CT 的内容;
(3) 在第 4 章放射性核素成像系统中,加强了 PET 的内容;
(4) 在第 5 章超声成像系统中,增加了谐波成像、编码激励成像等内容;
(5) 在第 6 章 MRI 成像系统中增加了快速成像等内容;
(6) 在第 7 章中增加了 PET/CT、fMRI 等内容。

本书除可供高等院校生物医学工程专业的本科生或研究生用做教材外,也可供有关专业的教师及工程技术人员阅读参考。

由于篇幅的限制,本书的内容只包含了目前临床上最常用的成像系统,还有一些其他的成像系统没有在书中提及,即使是书中涉及的成像系统,所介绍的内容也有一定的局限性。另外,由于作者水平有限,书中难免会有错误与不妥之处,恳请广大读者给予批评、指正。

编 者

2010 年 1 月

目 录

第 1 章 概述 ·· 1
  1.1 历史回顾与发展现状 ·· 1
    1.1.1 投影 X 射线成像系统 ·· 1
    1.1.2 X 射线计算机断层成像系统 ·· 2
    1.1.3 超声成像系统 ·· 3
    1.1.4 放射性核素成像系统 ·· 4
    1.1.5 磁共振成像系统 ·· 4
  1.2 医学成像系统的评价 ·· 6
    1.2.1 电磁波透射成像与超声波反射成像的分析 ······························ 6
    1.2.2 解剖形态学成像与功能成像分析 ····································· 7
    1.2.3 对人体的安全性 ·· 8
  1.3 未来的展望 ·· 8

第 2 章 投影 X 射线成像系统 ··· 11
  2.1 X 射线成像的物理基础 ·· 11
    2.1.1 X 射线的产生及其性质 ·· 11
    2.1.2 X 射线与人体组织的相互作用 ······································ 14
  2.2 投影 X 射线成像设备 ··· 20
    2.2.1 透视成像系统 ·· 20
    2.2.2 胶片摄影系统 ·· 21
    2.2.3 数字 X 射线减影成像 ·· 22
    2.2.4 数字式 X 射线成像 ·· 24
  2.3 投影 X 射线成像系统的分析 ··· 26
    2.3.1 X 射线源对成像系统的影响 ·· 27
    2.3.2 记录器对成像系统分辨率的影响 ···································· 36
    2.3.3 投影 X 射线成像系统的总响应 ······································ 39
  2.4 图像质量的评价 ·· 40
    2.4.1 信噪比 ·· 40

2.4.2 对比度 ··· 41
2.4.3 空间分辨率 ··· 43
2.4.4 调制传递函数 ··· 44
2.4.5 量子检测效率 ··· 45

第 3 章 X 射线计算机断层成像系统 ·· 46

3.1 基本原理与发展概况 ··· 46
3.2 从投影重建图像的原理 ·· 49
    3.2.1 中心切片定理 ··· 49
    3.2.2 正弦图 ··· 51
    3.2.3 Radon 空间与变换 ··· 52
    3.2.4 从投影重建图像——傅里叶变换法 ································· 53
3.3 从投影重建图像的算法（一）——平行束反投影重建算法 ··············· 55
    3.3.1 直接反投影法 ··· 55
    3.3.2 滤波反投影法 ··· 58
    3.3.3 卷积反投影法 ··· 59
3.4 从投影重建图像的算法（二）——扇形束反投影重建算法 ··············· 63
    3.4.1 扇形束扫描数据的采集方法 ··· 63
    3.4.2 等角度扇形束扫描的图像重建方法 ································ 64
    3.4.3 检测器等距离扇形束扫描的图像重建方法 ······················· 68
    3.4.4 数据重排算法 ··· 71
3.5 螺旋 CT ··· 73
    3.5.1 螺旋 CT 的工作原理 ··· 74
    3.5.2 多排螺旋 CT ··· 78
    3.5.3 螺旋 CT 设备 ·· 80
3.6 图像质量的评价 ··· 83

第 4 章 放射性核素成像系统 ··· 86

4.1 放射性核素成像的物理基础 ··· 86
4.2 γ 照相机 ··· 87
    4.2.1 系统构成 ··· 88
    4.2.2 准直器 ··· 88
    4.2.3 闪烁晶体 ··· 90
    4.2.4 光电倍增管阵列与位置计算电路 ··································· 91
    4.2.5 脉冲高度分析器与显示装置 ·· 93
4.3 放射性核素成像系统的分析 ··· 94
    4.3.1 系统的灵敏度 ··· 94

  4.3.2 系统的模糊度或分辨率 ················· 94
  4.3.3 对比度 ································· 95
  4.3.4 均匀性 ································· 95
  4.3.5 系统噪声 ······························· 95
 4.4 发射型计算机断层成像 ······················· 95
  4.4.1 单光子发射型断层成像 ··················· 96
  4.4.2 正电子发射型断层成像 ··················· 98

第5章 超声成像系统 ································ 105

 5.1 超声成像的物理基础 ························· 105
  5.1.1 超声在人体组织中的衰减 ················· 105
  5.1.2 超声在人体组织中的传播速度 ············· 106
  5.1.3 超声在人体组织中的反射、折射、衍射与散射 ··· 106
 5.2 脉冲回波式超声成像系统 ····················· 108
  5.2.1 A 型 ·································· 109
  5.2.2 B 型 ·································· 110
  5.2.3 M 型 ·································· 112
  5.2.4 C 型 ·································· 112
  5.2.5 多普勒血流测量 ························· 113
 5.3 B 型超声成像系统中的若干关键技术 ············ 115
  5.3.1 换能器与波束形成技术 ··················· 115
  5.3.2 数字扫描变换器 ························· 119
 5.4 超声彩色血流图 ······························ 124
  5.4.1 多普勒彩色血流图 ······················· 124
  5.4.2 时域彩色血流图 ························· 127
 5.5 超声成像中的新方法 ························· 128
  5.5.1 谐波成像 ······························· 128
  5.5.2 编码激励成像 ··························· 132
  5.5.3 扩展视野成像 ··························· 139
  5.5.4 组织多普勒成像 ························· 140
 5.6 超声成像系统的评价 ························· 141

第6章 磁共振成像系统 ······························ 144

 6.1 磁共振成像的物理基础 ······················· 144
  6.1.1 磁共振现象 ····························· 144
  6.1.2 磁共振现象中几个重要的参数 ············· 150
 6.2 磁共振信号的采集方法——脉冲序列 ··········· 154

  6.2.1 部分饱和序列 ·············· 154
  6.2.2 倒转恢复序列 ·············· 156
  6.2.3 自旋回波序列 ·············· 159
 6.3 磁共振成像方法的基本原理 ·············· 164
  6.3.1 成像平面的选择 ·············· 164
  6.3.2 空间编码的概念 ·············· 166
  6.3.3 投影重建方法 ·············· 167
 6.4 傅里叶变换法 ·············· 167
  6.4.1 层面选择激励 ·············· 168
  6.4.2 相位编码 ·············· 169
  6.4.3 频率编码（数据读出）·············· 170
  6.4.4 二维傅里叶变换法 ·············· 171
  6.4.5 k 空间 ·············· 174
 6.5 先进成像方法 ·············· 176
  6.5.1 快速自旋回波成像方法 ·············· 176
  6.5.2 平面回波成像方法 ·············· 178
  6.5.3 三维成像 ·············· 179
 6.6 磁共振成像设备 ·············· 180

第 7 章 医学成像的新方法 ·············· 182

 7.1 多维成像 ·············· 182
  7.1.1 三维医学成像系统 ·············· 182
  7.1.2 三维医学图像的应用 ·············· 187
 7.2 多模式成像 ·············· 187
  7.2.1 多模式图像间的配准问题 ·············· 188
  7.2.2 PET/CT 简介 ·············· 190
 7.3 多参数成像 ·············· 192
  7.3.1 超声组织弹性成像 ·············· 192
  7.3.2 功能磁共振成像 ·············· 193
  7.3.3 分子影像学 ·············· 195

附录 A 线性系统的基础知识 ·············· 196

 A.1 线性系统的定义 ·············· 196
 A.2 δ 函数、冲激响应及空不变系统 ·············· 196
 A.3 二维傅里叶变换 ·············· 199
 A.4 二维采样定理 ·············· 203

附录B　X-CT 图像重建的计算机仿真实验研究 ……………………………………… 205

　　B.1　仿真头模型 ………………………………………………………………… 205

　　B.2　仿真投影数据的产生 ……………………………………………………… 206

　　B.3　卷积反投影方法的计算机仿真实验研究 ………………………………… 208

参考文献 …………………………………………………………………………… 211

第 1 章

概　　述

图像科学是现代科学技术领域中的一个重要分支,它包含图像的形成、获取、传输、存储、处理、分析与识别等。由于医学图像以非常直观的形式向人们展示人体内部的结构形态或脏器功能,目前它已成为临床诊断与医学研究中不可缺少的工具。

在医学图像研究领域中包含以下两个相对独立的研究方向,即医学成像系统(medical imaging system)和医学图像处理(medical image processing)。前者是指图像形成的过程,包括对成像机理、成像设备、成像系统的分析等问题的研究。后者是指对已经获得的图像作进一步的处理,其目的是使原来不够清晰的图像复原,或者是为了突出图像中的某些特征信息,或者是对图像作模式分类等。本书主要涉及医学成像系统的研究领域。

1.1 历史回顾与发展现状

医学成像系统发展的历史一般可追溯到 1895 年伦琴发现 X 射线。X 射线在医学上的应用使医生有可能观察到人体内部的结构,这无疑为医生进行疾病诊断提供了重要的信息。大概是从 20 世纪 50 年代开始,医学成像技术进入了飞速发展的革命年代。各种新技术相继应用到医学成像系统中,新的成像方法不断涌现,所成的医学图像不仅提供了人体组织在解剖上的形态结构,而且为器官功能检查提供了可能。时至今日,各式各样的物理学方法都已渗透到了医学成像的领域,例如 X 射线成像、超声成像、放射性核素成像及磁共振成像等。这些不同的成像方式所提供的人体结构或生理参数的图像为提高临床诊断与治疗的有效性发挥了极大的作用。医学成像设备已成为现代化医院的一个重要的标志。

图 1-1 展示了多种类型的医学图像,包括投影 X 射线图像、X-CT 图像、超声图像、核医学图像和磁共振图像。下面将简略回顾几种主要的医学成像方式的发展历史,并介绍其目前的发展状况。

1.1.1 投影 X 射线成像系统

自从 1895 年伦琴发现 X 射线起,人们很快意识到 X 射线在医学成像中的应用前景。据说,在 1896 年两位英国医生首先摄取了一位妇女手指的 X 射线照片,这位妇女的手指中不慎插入了一根针。第二天,外科医生借助这张 X 射线照片成功地从这位妇女的手指中取出了那根针。在这之后的几十年中,X 射线成像技术有了很大的发展,包括使用影像增强

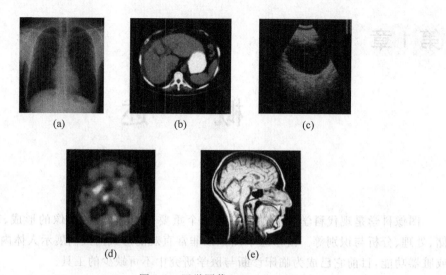

图 1-1 医学图像
(a) 投影 X 射线图像;(b) X-CT 图像;(c) 超声图像;(d) 核素图像;(e) 磁共振图像

管、旋转阳极 X 射线管及采用运动断层摄影等。这使得投影 X 射线成像一直是临床上最常用的成像设备。图 1-1(a)是一张典型的 X 射线胸片图像。

为了获得脏器的清晰图像,人们又设计了一些特殊的 X 射线成像装置。其中的 X 射线数字减影装置(digital subtraction angiography,DSA)就是一个例子。DSA 的基本工作原理是:将 X 射线机对准人体的某一部位,并将 X 射线造影剂注入人体血管中。如果在注入造影剂的前后分别摄取这同一部位的 X 射线图像,然后再将这两幅图像相减,就可以消除图像中相同结构的部分,而突出注入造影剂的血管部分。DSA 在临床中已成功地用于血管网络的功能检查。

传统的投影 X 射线成像采用胶片作为图像记录的介质。这种方法不仅造成胶片图像长时间保持的困难,而且在胶片冲洗的过程中还会造成环境污染。近年来,随着数字化技术的发展,各种新型的数字化投影 X 射线成像技术相继问世。这些系统采用了全新的记录介质,直接采集数字化图像,彻底废除了胶片冲洗的过程。由于是数字化图像,这也使得图像的保存、归档、处理与传输等变得非常方便。目前,数字化的投影 X 射线成像系统已经成为临床上使用的主流设备。

1.1.2 X 射线计算机断层成像系统

由于常规的投影 X 射线成像技术是将人体三维结构投影到一个二维平面上来显示,因此会产生图像重叠、读片困难等问题。此外,投影 X 射线成像对软组织的分辨能力较差,使得它在临床中的应用也受到一定的限制。如何克服在投影 X 射线成像中出现的影像重叠问题,一直是医学界迫切希望解决的问题。这个问题的数学描述应该是:如何根据接收到的投影数据计算出人体内的断层图像(而不是结构重叠的图像)。X 射线计算机断层成像(X-ray computed tomography,X-CT)成功地解决了这一问题。

实现 X-CT 的理论基础是从投影重建图像的数学原理。虽然奥地利的数学家 Johann

Radon 早在 1917 年就证明了从投影重建图像的原理,但这一成果很长时间一直未获得实际的应用。当代图像重建理论最杰出的贡献者之一是美国的物理学家 Allan M. Cormack。他自 20 世纪 50 年代开始发表了一系列的论文,不仅证明了在医学领域中从 X 射线投影数据重建图像的可能性,而且提出了相应的实现方法并完成了仿真与实验研究。真正设计出一个装置来实现人体断面成像是在 1972 年。在那一年的英国放射学年会上,一位名叫 Godfrey N. Hounsfield 的工程师公布了计算机断层成像的结果。这项研究成果可以说是在 X 射线发现后的七八十年中放射医学领域里最重要的突破性进展,它也是 20 世纪科学技术的重大成就之一。由于 Cormack 与 Hounsfield 在放射医学中的划时代贡献,1979 年的诺贝尔生理与医学奖破例授予了这两位没有专门医学资历的科学家。图 1-1(b) 是一幅人体 X 射线计算机断层成像图像。图像的灰度反映了该位置上人体组织对 X 射线的衰减系数。

自从 X-CT 问世以来,它的技术有了很大的发展,设备装置也不断地更新换代。在早期的 X-CT 扫描仪中,数据采集与图像重建的计算过程需要较长的时间,图像的分辨率相对比较低,而病人接受的射线照射剂量却相对比较大。20 世纪末发展起来的螺旋 CT,特别是多排螺旋 CT,使 X-CT 装置的发展进入了一个崭新的时期。目前的螺旋 CT 已经从开始的单排、双排检测器发展到 16 排、64 排、128 排甚至更多。由于多排螺旋 CT 可以在很短的时间里采集受试者的三维立体数据,它可以在很短的时间里提供人体三维图像,由此极大地拓展了在临床上的应用。目前多排螺旋 CT 的成像空间分辨率可以小于 0.5mm。高速螺旋 CT 甚至可用于心脏疾病的诊断。

1.1.3 超声成像系统

超声成像设备大概是目前医院中除投影 X 射线机外使用最频繁的成像设备。目前临床上使用的超声成像系统基本上都是采用脉冲回波成像方式,即用一个短暂的电脉冲激励换能器晶片,使之振动产生超声波并射入体内,进入人体的超声波在遇到组织界面时,就会产生较强的回波信号。于是,根据接收到的回波信号就可以直接获取扫查平面上的人体结构图像,这就是所谓的 B 型图像。图 1-1(c) 是一幅眼部的 B 型超声图像。超声成像的突出优点是对人体无损、无创、无电离辐射,同时它又能提供人体断面的实时动态图像。因此,可广泛地用于心脏或腹部的检查。除了断面成像外,血流测量也是超声成像设备中的重要组成部分。超声血流测量是借助经典的多普勒原理完成的。射入人体的一定频率的超声波在遇到运动的红血球时,血球产生的后向散射信号就会出现多普勒频移。通过对多普勒回波信号的分析就能得到血流的方向与速度信息。这些信息是心血管疾病与脑血管疾病诊断中的重要依据。

20 世纪 80 年代初问世的超声彩色血流图(color flow mapping,CFM)是目前临床上使用的高档超声诊断仪。它的特点是把血流信息叠加到二维 B 型结构图像上。在 B 型图像显示的血管中,凡是指向换能器的血流在图中用红颜色表示;而那些背离换能器的血流则用蓝颜色表示。由于在一张图像上既能看到脏器的解剖形态,又能看到动态血流,它在心血管疾病的诊断中发挥了很大的作用。

近年来,三维超声成像有了很大的进展。采用机械或电子扫描的三维超声成像系统已经在临床上得到了广泛的应用。特别是在妇产科,三维超声成像在胎儿畸形的早期发现中发挥了很大的作用。

1.1.4 放射性核素成像系统

放射性核素成像是把某种放射性同位素标记在药物上，然后引入病人体内，当它被人体组织吸收后，人体自身便成了辐射源。放射性同位素在衰变的过程中，将向体外放射γ射线。人们可以用核子探测器在体外定量地观察这些放射性同位素在体内的分布情况。从所得的放射性核素图像中，不仅可以看到器官的形态，更重要的是可以从中了解到人体脏器新陈代谢的情况。这是其他成像系统所不容易做到的。因此，尽管放射性核素图像的分辨率比较低（约为1cm），但它仍是临床诊断中的重要工具。

早期的放射性核素成像装置是同位素扫描仪，它的成像速度非常低。目前临床上广泛使用的是γ照相机，它可用来快速地拍摄体内脏器的图片，并从一系列连续的图像中了解器官新陈代谢的功能。

发射型CT（emission computed tomography，ECT）是放射性核素成像系统较新的发展成果。ECT可分为单光子发射型CT（single photon ECT，SPECT）与正电子CT（positron emission tomography，PET）两类。目前，SPECT在临床上已得到广泛的应用。它是将γ照相机的探测器围绕探查部位旋转，并采集相应的投影数据，然后采用与X-CT类似的重建算法计算出放射性同位素分布的断层图像。PET系统的数据采集原理与SPECT完全不同。它是根据有一类放射性同位素在衰变过程中释放正电子的物理现象来设计的。正电子与电子相互作用发生湮灭现象后，会产生两个能量为511keV且传播方向完全相反的光子，用一个符合检测器就可以检测出这种成对出现的γ射线光子。根据这样采集到的数据同样能重建出断层图像。图1-1(d)是一幅人体核素断面图像。

为了将X-CT的高空间分辨率和PET系统的功能成像有效地结合起来，一种全新的称为PET/CT的系统在20世纪初问世，并得到迅速的发展。PET/CT把两种不同的成像模式统一在一台机架上，病人无需挪动，就能完成两种不同模式的扫描。扫描结束后通过计算机软件可以准确地实现两种不同模式的图像融合。这一新的多模式成像方式在肿瘤、心血管疾病和神经系统疾病的早期诊断中发挥着越来越重要的作用。

1.1.5 磁共振成像系统

1945年美国学者Felix Block和Edward Purcell首先发现了磁共振现象，从此产生了磁共振谱学这门科学。它在广泛的学科领域中迅速发展成为对物质的最有效的非破坏性分析方法之一。不过，磁共振作为一种成像方法的应用是后来的一个新发展。1973年Paul Lauterbur第一个做出了仿真模块的二维磁共振图像。之后，英国科学家Peter Mansfield进一步发展了使用梯度场的方法，使磁共振成像在技术上成为可能，他为医学磁共振成像的临床应用打下了基础。这两位科学家因为在磁共振成像技术方面的突破性成就，获得了2003年诺贝尔医学奖。

磁共振成像（magnetic resonance imaging，MRI）的过程是将人体置入一强磁场中，这时，如果同时对人体施加一个一定频率的交变射频场，那么被探查的质子就会产生共振，并向外辐射共振信号。于是,在接受线圈中就会有感应电势产生。所接收到的信号经过计算机处理后,就可以得到清晰的人体断面图像。与 X-CT 不同的是,在 MRI 图像中,每个像素的灰度值代表的是从该位置上来的磁共振信号的强度,这个强度与共振核子的密度及两个化学参数——弛豫时间 T_1 与 T_2 有关。图 1-1(e)是一幅人体头部的磁共振图像。

近年来,在磁共振成像领域备受关注的是所谓的功能磁共振成像(functional MRI, fMRI)。fMRI 利用氧合血红蛋白和脱氧血红蛋白磁化率的差异,显示受试者在特定任务条件下大脑被激活的区域。它为脑神经科学研究和临床神经系统疾病的诊断提供了强有力的工具。

磁共振成像的突出优点是对人体无创、无电离辐射,并且可以对人体组织作出形态与功能两方面的诊断。此外,磁共振图像的分辨率比较高,而且可以较容易地获取人体的三维图像。

图 1-2 展示了部分成像设备的外形图,包括投影 X 射线成像设备、X-CT 扫描仪、超声成像设备和磁共振成像设备。

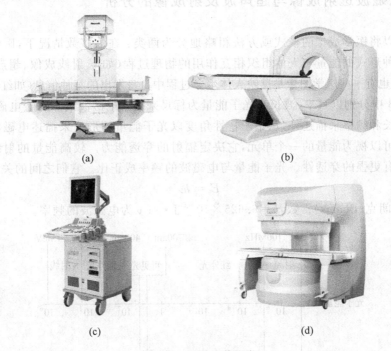

图 1-2 医学成像设备
(a) 投影 X 射线成像设备;(b) X-CT 扫描仪;(c) 超声成像设备;(d) 磁共振成像设备(图片由东软集团股份有限公司提供)

除了上述各种成像系统外,还可以列举出一些其他的成像方式。例如,红外成像、人体组织的电阻抗成像等,它们在不同的研究领域中都发挥着很重要的作用。

从历史发展的过程看,有些成像系统,例如投影 X 射线成像系统,是紧随着某种基本的物理现象被发现之后出现的。但是,也有一些成像系统,如 X 射线断层摄影,尽管从其基本原理上说早就被人们所证实,但是其最终进入实用有赖于高性能的计算机。因此,其问世的年代远远滞后于证明其原理的年代。还有一些成像系统的出现与战争时期军事技术研究的突破密切相关。例如,超声仪器的发展与第二次世界大战中雷达与声纳技术的发展相关。

核素成像、光子检测器等又是核子反应技术的副产品。

总而言之,医学成像系统是物理学、电子技术、计算机技术、材料科学与精细加工等多种高新技术相互渗透的产物。今后,随着各项基础研究及高新技术的突破性进展,医学成像系统还会有更进一步的发展,并进一步显示出其在临床及医学研究中的重要地位。

1.2 医学成像系统的评价

纵观上面提到的各种成像方式,它们在成像原理、成像参数及适用范围等方面各不相同。实际上,这些不同的成像系统并不能互相取代,它们在临床应用中起着相互补充的作用。因此,在评价一个成像系统时,应从各个不同角度全面分析成像系统的优缺点,并指明其临床适用的范围。

1.2.1 电磁波透射成像与超声波反射成像的分析

我们可以将医学成像的模式或方法粗略地分为两类:在大多数情况下,医学图像的获得有赖于某种形式的能量与人体组织相互作用的物理过程(如X射线成像、超声成像、磁共振成像等);也有一些医学图像是反映人体生命过程中自身发出的某种信息(如红外成像等)。

在图1-3中分别以频率、波长和光子能量为标尺来表示电磁波谱。对于电磁波而言,除了可以用波长和频率来描述外,从量子特性角度以光子能量的形式来描述电磁波也是很重要的。光子可以视为能量的一个单元,它决定辐射的穿透能力。较高能量的射线比较低能量的射线具有更强的穿透性。光子能量与电磁波的频率成正比。它们之间的关系是

$$E = h\nu \tag{1-1}$$

式中,h 为普朗克(Planck)常数,$h = 6.625 \times 10^{-34}$ J·s;ν 为电磁波的频率。

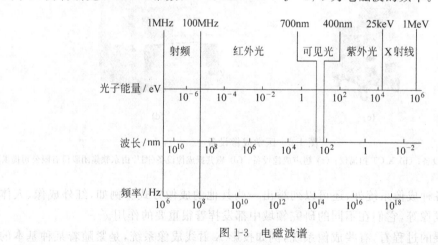

图1-3 电磁波谱

纵观整个电磁波频段,并不是所有的电磁波都可以用来进行医学成像。在用透射方法成像时,需要考虑的主要因素是分辨率与衰减。从分辨率的角度考虑,用于成像的辐射波的波长应小于1.0cm,图1-3中波长大于1.0cm的无线电波是不能用于成像的。此外,当射线

照射人体时，人体组织会将其部分吸收或散射，或者说对射线起到了某种衰减作用。在医学成像系统中，射线穿过人体时的衰减必须适度。所谓适度是说不能太大也不能太小。如果衰减得过分厉害，那么当射线穿过人体后，除了噪声之外，什么信息也检测不到。反之，如果衰减很小或者几乎毫无衰减而全部穿过人体，那么所测得的射线强度同样不能说明任何问题，至少是不可能得到清晰的图像。因为图像的对比度是靠经过一定的衰减后射线强度的差异来形成的。在图1-3所示的电磁波频段中，红外、可见光及紫外光部分由于其照射人体时过度的衰减，就不能用于透射成像。这种过度的衰减一直要持续到软X射线范围，即波长为 0.1~10nm 的射线。在波长为 0.05~0.0001nm 范围里的射线在照射人体后出现的衰减是适度的，因此，它们在人体的透射成像中应用是很合适的。这个频段中电磁波的光子能量为 25keV~1.0MeV。

由于超声波与X射线在人体组织中不同的传播过程，使得这两种不同的成像方式有明显不同的特点。目前临床上使用的超声仪器都是采用反射成像的方法。在反射成像系统中，可以根据超声波往返传播的时间来决定探查的深度。据测定，超声波在水中或大多数人体软组织中的传播速度约为 1540m/s。在体内传播 1cm 距离的时间约为 $6.7\mu s$，在这个时间的数量级中，现代电子技术完全有能力区分来自人体不同深度处的回波信号。也就是说，超声成像可直接获取三维空间中某一特定点的信息，这也正是超声成像方法可方便地获取人体断面图像的主要原因。显然，在X射线成像系统中是做不到这一点的。

衍射扩散是超声成像系统中的一个问题。众所周知，当入射波的波长与被探查物尺寸相当的时候就会发生衍射。医学诊断用的超声波其波长一般选择在 0.5mm 左右，它在人体中传播时将发生衍射，从而造成图像分辨率的降低。X射线成像中，射线的波长小于 0.1nm，它在人体中传播时不发生衍射。又由于X射线的传播速度与所穿过的人体组织基本无关，这样，它在人体中传播时的折射指数为1。这也正是X-CT可能获得高分辨率图像的原因。

此外，X射线与超声在人体中不同的传播特性也决定了它们各自在临床中的适用范围。例如，脉冲回波式超声对观察腹部脏器结构是很合适的，因为各个器官、器官与病灶间的界面对超声波会形成强烈的反射，从而使这些界面在回波图像中清晰可见。相反，用X射线探查腹部时则很难分辨出内部的脏器，因为这些组织对X射线的衰减性能相差不多。实际上，透射X射线成像对人体软组织的分辨能力是比较差的。但是，在对胸腔的检查时，超声波方法就不行了。这当然是因为胸腔内有肋骨及肺叶中的空气，它们与周围媒质间的声阻抗相差甚大。超声传播过程中遇到这类声阻抗明显变化的界面，绝大部分的能量都会被反射回来，从而无法继续深入人体。超声成像用于心脏检查时只能通过肋骨间的缝隙将超声波射入体内或用食管探头从腔内采集数据。相反，用X射线来探查胸腔则是很成功的。因为空气、软组织和骨骼对X射线有明显不同的衰减系数，从而使得X射线在穿过人体后会出现明显不同的强度变化。或者说，所得的图像具有较大的对比度。上述例子告诉我们，超声与X射线成像适用于不同的部位，而在许多情况下它们起到了互相补充的作用。

1.2.2 解剖形态学成像与功能成像分析

X射线成像所能显示的主要是人体结构的解剖学形态，对疾病的诊断也主要是根据形态上的变化，它较难在病理研究中发挥作用。尽管放射性核素图像的分辨率是比较低的，但是它能直接指示脏器功能，特别是代谢方面的问题，目前已成为临床中不可缺少的诊断工具。

实际上，功能成像已越来越显示出其在临床诊断与医学研究中的作用。功能成像一般可分为有源的和无源的两类。将某种放射性物质引入体内，通过在体外检测其辐射能量来判断某个脏器的功能，是属于有源的方法。直接检测人体在生存过程中产生的围绕人体的物理场及各种辐射，同样可用于脏器功能的检查。这种方法属于无源的方法。例如，测定红外热辐射可了解皮肤毛细血管中的血流状态；人体电场与磁场的测定可用于判断心脏、大脑和肌肉的生物电活动等。尽管许多功能成像方法得到的图像分辨率比较低，但它所提供的关于脏器功能方面的信息却越来越得到人们的重视。

值得一提的是，磁共振成像系统具有对人体无损、无电离辐射等优点，并具有与 X-CT 同样高的图像分辨率。此外，磁共振图像不仅能提供组织形态方面的信息，而且可以提供有关脏器功能及组织化学特性方面的信息，已经成为一种非常理想的医学成像方法。

1.2.3 对人体的安全性

在评价医学成像系统时，一个需要特别注意的问题是对人体的安全性。尽管诊断用 X 射线的辐射水平已有了明显的降低，但它对人体的伤害也是不容忽视的。电离辐射对人体造成的损伤可大致分为两种：一种属于对照射躯体的直接损伤，如局部发红、脱发、有可能增加某些疾病（如白血病）的发病率等。另一种损伤是属于遗传性的，它会一直影响到下一代。考虑到 X 射线对人体可能的伤害，作 X 射线检查时（特别是检查胎儿一类的敏感区域）应尽可能设法减少对人体的照射剂量。

放射性核素成像与 X 射线成像一样都会给人体造成电离辐射。但在评价两者对人体的损伤时，应注意其差别。在 X 射线摄影中，尽管辐射的强度相对比较大，但病人只是在一个很短的时间里接受照射。放射性核素成像用的放射性材料的浓度虽然是很低的，但注入病人体内的放射性材料对人体的照射则会持续相当一段时间，直至其放射出体外或衰变完了。因此，在选择放射性材料时要考虑的一个重要因素是要求其具有较短的半衰期。

目前已有的统计数据表明，诊断中使用的超声波照射水平不会对人体造成任何伤害。由于超声成像中对人体的无损、无创，使得它在临床中得到了越来越广泛的应用。特别是对那些敏感的区域，如对胎儿或眼部的检查，使用超声尤为合适。

总之，评价或学习医学成像系统的时候，应注意全面了解其成像机理、能量与人体组织相互作用时的物理过程、对人体的安全性、图像的分辨率、成像速度、临床适用的范围及设备价格等各种因素，从而对其作出全面、客观的评价。

1.3 未来的展望

从信息量的角度看，一幅图像所包含的信息远比几个数据或几条曲线要多。医学图像不仅可以向医生展示人体内部某一特定部位或层面的解剖结构，而且还可以在一定程度上揭示人体脏器的功能。因此，它是生物医学工程领域中一个非常重要且又非常活跃的研究领域，它的应用前景也是非常广阔的。

医学图像在临床中的应用主要包括以下几个方面。

(1) 提高临床诊断的水平

对于那些发生形态学变异疾病(特别是占位性病变)的诊断,医学图像起到了其他方法不可替代的作用。除了基于形态学的医学图像诊断外,那些同时能提供解剖结构及脏器功能的成像方式更受到了人们的特别关注,它必将为临床诊断提供更多有用的信息,从而明显提高诊断的水平。

(2) 实现治疗中的监护,提高治疗的有效性

在心导管手术及某些需要准确定位的手术(例如用体外碎石方法治疗肾结石)中,医生根据图像显示的解剖结构,可准确地掌握治疗的部位。这样做既保证了治疗的有效性,又可以避免病灶周围的正常组织受到伤害。

(3) 外科手术的规划

医学图像,特别是三维图像,向医生显示了人体脏器的立体结构。在这个基础上,利用计算机图形学方法可以将立体图像作旋转、切割等处理。这样,医生不仅可以从不同的角度观察脏器结构,而且可以在计算机上模拟手术过程,研究制订外科手术的方案。

(4) 图像的计算机管理

由于计算机技术的发展,绝大多数图像都可以经过数字化后存入计算机。这样做不仅可以改变大量保存 X 射线胶片的落后局面,而且使图像的计算机管理(包括图像的存储、检索、归档等)成为可能,同时也可以方便地通过计算机网络或其他通信线路进行图像信息的交流。在必要的时候可以将疑难病症的图像传送到诊断中心,由经验较丰富的医生来会诊。这样做也为国际学术交流创造了条件。

医学成像系统尽管已经取得了很大的成功,今后仍然有很大的发展空间。从总的发展趋势看,医学成像是向着从平面到立体、从局部到整体、从静态到动态、从形态到功能、宏观到微观等方向发展。用更准确的术语说,这就是要获得多维(multi-dimensional)、多参数(multi-parameter)与多模式(multi-modality)图像。

由于人体脏器结构是一个三维空间分布,因此仅仅依靠一幅或几幅二维图像来理解三维结构是有一定的局限性的,它不能完全满足临床上在疾病诊断、治疗决策及外科手术研究中的需要。为了给医生提供真正的三维结构显示图,自 20 世纪七十年代开始就有人着手研究医学三维成像的方法。早期的三维成像曾经采用过全息摄影等方法。随着计算机技术的发展及计算机图形学的成熟应用,医学三维成像在近十年中有了很大的发展。三维图像可以使医生更准确、更全面地了解脏器的内部结构。此外,医生还可以"剥出"任意局部区域作进一步分析,或模拟外科手术过程,从而制订最佳的手术方案。目前,三维图像已应用于放射学诊断、肿瘤学、心脏学与外科手术的研究中,并已成为计算机辅助制定治疗方案的得力工具。

动态显示的三维图像实际上就是空间三维坐标加上时间变量的四维图像。它使我们有可能观察到活体的脏器活动图像,它无疑会给临床疾病诊断提供更加丰富的信息。

另外,为了扩大医学图像在临床诊断中的应用范围并提高诊断的有效性,往往希望能得到同一断面的不同参数的图像。例如,传统的超声成像提供的是与解剖结构的图像,而近年来日趋成熟的弹性成像技术则能提供与人体组织的物理性质(如弹性、硬度等)相关的图像,由此为临床疾病的诊断提供新的信息。针对不同的需要不断研究新的成像方法并研究发现

那些对疾病诊断敏感的成像参数将成为研究的热点,它将为医学图像开辟更广泛的应用领域。

不同的成像方式(如 X-CT、MRI、PET 成像等)具有它们各自的特点。不同来源的图像分别携带着不同的信息。例如,X-CT 与 MRI 图像所提供的人体断面解剖结构是很清晰的,而在反映脏器的功能方面,放射性核素图像又有其独到之处。如果把不同来源的图像经过一定的坐标变换后融合在一起,医生就能从一幅图像上同时获得关于病人脏器的解剖形态与功能的多种信息,这种所谓的"多模式图像"必将在今后的临床诊断与医学研究中发挥重要的作用。

随着计算机技术的发展,各类医学图像的数据库与医学图像的管理系统也日趋成熟。利用现有的计算机网络或其他通信系统进行数字图像的通信也已成为现实。凡此种种,形成了图像归档与通信系统(picture archiving and communications system,PACS)。

总之,多维、多参数及多模式图像在临床诊断(包括病灶检测、定性,脏器功能评估,血流估计等)与治疗(包括三维定位、体积计算、外科手术规划等)中所能发挥的重要作用是确定无疑的。在即将到来的计算机技术与信息通信网络高度发达的年代里,医学图像(包括成像、图像处理、图像管理与通信等)还将会有更大的发展。

第 2 章

投影X射线成像系统

在 1895 年伦琴发现 X 射线后不久,投影 X 射线成像方法就问世了。时至今日,投影 X 射线成像系统仍然是各类医院中最重要的成像设备。

本章首先介绍 X 射线成像的物理基础;然后介绍投影 X 射线成像设备,并重点讨论如何用线性系统的理论来分析投影 X 射线成像系统,其中关于图像对比度、不锐度以及分辨率等概念对以后各章的学习也是十分重要的。

2.1 X 射线成像的物理基础

2.1.1 X 射线的产生及其性质

X 射线管是产生 X 射线的主要设备。图 2-1 是一个旋转阳极 X 射线管的示意图。图中,阳极由一个带倾斜角的圆盘构成,四周嵌有环状钨面,圆盘后壁与转子轴相联,可以旋转。

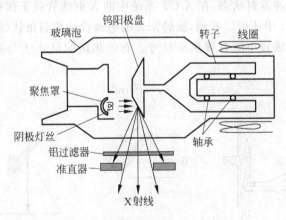

图 2-1 旋转阳极 X 射线管示意图

给阴极灯丝加一个低电压,灯丝加热后就能发射电子。再给 X 射线管的阳极与阴极间加上高压,自由电子群就会在电场的作用下高速向阳极端靶面撞击。当高速运动的电子突然受阻时,其中的一部分能量转换成了 X 射线。不过,在这个能量转换的过程中,高速运动的电子所失去的动能中只有大约 1% 的能量变成了 X 射线,其他 99% 的能量基本上都变为热能。旋转阳极就是为了更好地散热而设计的。X 射线的转换效率 η 主要由两个因素决定：阳极材料的原子序数 Z 和自由电子本身的能量。后者与 X 射线管电压有关。转换效率 η 的一般表达式是

$$\eta = 1.4 \times 10^{-9} ZV \qquad (2\text{-}1)$$

式中，Z 为阳极材料的原子序数；V 为 X 射线管电压。目前，大多数 X 射线管选用钨作为阳极材料。这不仅是因为钨的原子序数大（$Z=74$），可获得较高的转换效率；而且还因为钨的熔点高（3370℃），温升后的蒸发率比较低。另外，钨的导热性能好，这一特性在 X 射线管设计中也是很重要的。

通常施加在 X 射线管的阴极和阳极间的高压是由交流电检波后得到的交变电压，习惯上用它的峰值电压来表征。这个峰值电压也称为"加速电压"。

X 射线管电流也是 X 射线管工作时的重要技术参数，它的定义是在单位时间里从阴极灯丝射向阳极靶面的电子数。在管电流没有到达饱和状态的情况下，如果增大峰值电压，管电流一般也会相应地增大。

X 射线管的输出功率可以用管电流与管电压的乘积表示，它也是 X 射线管的一个重要的技术指标。在临床应用中，采用较大的 X 射线管的输出功率就可以减少对病人的曝光时间，从而可以减少由于脏器运动造成的伪像。

X 射线辐射只在阳极表面上一块被称为"焦斑"的很小的面积上产生。大多数 X 射线管的焦斑呈矩形，其直线尺寸一般为 0.2~2mm。焦斑小的管子可产生比较清晰的图像；焦斑大的管子容易造成图像模糊，但其散热性能较好。为了获得较小的焦斑，要求阴极灯丝发射的电子流是紧密且均匀分布的。为此，在灯丝的周围设计了一个带负电的聚焦罩，它的作用是避免电子束的发散。聚焦罩上的负电压越高，则发射的电子束越细。如果聚焦罩上的负电压足够高（~2kV），电子流甚至可能被完全切断。用这样的方法可以使 X 射线管工作在"开"或"关"的脉冲发射状态，在 X-CT 系统中的 X 射线管就工作在这样的状态下。

从图 2-1 和图 2-2 中还可以看到，旋转阳极的边缘设计成斜角状（倾斜角 θ 为 5°~20°），它的目的也是为了形成较小的有效焦斑尺寸。有效焦斑的尺寸 f 与实际的焦斑尺寸 F 之间的关系为

$$f = F\sin\theta \qquad (2\text{-}2)$$

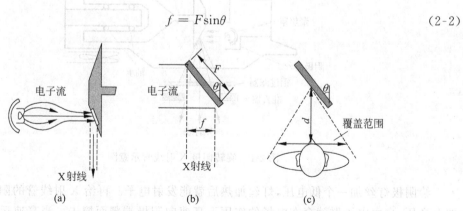

图 2-2 X 射线管中焦斑的形成
(a) 焦斑的形成；(b) 焦斑的尺寸；(c) 覆盖范围

在实际应用中,大多数 X 射线管装有两个不同尺寸的阴极灯丝,可以在不同的应用场合下选择不同大小的焦斑。有效焦斑的尺寸还可以通过调节灯丝旁边的聚焦罩上的负电压来控制。普通的应用场合下,有效焦斑尺寸在 0.6～1.2mm,专门用作乳房 X 射线检查的 X 射线管中有效焦斑的尺寸约为 0.3mm。

倾斜角 θ 还影响着 X 射线束覆盖的范围。从图 2-2(c)中可以看到,覆盖范围大约是辐射源到受试者的距离 d 与 $\tan\theta$ 乘积的 2 倍。

X 射线是肉眼看不见的一种电磁波。它的波长较短,一般在 0.01～100Å 范围内。电磁辐射由光子组成。每个光子的能量 E 与其波长 λ 成反比,与其频率 ν 成正比,即

$$E = \frac{hc}{\lambda} = h\nu \tag{2-3}$$

式中,h 为普朗克常数;c 为光速。

X 射线的强度是指单位时间内通过与射线方向垂直的单位面积的辐射能量,即

$$I = \sum_j N_j h\nu_j \tag{2-4}$$

式中,N_j 为具有频率 ν_j 的光子的数量。

实际上,在 X 射线管中产生的射线为一束波长不一的混合射线。其中波长小(光子能量大)的叫硬射线,它的穿透力强;波长大(光子能量小)的叫软射线,易被其他物质吸收。

从 X 射线管放射的 X 射线主要包括两类,即连续放射线和特征放射线。在图 2-3 给出的 X 射线谱中,从较短波长到较长波长连续的谱,通常称为连续线谱。而在连续线谱上叠加着的一些突出的尖峰,通常称为特征线谱。

1. 连续放射(即韧致放射)

在 X 射线管中,阴极电子获得巨大的动能后,以很大的速度撞击阳极靶面。当它经过阳极材料的原子核附近时,受到原子核引力的作用会发生偏转而减慢速度。在这个作用过程中电子所损失的能量便以 X 射线光子的形式释放出来,如图 2-4 所示。

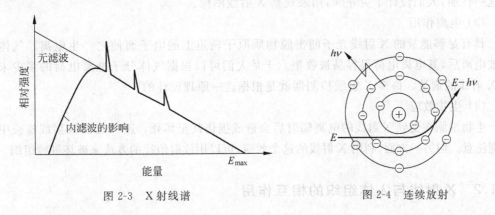

图 2-3 X 射线谱　　　　　　　　图 2-4 连续放射

由于各高速运动的电子所具有的能量不同,与靶原子相互作用后损失的能量也各不相同。因此,这种情况下所释放的 X 射线光子的能量分布是连续的,故称为连续放射。连续放射也称为韧致放射(Bremsstrahlung radiation)。连续放射所释放的光子能量主要取决于 X 射线管的管电压。电压愈高,电子的动能愈大,其转换成的 X 射线能量愈大。图 2-3 中描

述的是阳极靶面为钨的 X 射线管输出的 X 射线相对强度的分布曲线。从图中可以看到,随着光子能量的增加,输出强度呈线性递减的趋势。X 射线中能量最大(E_{max})的光子被认为是当高速运动的电子将其全部动能都转换成 X 射线光子能量时产生的。由于 X 射线管本身及其壳体对低能量射线的吸收效应,使得输出射线能量谱中低能量的成分减少。这种效应称为内滤波引起的结果(参见图2-3)。在实际应用中,由于低能量的软 X 射线很容易被人体吸收,它并不能穿过人体到达图像检测器,换言之,它对成像并没有贡献,因此在 X 射线管的外部还有加一层由铝板构成的滤波器,进一步滤除软 X 射线成分(参见图2-1)。

2. 特征放射

当具有较大动能的电子撞击阳极靶面时,靶原子的内层轨道电子有可能获得能量而克服核的引力并脱离自己的轨道逸出,使该原子呈不稳定状态。此时,能量较高的电子将会来补充此空位,而其多余的能量则以电磁波的形式放射出来,这就是所说的特征放射(characteristic radiation)或标识放射(见图2-5)。

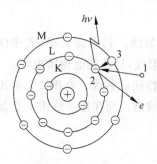

图 2-5　特征放射

图 2-5 中,光子 1 高速撞击在阳极靶面钨原子 L 层轨道上的电子 2,使 L 层轨道电子逸出,而出现空穴。当 M 层轨道电子 3 来补充时,多余的能量就以 X 射线光子的形式放出,这就是特征放射。显然,特征射线的波长主要与阳极靶面的物质材料有关,并只在一定的高压下才能产生。

X 射线具有下列作用:

(1) 穿透作用

X 射线波长短、能量大、能穿透一般光线不能穿透的物质。利用它来探测人体内部器官是很合适的。

(2) 荧光作用

X 射线用肉眼并不能看见,但当它照射某些物质(如磷、钨酸钙等)时却能产生荧光。利用这一性质,人们设计了荧光屏,用来观察 X 射线图像。

(3) 电离作用

具有足够能量的 X 射线光子能击脱物质原子轨道上的电子而使之产生电离。气体分子被电离后,其电离电荷很容易被收集。于是人们可以根据气体分子电离电荷的多少来测定 X 射线的剂量。许多 X 射线检测器就是根据这一原理设计的。

(4) 生物效应

生物细胞在受到 X 射线的电离辐射后会造成损伤甚至坏死。这一点在 X 射线检查中要特别注意。但另一方面,利用 X 射线的这个效应,可以用放射治疗的方法来破坏肿瘤组织。

2.1.2　X 射线与人体组织的相互作用

X 射线穿过人体时,将出现衰减。图 2-6 是研究 X 射线衰减的示意图。图中假设一个点 X 射线源在无穷远处。因此,入射到人体的 X 射线可认为是一束平行的射线。入射 X 射线中的一部分被人体吸收或者由于散射而离开了原来的射线束;其余部分则沿直线穿过人体到达检测器。为了集中讨论衰减问题,假设检测器平面离人体足够远,以至于那些被散射

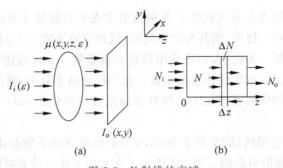

图 2-6　X 射线的衰减

(a) 透射信号检测模型；(b) 衰减系数推导模型

的 X 射线不能撞击检测器。

如果被探查的物体为一均匀介质，入射到一个厚度为 Δz 的薄片上的光子数为 N，作用后减少的光子数为 ΔN（参见图 2-6(b)），则可以得出

$$\Delta N = -\mu N \Delta z \tag{2-5}$$

式中，μ 为比例常数，也就是通常所说的线性衰减系数；ΔN 是一个负值，因为它表示丢失的光子数。从式(2-5)可以看出，这个丢失的光子数与入射的光子数 N、作用的距离 Δz 及所探测物质本身的性质有关。

假设总的入射光子数为 N_i 经过厚度为 z 的探查物后，有 N_o 个光子透过，根据式(2-5)可得

$$\int_{N_i}^{N_o} \frac{1}{N} dN = -\mu \int_0^z dz \tag{2-6}$$

解方程(2-6)可得衰减关系式如下：

$$N_o = N_i e^{-\mu z} \tag{2-7}$$

或

$$I_o = I_i e^{-\mu z} \tag{2-8}$$

式中，I_i 和 I_o 分别是输入和输出的 X 射线的强度。

再回到图 2-6(a)就可找到检测强度 $I_d(x,y)$ 与入射强度 I_i 之间的关系，即

$$I_d(x,y) = I_i e^{-\int \mu(x,y,z) dz} \tag{2-9}$$

在一般情况下，入射的 X 射线束中包含不同能量的射线。因此，被探查物的衰减系数应该表为位置与能量的函数 $\mu(x,y,z,\varepsilon)$。在式(2-9)中加入射线能量这一因素后可得

$$I_d(x,y) = \int I_0(\varepsilon) \cdot \exp\left[-\int \mu(x,y,z,\varepsilon) dz\right] d\varepsilon \tag{2-10}$$

式中，$I_0(\varepsilon)$ 为入射 X 射线的强度，它是光子能量的函数；$\mu(x,y,z,\varepsilon)$ 为被探查物体的线性衰减系数；指数项表示在 z 方向上光子能量的传输。式(2-9)中的指数项通常被称为传输强度 t，即

$$t(x,y,\varepsilon_0) = \exp\left[-\int \mu(x,y,z,\varepsilon_0) dz\right] \tag{2-11}$$

上式中 ε_0 指某一特定的能量值。如果在探查范围中，衰减系数是一个常数 μ_0（指在能量 ε_0 下的衰减系数），射线穿过的长度为 l，那么上式可变为

$$t(x,y,\varepsilon_0) = \exp(-\mu_0 l) \tag{2-12}$$

线性衰减系数 μ 的大小不仅取决于 X 射线束中光子的能量及所透射的物质,还与物质的密度 ρ 有关。对于同一物质,当其密度不同时,线性衰减系数也不同。这就使得线性衰减系数在使用中不太方便。为此,人们还常用质量衰减系数 μ/ρ 来描述 X 射线的衰减。质量衰减系数乘上物质的密度就是线性衰减系数。在线性衰减系数中,密度是一个重要的因素;但质量衰减系数则与物质的密度无关。线性衰减系数的单位是 cm^{-1};质量衰减系数的单位是 cm^2/g。

在诊断 X 射线的范围内(能量低于 200keV),射线的衰减主要是由相干散射、光电吸收和康普顿(Compton)散射引起的。图 2-7 给出了在水中上述三种衰减的大致情况。

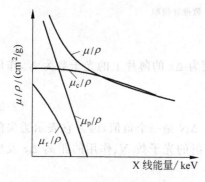

图 2-7 水的质量衰减系数

1. 相干散射

相干散射也称为瑞利散射。一个低能量的 X 射线光子在撞击原子轨道上的电子后,被击电子虽未脱落,但光子自身被吸收了。此后,被击原子立即又放出与入射光子能量相同、但传播方向不同的光子。这种只改变方向而无能量消耗的冲击就是所说的相干散射。实际上可把相干散射视为 X 射线束的一种折射。由于被折射的光子离开了原来的传播方向,这就造成了射线束的衰减。

在诊断放射学中,因为所用的 X 射线的能量较高,因此,相干散射引起的衰减相对来说不太重要,见图 2-7 中的曲线 μ_r/ρ。

2. 光电吸收

光电作用顾名思义是指光子与电子的作用。当 X 射线光子撞击被较紧地束缚的电子时,它的全部能量给了被击脱的电子,使电子克服核电场力的作用而脱离轨道。实际上是被击脱的电子(光电子)获得动能,而入射光子本身被吸收。当较外层电子补充到被击脱电子的空穴时将产生荧光放射。在 X 射线诊断中,人体中的主要元素,如钙、碘、氧等的荧光放射光子的能量都很低,在几毫米内就被吸收了,这就是所说的光电效应或光电吸收。

光电吸收引起的质量衰减系数大约与物质的原子序数的四次方成比例。所以,光电吸收对那些高原子序数的物质来说就显得比较重要。图 2-7 中所示 μ_p/ρ 表示由光电吸收引起的质量衰减系数。

3. 康普顿散射

在诊断 X 射线放射学中,由人体组织引起的诸多衰减因素中最重要的是康普顿散射。所谓的康普顿散射效应是指一些能量较大的 X 射线光子撞击原子外层那些较松散的电子,使其脱位,但此时 X 射线光子只把自身的一部分能量传给被击脱的电子使其获得动能,光子自身的作用并没有消失,只是减少了一部分能量并改变了传播的方向,如图 2-8 所示。

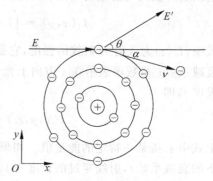

图 2-8 康普顿散射

根据能量守恒定律,相对论能量平衡关系为

$$E = E' + (m - m_0)c^2 \tag{2-13}$$

式中,E' 为散射光子的能量;$(m-m_0)c^2$ 为电子能量的增量;m_0 为电子的静止质量;m 为运动电子质量;c 为光速。

再根据动量守恒定律,可得图 2-7 中 x 方向上的守恒关系为

$$\frac{E}{c} = \frac{E'}{c} \cdot \cos\theta + mv \cdot \cos\alpha \tag{2-14}$$

y 方向的守恒关系为

$$0 = \frac{E'}{c} \cdot \sin\theta - mv \cdot \sin\alpha \tag{2-15}$$

从式(2-14)可得

$$mv \cdot \cos\alpha = \frac{E}{c} - \frac{E'}{c} \cdot \cos\theta = \frac{h\nu}{c} - \frac{h\nu'}{c} \cdot \cos\theta$$

或

$$m^2 v^2 \cdot \cos^2\alpha = \left(\frac{h\nu}{c} - \frac{h\nu'}{c} \cdot \cos\theta\right)^2$$

$$= \left(\frac{h\nu}{c}\right)^2 + \left(\frac{h\nu'}{c} \cdot \cos\theta\right)^2 - 2\frac{h^2\nu\nu'}{c^2} \cdot \cos\theta \tag{2-16}$$

从式(2-15)可得

$$mv \cdot \sin\alpha = \frac{E'}{c} \cdot \sin\theta = \frac{h\nu'}{c} \cdot \sin\theta$$

或

$$m^2 v^2 \cdot \sin^2\alpha = \left(\frac{h\nu'}{c} \cdot \sin\theta\right)^2 \tag{2-17}$$

式(2-16)与式(2-17)相加后可得

$$m^2 v^2 = \frac{h^2 \nu^2}{c^2} + \frac{h^2 \nu'^2}{c^2} - 2 \cdot \frac{h^2 \nu\nu'}{c^2} \cdot \cos\theta$$

或

$$m^2 v^2 c^2 = h^2 \nu^2 + h^2 \nu'^2 - 2h^2 \nu\nu' \cos\theta \tag{2-18}$$

从式(2-13)可得

$$mc^2 = E - E' + m_0 c^2 = h\nu - h\nu' + m_0 c^2$$

取平方后得

$$m^2 c^4 = h^2 \nu^2 + h^2 \nu'^2 + m_0^2 c^4 - 2h^2 \nu\nu' + 2m_0 c^2 (h\nu - h\nu') \tag{2-19}$$

用式(2-19)减去式(2-18)得

$$m^2 c^4 \left(1 - \frac{v^2}{c^2}\right) = m_0^2 c^4 - 2h^2 \nu\nu'(1 - \cos\theta) + 2m_0 c^2 h(\nu - \nu') \tag{2-20}$$

因为运动电子的质量

$$m = \frac{m_0}{\sqrt{1 - \frac{v^2}{c^2}}}$$

于是有

$$m^2c^4\left(1-\frac{v^2}{c^2}\right)=m_0^2c^4$$

所以式(2-20)可改写成

$$\frac{c}{\nu'}-\frac{c}{\nu}=\frac{h}{m_0c}(1-\cos\theta)$$

或

$$\Delta\lambda=\lambda'-\lambda=\frac{h}{m_0c}(1-\cos\theta)=0.0241(1-\cos\theta)\quad(\text{Å})\tag{2-21}$$

式(2-21)表示发生康普顿散射时，X 射线光子被折射了一个角度 θ，并处在一个较低的能量上(即较长的波长)。这个波长的增量仅仅与折射角度 θ 有关。我们还可以看到，波长变化的百分数只有在能量相对比较高的情况下才是显著的。这是因为波长变化的百分数可表为

$$\frac{\lambda'-\lambda}{\lambda}=\frac{E}{hc}\times 0.0241(1-\cos\theta)\tag{2-22}$$

上式说明，入射光子的能量 E 愈大，变化的百分数愈大。在诊断用 X 射线范围内，因为光子的能量相对比较高，所以康普顿散射后光子的能量与入射光子的能量相比，变化还是可观的。它是造成 X 射线衰减的主要因素。

通常，将那些直接穿过人体到达检测器的射线称为一次放射(primary rediation)；而将那些与人体组织相互作用后改变传播轨道，即经过散射后的射线称为二次放射(secondary rediation)。

康普顿散射对成像会产生一定的副作用：其一是散射辐射会降低图像的对比度；其二是由患者身上散射的辐射可能成为对检查人员的照射。

因为光电吸收、瑞利散射与康普顿散射是相互独立的，因此总的衰减系数是这三项衰减之和。人体中一些常见物质的质量衰减系数在不同 X 射线能量下的变化曲线示于图 2-9 中。正是由于人体组织对 X 射线不同的衰减系数，使得当 X 射线穿过人体到达检测器时能使图像上显示出相应的差别。

需要说明的是，康普顿散射的效果与被探查物质的原子序数基本无关，与入射 X 射线的能量关系也不大。从图 2-9 中也可以看出，对能量较高的射线(此时康普顿散射效应较明显)，不同组织的衰减系数相差不大，这也就意味着康普顿散射对不同组织在图像中差别的贡献不大。反之，在光电吸收效应较明显的低能量部分，骨骼与肌肉的质量衰减系数有明显的差异，这将使这两种组织在 X 射线图像中出现明显的反差。利用不同能量下人体组织衰减系数间差异不同这一特征，可以设计双能 X 射线减影成像设备来分别获得不同组织的清晰图像。

还有一个经常用来描述人体组织对 X 射线的衰减特性的参数是半值层(half-value layer, HVL)。半值层的定义是指一定的组织厚度，当射线穿过这一特定厚度的组织时，其强度减小了一半。从式(2-8)可以得出，半值层的厚度是 $(\ln 2)/\mu$。例如，当入射的 X 射线的能量为 100keV 时，对于

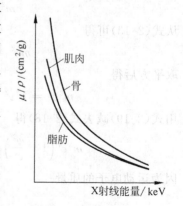

图 2-9 人体不同组织的质量衰减系数

骨骼和肌肉而言其半值层大约是 2.3cm 和 3.9cm。由此可以推测，对于胸部的检查，大约只有 10% 的射线能穿过人体而到达检测器。

此外，由于高能量 X 射线的穿透力强（衰减小），低能量 X 射线的穿透力差（衰减大），使得 X 射线在穿过人体组织时，较多的低能量射线被衰减，而较多的高能量射线则可穿过人体。这就使得入射 X 射线的谱与透射后的 X 射线谱发生了变化。透射后的 X 射线谱峰向高能量方向位移（见图 2-10），这一现象称为射线硬化。在 X-CT 中，由于射线硬化现象的存在，使得图像出现某种畸变。为了获得高质量的图像，往往需要进行硬化矫正。

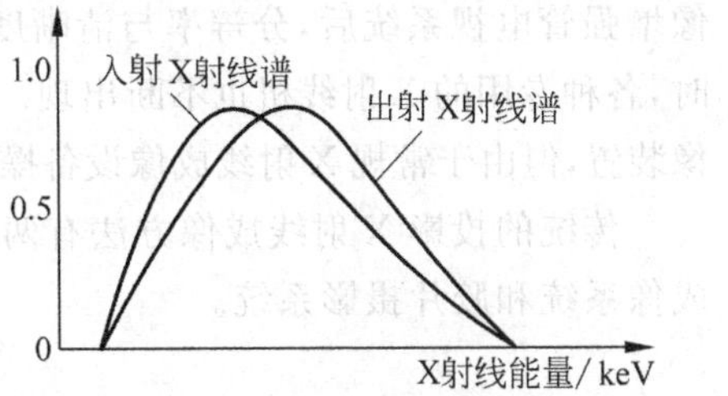

已有不少学者研究了如何用一个较精确的解析式来描述当射线能量与物质特性不同时衰减系数的变化。一般来说，总的衰减系数可以表为相互独立的康普顿散射、瑞利散射及光电吸收等三项衰减系数之和，即

$$\mu = \mu_c + \mu_r + \mu_p \tag{2-23}$$

图 2-10 射线硬化效应

式中，下标 c、r、p 分别代表康普顿散射、瑞利散射和光电吸收。尽管在 X 射线诊断的能量范围中，瑞利散射起的作用是很小的，但是为了完整起见，还是把它包含在式(2-23)中。

对于某一种特定的元素，描述衰减系数的解析式可表示为

$$\mu = \rho \cdot N_g f(\varepsilon) + C_R \frac{Z^k}{\varepsilon^l} + C_P \frac{Z^m}{\varepsilon^n} \tag{2-24}$$

式中，Z 为原子序数；ε 为光子能量，单位是 keV；$f(\varepsilon)$ 是取决于光子能量的康普顿散射函数；C_r、C_p 分别是与瑞利散射和光电吸收有关的常数；N_g 是每克电子中的电子质量密度，它可以表示为

$$N_g = N_A \frac{Z}{A} \tag{2-25}$$

式中，N_A 为阿伏伽德罗常数；A 为原子质量。这样，除了氢元素外，对其他所有的元素来说，N_g 都近似等于 $N_A/2$。康普顿散射函数 $f(\varepsilon)$ 是与原子序数无关的。它可以根据 Klein-Nishina 函数得出一个高精度的表达式如下：

$$f_{KN}(\alpha) = \frac{1+\alpha}{\alpha^2} \left[\frac{2(1+\alpha)}{1+2\alpha} - \frac{1}{\alpha} \ln(1+2\alpha) \right] \\ + \frac{1}{2\alpha} \ln(1+2\alpha) - \frac{1+3\alpha}{(1+2\alpha)^2} \tag{2-26}$$

式中 $\alpha = \varepsilon/510.975 \text{keV}$。

在我们感兴趣的诊断 X 射线能量范围中，可以用一个比较简单但却是精确的式子来表示 $f(\varepsilon)$，即

$$f(\varepsilon) = 0.597 \times 10^{-24} \exp[-0.0028(\varepsilon - 30)] \tag{2-27}$$

在瑞利散射与光电吸收衰减项中的那些指数已用实验测定为 $k=2.0, l=1.9, m=3.8, n=3.2$，还有两个常数分别为 $C_r = 1.25 \times 10^{-24}, C_p = 9.8 \times 10^{-24}$。

2.2 投影 X 射线成像设备

投影 X 射线成像(projection radiography)通常也称为常规 X 射线成像(conventional radiography)。它是目前临床诊断疾病的主要手段之一。在 20 世纪 50 年代以前,X 射线机的结构比较简单,图像的分辨率也较低。之后,X 射线机的技术发展很快。在普遍采用了影像增强管电视系统后,分辨率与清晰度得到了改善,而病人受照射的剂量却减少了。与此同时,各种专用的 X 射线机也不断出现。时至今日,尽管已经有了高级的 X 射线计算机断层成像装置,但由于常规 X 射线成像设备操作简单、检查费用低,它仍然是临床诊断中的主要设备。

传统的投影 X 射线成像方法有两种,即透视与摄影。本节将介绍目前普遍使用的透视成像系统和胶片摄影系统。

2.2.1 透视成像系统

图 2-11 所示是立位透视的示意图。

第一代的荧光透视接收器是一块平板荧光屏。由 X 射线管发出的 X 射线穿过人体投射到荧光屏上,荧光屏进而将入射的 X 射线能量转换成可见光。由于人体不同的组织对 X 射线的衰减不同,因此穿过人体后的 X 射线强度也不同。这样,就能在荧光屏上看到与各种组织结构对应的明暗阴影。医生除了可用它来观察组织的形态、位置外,还可以观察脏器的运动。这是透视检查方法的一个优点。

平板荧光屏透视检查方法的主要缺点是屏的亮度比较低,使得医生观察起来比较吃力。放射科医生在进行透视工作前,一般要在黑暗环境中待 15min 左右才能使自己的眼睛适应黑暗环境。即使这样,在屏上可观察到的信息也比同一病人的 X 射线照片要少。

为了解决荧光屏亮度低的问题,现代 X 射线成像系统中都采用了影像增强管。影像增强管的引入是透视 X 射线成像系统的一项重大改进。图 2-12 是一个影像增强管的剖面图。

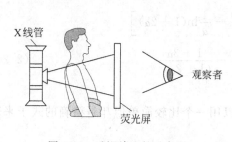

图 2-11 透视检查的示意图

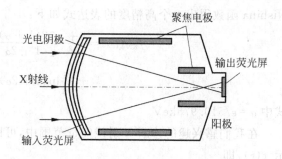

图 2-12 影像增强管

在影像增强管中,X 射线的输入荧光屏(一般用碘化铯材料)和一个光电阴极紧密相接。入射 X 射线与荧光屏作用后产生可见光,可见光又使光电阴极产生电子,这些电子经过一个透镜系统加速并聚焦到输出荧光屏上。输入荧光屏的直径为 150~550mm。输出屏的直径为 16~35mm。由于输出面积减小及电子加速等原因使亮度的总增益达到 5000 倍左右。

荧光屏是一种无源器件,它只能将吸收的部分 X 射线能量转换为光能;而影像增强管则是一个可以在转换过程中增添能量的有源器件。影像增强管所产生的图像比荧光屏图像要亮得多,质量也要好得多。它的图像可以在明室中观察。由于输出的屏较小,可以设计一个光学透镜系统来观察,但这种观察仅限于一个人,除非使用特殊的附加装置。

现代的投影 X 射线成像设备都采用影像增强管-电视系统,图 2-13 是其示意图。

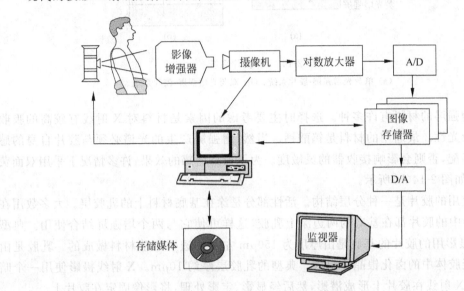

图 2-13　影像增强管-电视系统

如图 2-13 所示,影像增强管输出的图像由摄像管采集后送入对数放大器。之后,经过模拟/数字转换器(A/D),将模拟信号转换为数字信号,并送入图像存储器。所采集的数字图像经过各种处理后可以再经过数字/模拟转换器(D/A)送到监视器上显示也可以用各种存储媒体将它们保存起来。整个系统在计算机的控制下协调工作。用影像增强管与电视摄像机构成的数字化系统具有较高的成像速度。其缺点是空间分辨率较低,图像的对比度也较差。

透视检查除了一般的常规用途外,在心导管检查、介入外科手术以及整形外科等方面也有广泛的应用。

2.2.2　胶片摄影系统

所谓 X 射线胶片摄影与前面提到的 X 射线透视的不同只是用摄影胶片代替透视的荧光屏。入射的 X 射线在胶片上形成潜影,然后经过显影、定影处理,将影像固定在胶片上。

如果用 X 射线直接对胶片曝光,其效率是比较低的。在临床中使用屏-胶片系统作为投影 X 射线成像系统的接收器(见图 2-14)。这种接收器是由涂上感光乳胶的胶片和与胶片紧密接触的一个或两个荧光增强屏组成的。荧光增强屏是涂有荧光材料的薄层(厚度为 $100 \sim 500 \mu m$)。X 射线的能量由增强屏吸收,并将其能量的一部分($5\% \sim 20\%$)转变为光线。此光线将使胶片曝光。由于增强屏对光线较敏感,使胶片曝光所需的实际 X 射线辐射剂量大幅度地降低。荧光增强屏厚度的选择需要在图像信噪比及空间分辨率之间折中考虑,这个问题将在 2.4 节中讨论。

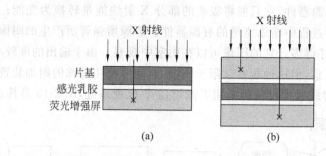

图 2-14 屏-胶片系统
(a) 单荧光增强屏-胶片系统；(b) 双荧光增强屏-胶片系统

荧光增强屏的材料有许多种。选择时主要考虑的因素是材料对 X 射线有较高的吸收率并具有荧光性。最通用的材料是钨酸钙。当然，增强屏产生的光谱必须与胶片自身的感光光谱相匹配，否则会影响接收器的灵敏度。为了提高增感的效果，许多情况下采用双面荧光增强屏，如图 2-14(b)所示。

通常使用的胶片是一种分层结构。活性部分是涂在基底材料上的乳胶层。大多数用在 X 射线摄影中的胶片都在基底的两边涂上乳胶，这样可使它与两个增强屏结合使用。典型的 X 射线摄影用的胶片的基底是由厚度为 $150\mu m$ 左右的透明聚酯材料做成的。乳胶是由许多悬在凝胶体中的卤化银晶体组成。典型的乳胶层厚约 $10\mu m$。X 射线摄影使用一个暗盒，入射的 X 射线在胶片上形成潜影，然后经显影、定影处理，将影像固定在胶片上。

X 射线摄影胶片的分辨率比较高，用摄影胶片作为 X 射线图像的永久记录目前仍然还在临床上使用。但是，为了得到影像胶片，必须配备一套冲洗设备，不仅操作过程麻烦，还会造成环境污染。此外，大量胶片的保存也是一个问题。

2.2.3 数字 X 射线减影成像

数字 X 射线减影是指将不同条件下摄取的数字图像作减影处理。假设在某一时刻 t 摄下的 X 射线图像强度为

$$I(x_d, y_d, t, \varepsilon) = I_0 \exp\left[-\int \mu(x, y, z, t, \varepsilon) dl\right] \tag{2-28}$$

式中，$\mu(x,y,z,t,\varepsilon)$ 表示衰减系数 μ 与位置 (x,y,z) 有关、与照射的 X 射线能量有关、还与图像采集的时间有关。不同时刻摄取的同一部位的两幅图像相减，称为时间减影；不同能量下摄取的两幅图像相减，称为能量减影。

本节将介绍血管减影与双能量数字减影。

1. 数字血管减影术（digital subtraction angiography, DSA）

通常的投影 X 射线图像中包含着血管、软组织、骨骼等结构。但是，在血管疾病的诊断中，通常需要了解血管狭窄、动脉或静脉内的凝块以及体循环或肺循环中的异常，为此很希望只突出血管的影像，而去除周围组织的影像。数字血管减影术就是这样一种技术。

图 2-15 所示是数字血管减影成像系统的工作原理示意图。在注射造影剂之前，先摄取

一幅目标图像（亦称为基像或掩膜像）$M(x,y)$。然后在控制目标不发生运动的条件下，将衰减系数较大的 X 射线造影剂注入血管（从动脉或者静脉），并对同一部位再照一幅图像。此时，所得到的图像强度为

$$I(x,y) = M(x,y)\exp[-\mu_2 T_2(x,y)] \tag{2-29}$$

式中，μ_2 为造影剂的衰减系数；$T_2(x,y)$ 为注入造影剂处的血管厚度。

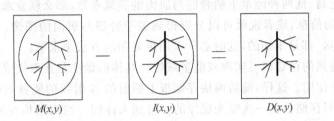

图 2-15　数字血管减影成像

如果对两幅图像取对数并相减，就可得到相减后的图像

$$D(x,y) = k[\ln M(x,y) - \ln I(x,y)] = k\mu_2 T_2(x,y) \tag{2-30}$$

其中，$D(x,y)$ 称为对数差图像。

有两种方法可实现对数变换：一是利用模拟放大器，但这类放大器在带宽、噪声及稳定性方面存在一定的问题。另一种方法是数字式的对数转换。只要数据的位数足够多，这种变换的量化噪声很小，精度也可以做得比较高。数字血管减影图像的空间分辨率很高，它能显示大约 $100\mu m$ 直径的血管。

数字减影血管造影系统已在血管疾病的诊断中发挥了很大的作用。目前，市场上有一种双平面的 X 射线数字减影系统。这种系统几乎可以同时得到两幅相互垂直的血管造影图像。利用这两幅图像有可能重构出血管网的立体结构。这在心血管疾病的诊断中是十分有用的。

2. 多能量数字减影（multiple energy digital radiography）

在临床检查人体胸腔时，有时特别希望观察软组织，这就希望去除图像中的骨骼部分（由于骨骼对 X 射线的吸收比周围软组织要大得多，它在图像中造成了很深的阴影，这对软组织的观察造成困难）。反之，在腹部检查时，有时又希望看脊椎部位，这就希望去除周围软组织的图像。双能量减影技术可以在一定程度上解决这个问题。

X 射线双能量减影是用不同能量的 X 射线照射人体的同一部位（不同能量的射线可以通过给 X 射线管施加不同的管电压来获得）。假定被照射的部位包含骨骼和肌肉两部分。这两种组织在不同能量下表现出来的衰减系数是不同的（参见图 2-9）。如果在单一低能量照射下所检测到的强度 I_L 为

$$I_L = I_{L_0} \exp[-(\mu_{m_L} T_m + \mu_{b_L} T_b)] \tag{2-31}$$

而在另一次单一的高能量照射下得到的强度 I_H 为

$$I_H = I_{H_0} \exp[-(\mu_{m_H} T_m + \mu_{b_H} T_b)] \tag{2-32}$$

式中，I_{L_0} 和 I_{H_0} 分别为低能量和高能量探测时的入射能量；T_m 和 T_b 分别为肌肉和骨骼的厚度；μ_{m_L} 和 μ_{m_H} 分别为肌肉在低能量与高能量下的衰减系数；μ_{b_L} 和 μ_{b_H} 分别为骨骼在低能

量与高能量下的衰减系数。将上两式取对数后可得

$$-\mu_{m_L} T_m - \mu_{b_L} T_b = \ln\left(\frac{I_L}{I_{L_0}}\right) \tag{2-33}$$

$$-\mu_{m_H} T_m - \mu_{b_H} T_b = \ln\left(\frac{I_H}{I_{H_0}}\right) \tag{2-34}$$

如果能测定高、低两种能量下的骨骼与肌肉的衰减系数,那么联立求解上两式就能得到有关 T_m 与 T_b 的信息,或者说就可以分别得到关于骨骼与肌肉的图像。更一般的情况下,μ_{m_L}、μ_{b_L}、μ_{m_H} 与 μ_{b_H} 都是未知的,这时必须采用更复杂的方法来求解。

利用前面提到的存储板可实现双能量减影。具体的做法是在两块成像板中间加入一块铜板起射线过滤作用。这样,前后两块存储板上照射的 X 射线的能量谱就不一样了。在临床使用中,这一对存储板是一次曝光成像的。得到人体同一组织结构在不同能量 X 射线照射下的图像后,就可以用式(2-33)及式(2-34)来获得人体不同组织的图像。

2.2.4 数字式 X 射线成像

虽然 X 胶片的使用已经有很长的历史,但大量胶片的保持、数据查询等问题一直困扰着人们。随着技术的进步,数字图像的存储和显示技术已日趋完善。以此为基础,开发各种数字化成像系统已成为当今技术发展的主流。数字图像不仅可以实现快速的检索和异地传输,而且还可以对存储的图像做各种各样的后处理,包括计算机辅助诊断等以满足临床应用的要求。在 X 射线成像方面,有两种数字化成像系统在临床获得应用,它们是计算放射摄影(computed radiopraphy,CR)和数字放射摄影(digital radiography,DR)。

1. 计算放射成像

计算放射摄影实际上是用一块加入了钡卤化物晶体的荧光屏(通常称为成像板)来取代传统的屏-胶片系统(见图 2-16)。成像板在 X 射线的照射下,荧光物质吸收了入射的 X 射线并将其能量存储起来,形成"潜影"。之后可用激光束扫描荧光屏,屏上存储的信息由此转换成光信号放射出来。光信号经光电倍增管放大后由 A/D 转换器转换成数字信号存入计算机。计算机可对存入的图像做进一步的处理,并显示。值得一提的是,存储屏上的信号可用强光照射加以擦除,以便下一次使用。图 2-16 所示为计算放射成像系统。

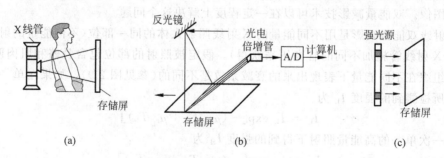

图 2-16 计算放射成像系统
(a) 数据采集;(b) 数据读出;(c) 影像擦除

在挑选存储屏所用的荧光材料时,应考虑到它对 X 射线具有较高的吸收效率,而对所吸收的每单位能量又具有较高的光辐射效率,同时具有较短的响应时间(小于 $10\mu m$),其放射光线的频谱还要求能与光电倍增器性能相匹配。

与传统的屏-胶片系统相比,存储屏系统具有如下优点。

(1) 灵敏度高

在获取相同的诊断信息的情况下,CR 系统比屏-胶片系统所需的 X 射线照射计量约小一个数量级。

(2) 动态范围宽

估计其线性的动态范围超过 10000∶1。由于存储屏有很宽的动态范围,同时在成像过程中可借用电子学与计算机技术控制成像的各种条件,因此 CR 获得的图像具有良好的一致性与稳定性。这一点在传统的屏-胶片系统中是很难控制的。

(3) 影像更清晰

CR 系统的图像矩阵已经可以达到 2500×2000,量化深度达 10bit,实际可达到的分辨率为 5LP/mm。

此外,CR 系统可以在明室中操作,"擦除"存储屏上的影像也只需几秒的时间,使放射科的工作效率更高了。

2. 数字放射成像

数字放射成像是指一种基于大面积的平板检测器(flat-panel detector,FPD)的直接数字化 X 射线成像系统(见图 2-17)。FPD 是在玻璃基底上生成的薄膜硅晶体管(thin-film transistor,TFT)阵列组成。每一个检测器像素由一个光电二极管和相连的 TFT 组成。在阵列的上面由掺铊的碘化铯(CsI)闪烁物、反射层和石墨保护层构成。当入射的 X 射线照射到 CsI 时,CsI 闪烁体产生可见光通过内部光纤传到 TFT 阵列,并转换成电信号。这个电信号经过放大后由 A/D 转换器转换成数字信号。每一个像素的尺寸的典型值是 $200\mu m \times 200\mu m$。现有的商品化的平板检测器的尺寸是 $41cm \times 41cm$,其中 TFT 阵列包含 2048×2048 个像素。

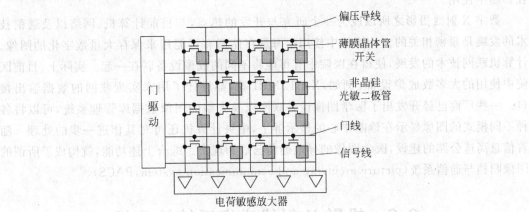

图 2-17 数字放射成像中的平板检测器

以上所介绍的两种数字化成像系统是不经过胶片一类媒介而直接获得数字图像的方法。对于已经形成的胶片图像,还可以用其他数字化设备将其转换为数字化图像送入计算机。不管采用哪一种方法,从临床诊断的要求看一个最基本的要求是所获得的数字图像的质量(含显示设备)必须不低于胶片系统的质量。例如要求采集的图像含有 2048×2048 像素,灰度分辨率达到 12bit。

数字 X 射线成像系统的主要优点如下。

(1) 改善了图像显示的质量

用户在获得数字化图像后,很容易对它作各种灰度处理,以使其适应显示器的动态范围。此外,可以用诸如灰度直方图均衡等方法来改善图像显示的质量。对于感兴趣的灰度范围还可以用所谓的"窗口方法",将这段感兴趣的灰度层次扩大到满刻度灰阶来显示。以上各项都可以由用户很方便地操作完成。

(2) 减少对病人的照射剂量

在传统的 X 射线成像系统中,病人的照射剂量与接收器的灵敏度以及胶片的曝光性能有关。在数字化成像系统中,上述两项约束可以放宽,只要图像中的信噪比足够高就可以。在低剂量照射中损失的一部分对比度可以在显示过程中将灰度调整过来。

(3) 图像后处理功能

现代数字图像处理技术可以对所获得的数字图像进行各种有效的处理。例如,用低通滤波的方法去除噪声,用高通滤波的方法增强图像的边缘等。除此之外,前面介绍的数字血管减影技术,双能量减影技术都是在图像数字化的基础上实现的,它们已经在临床上发挥了很大的作用。

(4) 图像的存储与检索

现代计算机存储设备可以在很小的体积中存储大容量的数字化图像。同时,计算机中建立的图像数据库对图像管理与检索提供了及其便利的条件。

(5) 图像的通信

随着计算机网络的发展与信息高速公路的建设,图像的通信已成为现实。存储在计算机中的数字化图像可以方便地在医院的各个科室之间或者在医院之间互相传送,以便医生在诊断中使用。

数字 X 射线摄影之所以成为一个研究与开发的热点,与目前计算机、网络以及通信技术的发展是紧密相关的。计算机中使用的海量存储器有可能用来保存大量数字化的图像。计算机联网技术的发展,使得在医院中有可能将不同的成像设备联在一起。实际上,目前医院中使用的大多数成像设备(例如,X-CT、MRI 等)都设计了用来实现联网的数据输出接口。一些厂商已经开发出了医学图像设备联网以及大型的图像数据库管理系统,可以将各种不同模式的图像显示在诊断中心的显示屏上,中央计算机还可对其作进一步的处理。随着信息高速公路的建设,医学图像的异地通信已成为现实。综合上述功能,就构成了所谓的图像归档与通信系统(picture archiving and communication system,PACS)。

2.3 投影 X 射线成像系统的分析

本节将用线性系统的理论来分析投影 X 射线成像系统,并讨论影响图像质量的各种因素。

2.3.1 X射线源对成像系统的影响

2.1 节在讨论 X 射线衰减系数时,为了突出说明衰减机理,假设 X 射线源放射一束平行 X 射线。但在实际中,X 射线是由阴极发出的电子束轰击阳极金属靶面产生的。以旋转阳极 X 射线管为例,实际的 X 射线源是一个接近点源但又具有一定面积的射线源,而且,这个辐射面与 X 射线的传播方向之间还有一定的角度,或者说辐射面与检测器平面不是完全平行的,如图 2-18 所示。在本节中将用线性系统的理论详细讨论这样的 X 射线源对成像系统的影响。

1. 点 X 射线源的分析

如果假设 X 射线源为一理想的点源,由它发射一个锥形射线束。这样的 X 射线束所造成的投影像显然与平行线束所造成的像是有区别的。点 X 射线源将会使图像变形。

首先考虑一个理想的点源,如图 2-19 所示。

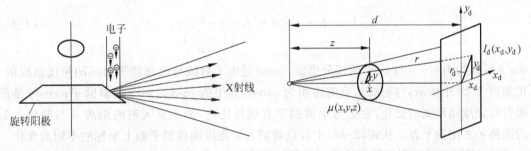

图 2-18　X 射线源的辐射模式　　　　图 2-19　点 X 射线源成像系统

在图 2-19 中,透过探查物后的 X 射线的输出强度是由该射线通过路径上的衰减系数 $\mu(x,y,z)$ 的线积分决定的。在研究由于 X 射线源的几何形状所造成的图像失真时,为了方便起见,假设 X 射线是单一能量的射线。这样做并不会使以后的分析失去一般性。如果要回到一般形式的衰减系数表达式 $\mu(x,y,z,\varepsilon)$,只要用式(2-10)对能量做积分就可以了。

对于单一能量的 X 射线,在检测器平面上所测得的 X 射线强度 $I_d(x_d,y_d)$ 可表示为

$$I_d(x_d,y_d) = I_i(x_d,y_d) \cdot \exp\left[-\int \mu_0(x,y,z)\mathrm{d}r\right] \tag{2-35}$$

式中,$I_i(x_d,y_d)$ 是不存在任何探查物时入射到检测器平面上的 X 射线强度,可以借助图 2-20 来估计;$\mu_0(x,y,z)$ 为在单一能量 ε_0 情况下的线性衰减系数;r 为射线源到检测点之间的斜线距离。

假设一个点辐射源在被激发时各向同性地放射出 N 个光子,而在检测器平面上某一点 (x_d,y_d) 的入射强度又是与单位面积上的光子数成正比的,因而就可以得出

$$I_i(x_d,y_d) = k\frac{N\Omega}{4\pi a} \tag{2-36}$$

式中,$N\Omega/4\pi$ 是在立体角 Ω 中所包含的光子数;a 是与 Ω 对应的检测器平面上的面积;k 是一个常数,它代表每个光

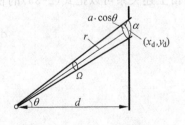

图 2-20　$I_i(x_d,y_d)$ 的估计

子的能量。因为 Ω 是面积 a 所张的立体角，所以有

$$\Omega = \frac{a \cdot \cos\theta}{r^2} \tag{2-37}$$

式中，$r^2 = d^2 + r_d^2 = d^2 + x_d^2 + y_d^2$。

把式(2-37)代入式(2-36)得

$$I_i(x_d, y_d) = \frac{kN}{4\pi r^2}\cos\theta \tag{2-38}$$

假设 I_0 是当 $\theta = 0$，即坐标原点处的检测强度，则有

$$I_0 = \frac{kN}{4\pi d^2} \tag{2-39}$$

用 I_i 作为 $I_i(x_d, y_d)$ 的缩写，可得

$$\frac{I_i}{I_0} = \frac{d^2}{r^2}\cos\theta = \cos^3\theta$$

于是可得

$$I_i = I_0 \cdot \cos^3\theta = I_0 \frac{1}{\left(1 + \frac{r_d^2}{d^2}\right)^{3/2}} \tag{2-40}$$

$\cos^3\theta$ 可视为由 $\cos^2\theta$ 与 $\cos\theta$ 两部分组成：$\cos\theta$ 是由于射线与检测器平面间的角度造成的，正如图 2-20 中所示，与射线垂直的面积为 $a\cos\theta$，其中的 $\cos\theta$ 是一个倾斜因子；$\cos^2\theta$ 是反映射线强度随距离的变化，它是与距离的平方成反比的，即垂直入射的距离 d 与倾斜入射的距离 r 之比的平方。从式(2-40)中可以看到入射强度随检测平面上坐标的不同而变化。

以上所涉及的 X 射线源都是单一能量的。对于多种能量组成的 X 射线源，检测强度可表示为

$$I_d(x_d, y_d) = \int I_i(\varepsilon) \cdot \exp\left[-\int \mu(x, y, z, \varepsilon)dr\right]d\varepsilon \tag{2-41}$$

在实际应用中，人们往往希望得到衰减系数沿深度 z 方向（而不是沿斜线 r 方向）的线积分。从已经得到的式(2-35)出发，可以推导出一个沿深度 z 积分的表达式。首先，将式(2-35)中的积分单元表示为

$$dr = \sqrt{(dx)^2 + (dy)^2 + (dz)^2} \tag{2-42}$$

从图 2-19 中可以得出如下关系式：

$$x = \frac{x_d}{d}z, \quad y = \frac{y_d}{d}z$$

由上述关系可以把式(2-35)的积分重新写成与深度有关的积分式。将

$$\begin{aligned}dr &= dz\sqrt{1 + \left(\frac{dx}{dz}\right)^2 + \left(\frac{dy}{dz}\right)^2} \\ &= dz\sqrt{1 + \left(\frac{x_d}{d}\right)^2 + \left(\frac{y_d}{d}\right)^2} \\ &= dz\sqrt{1 + \frac{r_d^2}{d^2}}\end{aligned} \tag{2-43}$$

代入式(2-35)便可得

$$I_d(x_d, y_d) = I_i \cdot \exp\left[-\sqrt{1+\frac{r_d^2}{d^2}}\int \mu_0\left(\frac{x_d}{d}z, \frac{y_d}{d}z, z\right)dz\right] \tag{2-44}$$

从图 2-19 中还可以看到，位于 z 平面上的物体投影到检测器平面时都被放大了 d/z 倍。如果用 $M(z) = d/z$ 表示这个放大倍数，则式(2-44)可重写为

$$I_d(x_d, y_d) = I_i \cdot \exp\left[-\sqrt{1+\frac{r_d^2}{d^2}}\int \mu_0\left(\frac{x_d}{M(z)}, \frac{y_d}{M(z)}, z\right)dz\right] \tag{2-45}$$

式(2-45)与式(2-35)的不同是把原来对 X 射线的斜线积分改写成了对垂直于检测器平面的深度方向上的直线积分。式(2-45)积分号外的根号因子就是一个倾斜因子。如果倾斜角度 θ 较小，这一项就可以忽略。

图 2-21 所示是用一个点射线源照射一个厚度为 L 的无限大的厚片。假设厚片中心位于深度 z_0 处，厚片的衰减系数均匀且为 μ_a。于是，三维空间的衰减系数可表示为

$$\mu_0(x, y, z) = \mu_a \cdot \text{rect}\left(\frac{z-z_0}{L}\right) \tag{2-46}$$

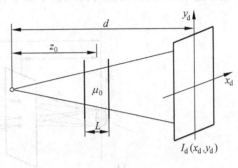

图 2-21 厚片的成像分析

根据本书附录中关于 rect 函数的定义，式(2-46)可表示为

$$\mu_0(x, y, z) = \begin{cases} \mu_a & \left|\frac{z-z_0}{L}\right| \leq \frac{1}{2} \text{ 或 } |z-z_0| \leq \frac{1}{2}L \\ 0, & \text{其他} \end{cases}$$

因为 μ_0 仅仅是深度 z 的函数，所以，代入式(2-45)后可得

$$I_d(x_d, y_d) = I_i \cdot \exp\left(-\sqrt{1+\frac{r_d^2}{d^2}} \cdot \mu_a L\right) \tag{2-47}$$

上式说明，虽然被探查物是一个厚度相等且质地均匀的厚片，但是在点 X 射线源成像系统中所成的像却是不均匀的。检测器平面上某一点所得到的射线强度随着其坐标位置的不同（式中的 r_d）而不同。这实际上就是一种失真现象。

在上例中只有当 r_d^2/d^2 很小（即探查物很靠近 z 轴时），上式才能近似为

$$I_d(x_d, y_d) \approx I_i \cdot e^{-\mu_a L} \tag{2-48}$$

点 X 射线源在成像过程中所引起的失真现象可能会在临床诊断中造成严重的问题。例如，在图 2-22(a)中，两个探查物的横向相对位置在检测器平面中完全错了。又例如，在图 2-22(b)中可以清楚地看到，倾斜物体的图像与物体所在位置及倾斜角度有关。尽管所举的例子有点夸张，但确实说明了在点 X 射线源成像系统中存在失真。

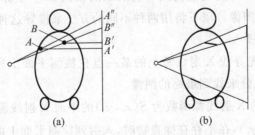

图 2-22 点 X 射线源成像中的失真问题

2. 平面 X 射线源成像系统的分析

实际上的 X 射线源不是严格的点源,而是具有一定尺寸的。下面将讨论具有一定尺寸的 X 射线源成像系统。

图 2-1 所示的 X 射线管,由阴极发射的电子轰击阳极金属靶时产生的 X 射线束都是有一定尺寸的。这样的 X 射线源将明显地影响所得图像的分辨率。在下面的讨论中假设 X 射线源是平面型的,而且与检测器平面平行,如图 2-23 所示。

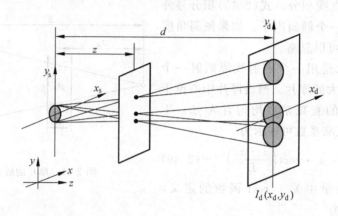

图 2-23　平面源成像的示意图

假设被探查物是在一块对 X 射线不透明的薄板上面开三个小针孔,根据简单的几何分析可知:通过每一个小针孔都在检测平面上形成了一幅 X 射线源的倒像,它的大小是原 X 射线源的 $(d-z)/z$ 倍。从图 2-23 中可以看到,由于 X 射线源本身有一定的面积,当相邻的针孔比较靠近时,在检测器平面上就可能出现图像的叠合。

假设 X 射线源的分布为 $S(x_s, y_s)$,那么对于一个位于 (x,y) 坐标系原点的针孔,它所成的像就可表示为

$$h(x_d, y_d) = KS\left(-x_d \frac{z}{d-z}, y_d \frac{z}{d-z}\right) = KS\left(\frac{x_d}{m}, \frac{y_d}{m}\right) \tag{2-49}$$

式中,K 为比例常数。m 为位于 z 平面上的针孔对 X 射线源的放大倍数,

$$m(z) = -\frac{d-z}{z} = 1 - M(z) \tag{2-50}$$

式中 $M(z)$ 是物体的放大倍数。由式(2-50)可知:X 射线源像的放大倍数等于 1 减去物像的放大倍数。因为每个针孔的响应模式与它所处的横向 x,y 坐标无关。这就允许我们用卷积形式来表示最终的图像。以下将用两种不同的方法来推导这种卷积关系。

(1) 从 X 射线源着手

从 X 射线源着手,先寻找 X 射线源上的某一点在检测平面上所造成的像,然后通过对整个 X 射线源平面的积分来找到最终的图像。

研究图 2-24 所示的 X 射线源函数为 $S(x_s, y_s)$ 的平面 X 射线源成像系统。对于平面 X 射线源上任意一点 (x_s, y_s),在不存在探查物时,入射到检测平面上的强度为

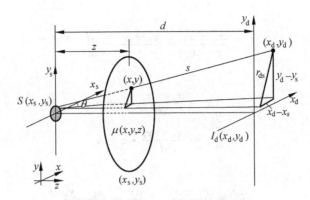

图 2-24 从放射源平面入手的分析方法

$$I_i^{(p)}(x_d, y_d) = I_0^{(p)} \cos^3\theta \tag{2-51}$$

式中,上标"(p)"表示是由平面 X 射线源上某一点引起的照射强度,实际的检测强度当然应该是由整个平面源照射的结果。式(2-51)是根据式(2-40)直接得出的。不过,在式(2-40)中 I_0 是指一个位于坐标原点的点 X 射线源垂直入射的强度;而式(2-51)中的 $I_0^{(p)}$ 则是指位于 (x_s, y_s) 的一个点 X 射线源垂直入射的强度。根据图 2-24 所示的几何关系,可以得到

$$\cos\theta = \frac{d}{s} = \frac{d}{\sqrt{d^2 + r_{ds}^2}} = \frac{1}{\sqrt{1 + \frac{r_{ds}^2}{d^2}}}$$

于是

$$\cos^3\theta = \frac{1}{\left(1 + \frac{r_{ds}^2}{d^2}\right)^{3/2}} \tag{2-52}$$

式中

$$r_{ds}^2 = (x_d - x_s)^2 + (y_d - y_s)^2$$

又因为

$$I_0^{(p)} = \frac{S(x_s, y_s)}{4\pi d^2} \tag{2-53}$$

所以

$$I_i^{(p)}(x_d, y_d) = \frac{S(x_s, y_s)}{4\pi d^2} \cdot \cos^3\theta = \frac{S(x_s, y_s)}{4\pi d^2 \left(1 + \frac{r_{ds}^2}{d^2}\right)^{3/2}} \tag{2-54}$$

如果置入一个衰减系数为 $\mu_0(x, y, z)$ 的物体,那么由点 (x_s, y_s) 引起的在检测器平面上的照射强度为

$$I_d(x_d, y_d; x_s, y_s) = I_i^{(p)}(x_d, y_d) \cdot \exp\left[-\int \mu_0(x_0, y_0, z) ds\right]$$

$$= \frac{S(x_s, y_s)}{4\pi d^2 \left(1 + \frac{r_{ds}^2}{d^2}\right)^{3/2}} \cdot \exp\left[-\int \mu_0(x_0, y_0, z) ds\right] \tag{2-55}$$

式中,ds 为线积分单元。为了把斜线积分转化为深度积分,可把 ds 表示为

$$ds = \sqrt{(dx)^2 + (dy)^2 + (dz)^2} = dz\sqrt{1 + \left(\frac{dx}{dz}\right)^2 + \left(\frac{dy}{dz}\right)^2} \tag{2-56}$$

又从图 2-24 可得

$$\frac{x_d - x_s}{x - x_s} = \frac{y_d - y_s}{y - y_s} = \frac{d}{z}$$

于是可得

$$\begin{cases} x = \dfrac{x_d - x_s}{d} \cdot z + x_s \\ y = \dfrac{y_d - y_s}{d} \cdot z + y_s \end{cases} \tag{2-57}$$

进一步可得

$$\frac{dx}{dz} = \frac{x_d - x_s}{d}, \quad \frac{dy}{dz} = \frac{y_d - y_s}{d} \tag{2-58}$$

将式(2-58)代入式(2-56)可得

$$ds = dz\sqrt{1 + \frac{(x_d - x_s)^2}{d^2} + \frac{(y_d - y_s)^2}{d^2}} = dz\sqrt{1 + \frac{r_{ds}^2}{d^2}} \tag{2-59}$$

将式(2-59)代入式(2-55)可得由位于(x_s, y_s)的点源所产生的响应为

$$I_d(x_d, y_d; x_s, y_s) = \frac{S(x_s, y_s)}{4\pi d^2 \left(1 + \dfrac{r_{ds}^2}{d^2}\right)^{3/2}}$$

$$\cdot \exp\left[-\sqrt{1 + \frac{r_{ds}^2}{d^2}} \int \mu_0 \left(\frac{x_d - x_s}{d} z + x_s, \frac{y_d - y_s}{d} z + y_s, z\right) dz\right] \tag{2-60}$$

如果定义源放大倍数 $m(z) = -(d-z)/z$,物放大倍数 $M(z) = d/z$,则上式可表示为

$$I_d(x_d, y_d; x_s, y_s) = \frac{S(x_s, y_s)}{4\pi d^2 \left(1 + \dfrac{r_{ds}^2}{d^2}\right)^{3/2}}$$

$$\cdot \exp\left[-\sqrt{1 + \frac{r_{ds}^2}{d^2}} \int \mu_0 \left(\frac{x_d - m(z)x_s}{M(z)}, \frac{y_d - m(z)y_s}{M(z)}, z\right) dz\right] \tag{2-61}$$

上式给出了平面 X 射线源上一点(x_s, y_s)在检测器平面上造成的像。如果要求由整个平面源引起的像 $I_d(x_d, y_d)$,可对上式在整个源平面上取积分,即

$$I_d(x_d, y_d) = \iint I_d(x_d, y_d; x_s, y_s) \cdot dx_s dy_s$$

$$= \frac{1}{4\pi d^2} \iint \frac{S(x_s, y_s)}{\left(1 + \dfrac{r_{ds}^2}{d^2}\right)^{3/2}}$$

$$\cdot \exp\left[-\sqrt{1 + \frac{r_{ds}^2}{d^2}} \int \mu_0 \left(\frac{x_d - m(z)x_s}{M(z)}, \frac{y_d - m(z)y_s}{M(z)}, z\right) dz\right] dx_s dy_s \tag{2-62}$$

上式表示的是假定为单一能量时的结论。对于实际的多种能量的情况,X 射线源 S 与衰减系数 μ 都是能量 ε 的函数。在这种情况下,检测强度的表达式应该还要在整个能量谱上取积分。

为了简化式(2-62),从而看清成像的过程,作如下假设:

① $r_{ds} \ll d$,这样就可以忽略倾斜因素的影响。

② 探查物是位于 $z = z_0$ 平面上的一个薄片,于是其衰减系数可表示为

$$\mu_0(x,y,z) = \tau(x,y)\delta(z-z_0)$$

在以上假设条件下，式(2-62)就变成

$$I_d(x_d,y_d) = \frac{1}{4\pi d^2}\iint S(x_s,y_s) \cdot \exp\left[-\tau\left(\frac{x_d-mx_s}{M}, \frac{y_d-my_s}{M}\right)\right]dx_s dy_s \quad (2\text{-}63)$$

式中，$m=(d-z_0)/z_0$，$M=d/z_0$。

为了把上式表为我们熟悉的卷积形式，令

$$x_s' = mx_s, \quad y_s' = my_s$$

代入式(2-63)得

$$I_d(x_d,y_d) = \frac{1}{4\pi d^2 m^2}\iint S\left(\frac{x_s}{m}, \frac{y_s}{m}\right) \cdot \exp\left[-\tau\left(\frac{x_d-x_s}{M}, \frac{y_d-y_s}{M}\right)\right]dx_s dy_s$$

$$= \frac{1}{4\pi d^2 m^2} \cdot S\left(\frac{x_d}{m}, \frac{y_d}{m}\right) ** \exp\left[-\tau\left(\frac{x_d}{M}, \frac{y_d}{M}\right)\right]$$

若定义 $t(x,y) = \exp[-\tau(x,y)]$，上式可改写成

$$I_d(x_d,y_d) = \frac{1}{4\pi d^2 m^2} \cdot S\left(\frac{x_d}{m}, \frac{y_d}{m}\right) ** t\left(\frac{x_d}{M}, \frac{y_d}{M}\right) \quad (2\text{-}64)$$

式中，"$**$"表示二维卷积。

式(2-64)是一个很有用的式子，它表明对于薄片探查物，在忽略倾斜因子的情况下，最终检测到的图像是一个放大的源像与一个放大的物像的卷积。这种卷积的结果很显然会降低图像的分辨率。如图 2-23 所示，探查物平面上的针孔在检测器平面上所成的像不是一个点而是一块有一定面积的像。当探查物平面上的针孔距离比较近时，它们的像甚至可能在检测器平面上发生重叠，以致无法区分。

(2) 从探查物平面入手

首先假设探查物平面上只有一个针孔能透过 X 射线，如图 2-25 所示。可以先找到由整个平面 X 射线源照射此针孔所成的像，然后把所得的结果在整个探查物平面上取积分就是实际的探查物的图像。

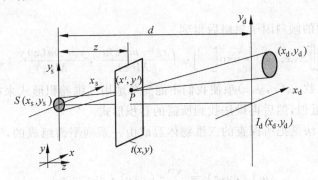

图 2-25　从探查物平面入手的分析方法

需要指出的是，虽然两种方法推导的过程不一样，但是所得的结果应该是一样的。

在图 2-25 中，先假设被探查物平面上只有在 (x',y') 处有一个针孔可透过 X 射线。于是探查物的透射函数 $t(x,y) = \delta(x-x', y-y')$。在这种情况下，由整个 X 射线源透过此针孔后打到检测器平面上的入射强度或称作冲激响应 $h(x_d, y_d; x, y)$ 可表示为

$$h(x_d, y_d; x, y) = \frac{\eta}{m^2} \cdot S\left(\frac{x_d - Mx}{m}, \frac{y_d - My}{m}\right) \tag{2-65}$$

式中 η 为针孔的收集效率,它可表示为

$$\eta = \frac{\Omega}{4\pi} \tag{2-66}$$

式中,Ω 为此针孔的立体收集角。式(2-65)可直接从图 2-25 所示的几何关系中推出。η/m^2 这一项是收集效率与源放大倍数的平方之比。

在下面的推导中,如果要忽略倾斜因子,那就应该假定在探查平面的不同位置上,其单位面积的针孔所张的立体角均为 $1/z^2$。于是,所检测到的强度为

$$I_d(x_d, y_d) = \iint h(x_d, y_d; x', y') \cdot t(x', y') dx' dy'$$

$$= \frac{1}{4\pi z^2 m^2} \iint t(x', y') \cdot S\left(\frac{x_d - Mx'}{m}, \frac{y_d - My'}{m}\right) dx' dy' \tag{2-67}$$

令 $x'' = Mx', y'' = My'$,代入上式可得如下结果:

$$I_d(x_d, y_d) = \frac{1}{4\pi z^2 m^2 M^2} \cdot t\left(\frac{x_d}{M}, \frac{y_d}{M}\right) ** S\left(\frac{x_d}{m}, \frac{y_d}{m}\right) \tag{2-68}$$

显然,上式与式(2-64)是一致的。也就是说,我们用两种不同的分析方法得出同样的结果。

从方程(2-68)中可以看到,如果探查物平面与检测器平面接近,即 $M \to 1, m \to 0$,探查物与它的影像之间为 1∶1 放大关系,那么所成影像将不受 X 射线源尺寸大小的影响,因为此时函数 $\frac{1}{m^2} S\left(\frac{x_d}{m}, \frac{y_d}{m}\right)$ 接近 δ 函数。如果探查物平面靠近 X 射线源,例如 $z = d/2$,此时,$M = 2$,$|m| = 1$,这时由于 X 射线源具有一定尺寸,将造成图像模糊。M 愈大(即物体的放大倍数愈大),则图像愈模糊。

式(2-64)与式(2-68)是在假设探查物为单一薄片且忽略了倾斜因子的情况下得到的。在实际透射一个三维物体而不是薄片时,即使忽略了倾斜因子,也仍然不能用卷积形式来表示成像过程。

把式(2-62)中的倾斜因子忽略后得到

$$I_d(x_d, y_d) = \frac{1}{4\pi d^2} \iint S(x_s, y_s) \cdot \exp\left[-\int \mu_0 \left(\frac{x_d - m(z)x_s}{M(z)}, \frac{y_d - m(z)y_s}{M(z)}, z\right)\right] dx_s dy_s \tag{2-69}$$

式中的三维衰减系数 $\mu_0(x, y, z)$ 项使我们不能简单地用二维卷积形式来描述成像过程。为此,下面将作一些近似,然后再设法找到所需的卷积形式。

一种近似的办法是把所探查的三维物体看成由一系列平面组成的,于是衰减系数可表示为

$$\mu_0(x, y, z) = \sum_i \tau_i(x, y) \cdot \delta(z - z_i) \tag{2-70}$$

于是,所检测到的强度变为

$$I_d(x_d, y_d) = \frac{1}{4\pi d^2} \iint S(x_s, y_s) \cdot \exp\left\{-\sum_i \left[\tau_i\left(\frac{x_d - m_i x_s}{M_i}, \frac{y_d - m_i y_s}{M_i}\right)\right]\right\} dx_s dy_s \tag{2-71}$$

式中,$m_i = -\frac{d - z_i}{z_i}, M_i = \frac{d}{z_i}$。

如果假设 $\mu \cdot d_z < 1$，即整个传输路径上的衰减比较小。这样，指数项就可以被线性化，即

$$\exp\left(-\int \mu dz\right) \approx 1 - \int \mu dz \tag{2-72}$$

把式(2-72)代入式(2-71)得

$$I_d(x_d, y_d) = I_i - \sum_i \frac{1}{4\pi d^2 m_i^2} \cdot S\left(\frac{x_d}{m_i}, \frac{y_d}{m_i}\right) ** \tau\left(\frac{x_d}{M_i}, \frac{y_d}{M_i}\right) \tag{2-73}$$

式中，$I_i = \frac{1}{4\pi d^2} \iint S(x_s, y_s) dx_s dy_s$，也就是没有探查物时的入射强度。

式(2-73)所提供的卷积形式是在假定 $\int \mu \cdot dz < 1$ 的条件下推导出来的。实际上除了探查物为特别薄的情况外，一般来说，这个假设是不准的。在诊断 X 射线能量范围内多数软组织的衰减系数为 0.2cm^{-1}。这样算来，对于 20cm 厚的探查物有 $\int \mu \cdot dz = 4$，这说明前面所做的假设存在问题。

解决上述问题的一种方法是，假设人体多数组织的衰减系数与水的衰减系数类似。这样，人体的衰减系数就可以分为两部分：

$$\mu_0(x, y, z) = \mu_W(x, y, z) + \mu_\Delta(x, y, z) \tag{2-74}$$

式中，μ_W 为水的衰减系数；μ_Δ 为实际的衰减系数与水的衰减系数的偏差。这样，我们就有理由假设 $\int \mu_\Delta \cdot dz < 1$。对于那些衰减系数与水明显不同的组织（如空气和骨骼），由于它们一般在 X 射线传播途中所占的距离很短，因此上述假设仍然有效。把式(2-68)代入式(2-63)，并用 $\int \mu_\Delta \cdot dz < 1$ 这个假设，可得

$$I_d(x_d, y_d) \approx \frac{1}{4\pi d^2} \iint S(x_s, y_s) \cdot \exp\left[-\int \mu_W\left(\frac{x_d - m(z)x_s}{M(z)}, \frac{y_d - m(z)y_s}{M(z)}, z\right) dz\right]$$
$$\times \left[1 - \int \mu_\Delta\left(\frac{x_d - m(z)x_s}{M(z)}, \frac{y_d - m(z)y_s}{M(z)}, z\right) dz\right] dx_s dy_s \tag{2-75}$$

上式中保留的指数项表示衰减系数为 μ_W 的均匀物质的衰减。由于其均匀性，可将它近似地表示为

$$\mu_W\left(\frac{x_d - m(z)x_s}{M(z)}, \frac{y_d - m(z)y_s}{M(z)}, z\right) \approx \mu_W\left(\frac{x_d}{M(z)}, \frac{y_d}{M(z)}, z\right) \tag{2-76}$$

当然，上式只是在人体内适用。使用上述近似，再利用式(2-64)关于探查物平面的假设，可得

$$I_d(x_d, y_d) \approx T_W\left[I_i - \sum_i \frac{1}{4\pi d^2 m_i^2} \cdot S\left(\frac{x_d}{m_i}, \frac{y_d}{m_i}\right) ** \tau_{\Delta i}\left(\frac{x_d}{M_i}, \frac{y_d}{M_i}\right)\right] \tag{2-77}$$

式中，$T_W = \exp\left[-\int \mu_W\left(\frac{x_d}{M(z)}, \frac{y_d}{M(z)}, z\right) dz\right]$，$T_W$ 代表一个点 X 射线源对均匀的水的透射。

式(2-77)的卷积形式显然比式(2-73)要精确。

2.3.2 记录器对成像系统分辨率的影响

前面讨论了 X 射线源对成像系统性能的影响。实际上,在整个成像系统中,还有一个直接影响图像分辨率的重要因素,那就是 X 射线记录器。这是指在把入射 X 射线转化成影像(在荧光屏上观察或在胶片上显示的图像)的过程中所造成的分辨率损失的问题。在这个环节中要解决的主要矛盾是,既要得到高分辨率的影像,又要维持较高的俘获效率,以减小 X 射线照射剂量。

比较厚的记录器虽然能有较高的俘获效率,但在下面的分析中将可以看到,这样的记录器分辨率较差。反之,采用较薄的记录器可以忽略由于发散引起的图像模糊,但是它的俘获效率很低。这样的话,势必就要增大 X 射线的照射剂量。这就是矛盾所在。

屏-胶片系统的分析

直接用胶片来记录 X 射线图像的效率是相当低的。为了有效地收集 X 射线光子,常采用一个闪烁屏,它可以把 X 射线光子转换成大量可见光光子,然后再对胶片曝光。这就可以提高感光效率,从而减少对病人的 X 射线照射剂量。

闪烁屏常采用如钨酸钙一类的高原子序数材料。它能在一个较短的路径中俘获大量 X 射线光子,如图 2-26 所示。

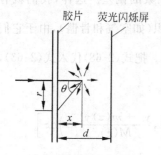

图 2-26 荧光闪烁屏

从图 2-26 可以看到,一个入射 X 射线光子把自己的能量传给距离 x 处的闪烁体。结果在闪烁晶体中产生了大量可见光光子。这个物理过程本身是很复杂的,为了简化起见,作如下假设:

(1) 在闪烁点上产生的可见光的辐射是各向同性的。

(2) 忽略闪烁体的颗粒性质并假定光线的传播是均匀的。

另外,由于 X 射线的穿透作用,可以认为 X 射线光子本身基本上不与胶片发生作用。

再看图 2-25,当一个入射 X 线光子与荧光物质发生作用后,在乳胶胶片上距离入射点 r 的圆上所接收到的可见光强度 $h(r)$,即所谓的冲激响应与两个因素有关:一是入射可见光的倾斜因子 $\cos\theta$;二是距离闪烁点的距离。其中第二项表现的强度与距离的平方成反比,这一项与 $\cos^2\theta$ 有关。假设 $h(0)$ 为 $r=0$ 处的响应,那么

$$h(r) = h(0)\cos^3\theta = h(0)\frac{x^3}{(x^2+r^2)^{3/2}} \tag{2-78}$$

因为 $h(0)=k/x^2$,所以

$$h(r) = k \cdot \frac{x^3}{(r^2+x^2)^{3/2}} \tag{2-79}$$

式中,k 为强度比例常数。上式就是表示在记录 X 射线过程中的点扩散函数。

因为此系统是空不变系统。因此,系统的频率响应就是式(2-79)点扩散函数的傅里叶变换,即

$$H_1(\rho) = F\{h(r)\} = 2\pi\int_0^\infty \frac{kx}{(r^2+x^2)^{3/2}} \cdot J_0(2\pi\rho r) \cdot r dr \tag{2-80}$$

式中,$J_0(2\pi\rho r)$ 为圆对称函数的傅里叶-贝赛尔变换的核;ρ 为空间频率变量的矢径。变换的结果为

$$H_1(\rho) = 2\pi k \cdot e^{-2\pi x\rho} \tag{2-81}$$

为了方便起见,采用归一化的频率响应 $H(\rho)$ 如下:

$$H(\rho) = \frac{H_1(\rho)}{H_1(0)} = e^{-2\pi x\rho} \tag{2-82}$$

上式归一化过程实际上是把式(2-81)中的常数项消除。由于上式中 $H(\rho)$ 实际上还是 x 的函数,因此,$H(\rho)$ 亦可表示成 $H(\rho,x)$。

考虑到在胶片的某一点上总有一系列 X 射线光子入射。入射光子在闪烁屏中传播时将在不同的深度 x 处与闪烁体发生作用,为此必须计算出一个平均的响应 $\overline{H}(\rho)$。这里所说的平均响应是指要考虑到不同深度 x 处的点扩散函数是不同的;而且还要考虑到不同深度 x 处发生闪烁的几率是不同的,也就是说 $H(\rho,x)$ 随深度 x 不同有不同的权重。假设 $p(x)$ 是距离 x 处的某点 X 射线光子与荧光物质发生作用的概率密度函数。于是,考虑到大量X射线光子入射时的平均传递函数 $\overline{H}(\rho)$ 就是对整个概率密度函数 $p(x)$ 的积分,即

$$\overline{H}(\rho) = \int H(\rho,x) \cdot p(x) dx = \int e^{-2\pi x\rho} \cdot p(x) dx \tag{2-83}$$

式中,$H(\rho,x)$ 是在距离 x 处 X 射线光子与荧光物质作用后的归一化频率响应。概率密度函数可以由分布函数得出。这里的分布函数是指 X 射线光子在距离小于 x 之内的区域中与荧光物质相互作用的概率。如果荧光闪烁屏的厚度无穷大,那么这个分布函数就是

$$F(x) = 1 - e^{-\mu x} \tag{2-84}$$

式中,μ 为衰减系数;$e^{-\mu x}$ 表示 X 射线透射过距离 x 后所剩的光子的百分数。于是从式(2-84)导出的概率密度就是

$$p(x) = \frac{d}{dx}F(x) = \mu \cdot e^{-\mu x} \tag{2-85}$$

考虑到闪烁屏的厚度为 d,分布函数 $F(x)$ 应修正为

$$F(x) = \frac{1 - e^{-\mu x}}{1 - e^{-\mu d}} \tag{2-86}$$

上式中,当 x 从 0 变到 d 时,分布函数的值从 0 变到 1。这个分布函数代表的仅仅是俘获的光子,而忽略了那些透射超过 $x=d$ 的光子。因为这些光子对最后的成像不起作用。根据这个分布函数导出的概率密度为 $\frac{\mu \cdot e^{-\mu d}}{1 - e^{-\mu d}}$。于是归一化的频率响应为

$$\overline{H}(\rho) = \frac{\mu}{1 - e^{-\mu d}} \int_0^d e^{-2\pi x\rho} \cdot e^{-\mu x} dx$$

$$= \frac{\mu}{(2\pi\rho + \mu)(1 - e^{-\mu d})}[1 - e^{-d(2\pi\rho + \mu)}] \tag{2-87}$$

上式表示了一个随空间频率单调下降的响应。典型的闪烁屏厚度的值约为 0.25mm。钨酸钙屏在诊断用 X 射线能量谱中心值的衰减系数为 15/cm。把这个典型值代入式(2-87)后可以画出一条如图 2-27 所示的响应曲线。它正是 2.4.4 节中将要详细介绍的调制传递函数。

为了仔细研究这个频率响应,有必要采用截止频率、有效带宽等参数来估计这个响应。从式(2-87)可以看到在使用 $d=0.25$cm,$\mu=15$cm^{-1} 这些典型值时,当空间频率超过一定大小后,式(2-87)中带括号的那个项的值就将接近 1。例如当 $\rho=1.0$mm^{-1} 时,$\overline{H}(\rho)=0.53$,

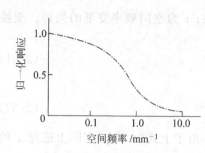

图 2-27 归一化频率响应曲线

此时括号中那一项的值为 0.85。这样,在研究响应的截止频率时,完全可以假设括号中的那一项为 1。所说的截止频率在这里的定义是当 $\overline{H}(\rho)$ 为某一值 k 时的频率 ρ_k,即 $\overline{H}(\rho_k)=k$,对于 $k<0.5$ 的区域,可以近似地把 $H(\rho_k)$ 表示为

$$H(\rho_k) = k \approx \frac{\mu}{(2\pi\rho_k + \mu)(1 - e^{-\mu d})} \quad (2\text{-}88)$$

式中,$1-e^{-\mu d}$ 为闪烁屏的俘获效率。令 $\eta = 1 - e^{-\mu d}$,上式可写成

$$k = \frac{\mu}{\eta(2\pi\rho_k + \mu)} \quad (2\text{-}89)$$

或

$$\rho_k = \frac{\mu(1-\eta k)}{2\pi k \eta} \quad (2\text{-}90)$$

因为 $\eta k \ll 1$,所以

$$\rho_k \approx \frac{\mu}{2\pi k \eta} \quad (2\text{-}91)$$

目前常用的极限分辨率定义为最大响应的 10%,即 $k=0.1$。此时,极限分辨率为 $\frac{\mu}{0.2\eta}$。这里,高衰减系数 μ 始终是我们所希望的。因为高 μ 值表明在一个较短的距离中能俘获较多的 X 射线光子。但是厚度 d 的取值必须考虑俘获效率与截止频率两个因素并取折中。厚度 d 较大时能得到较高的俘获效率。但由式(2-90)可知此时的截止频率 ρ_k 将降低,这是一对矛盾。人们可根据实际需要选择不同参数的屏。

现在,X 射线记录系统中常采用一种双面屏胶片结构,如图 2-28 所示。这种结构有助于解决屏厚、分辨率及俘获效率间的矛盾。

前面有关记录器的讨论都是假设 X 射线的能量是单一的。实际上,由 X 射线管产生的能量谱是很宽的。而荧光闪烁体对 X 射线的衰减是与 X 射线的能量有关的。因此,在更为完整的分析中,荧光闪烁体对 X 射线的衰减系数应该使用与能量有关的 $\mu(\varepsilon)$。于是,对于图 2-26 所示结构的系统来说,平均频率响应表示为

$$\overline{H}_1(\rho) = k \int_0^d \int_{\varepsilon_1}^{\varepsilon_2} e^{-2\pi x \rho} \cdot \frac{e^{-\mu(\varepsilon)x} \mu(\varepsilon)}{1 - e^{-\mu(\varepsilon)d}} \cdot S'(\varepsilon) d\varepsilon dx \quad (2\text{-}92)$$

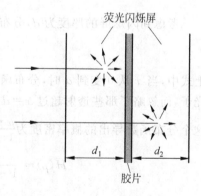

图 2-28 双面屏-胶片系统

式中,k 为归一化的常数;$S'(\varepsilon)$ 为离开人体进入记录器的 X 射线能量谱。对于平行 X 射线源,或者是靠近中心轴的范围(在这个范围中倾斜因子可忽略)里,这个能量谱 $S'(\varepsilon)$ 可表示为

$$S'(\varepsilon) = S(\varepsilon) \cdot \exp[-\mu_1(\varepsilon, z) dz] \quad (2\text{-}93)$$

式中,$S(\varepsilon)$ 为 X 射线源的能量谱;μ_1 为人体衰减系数,它与 X 射线的能量及深度有关。

2.3.3 投影 X 射线成像系统的总响应

在 2.3.1 节及 2.3.2 节中分别讨论了 X 射线源和 X 射线记录器对影像的影响，本节将讨论系统的总响应。

整个从源到像的响应需同时考虑 X 射线源及记录器两方面的因素，即

$$I_d(x_d, y_d) = k \cdot t\left(\frac{x_d}{M}, \frac{y_d}{M}\right) ** \frac{1}{m^2} S\left(\frac{r_d}{m}\right) ** h(r_d) \tag{2-94}$$

式中最后结果 I_d 表示的是记录到的可见光强度。同时，为了简化起见，在上式中假定 X 射线源是圆对称的。把式(2-94)变换到频域，可得

$$I_d(u, v) = k \cdot M^2 \cdot T(Mu, Mv) \cdot H_0(u, v) \tag{2-95}$$

式中，$H_0(u, v)$ 表示整个系统从放大的平面物体到影像间的传递函数，即

$$H_0(u, v) = H_0(\rho) = S(m\rho) \cdot H(\rho) \tag{2-96}$$

也就是说，式(2-96)表示的传递函数是对被放大的物体 $t\left(\frac{x_d}{M}, \frac{y_d}{M}\right)$ 的空间频率而言的。但是，通常人们所希望的是估价系统对物体本身的空间分辨能力。为此，可以把式(2-95)改写为

$$I_d\left(\frac{u}{M}, \frac{v}{M}\right) = k \cdot M^2 \cdot T(u, v) \cdot H_0\left(\frac{\rho}{M}\right) \tag{2-97}$$

式中

$$H_0\left(\frac{\rho}{M}\right) = S\left(\frac{m}{M}\rho\right) \cdot H\left(\frac{\rho}{M}\right) \tag{2-98}$$

由式(2-98)所表示的传递函数可以研究在什么条件下响应达到最大。例如，将 $M = \frac{d}{z}$，$m = -\frac{d-z}{z}$ 代入式(2-98)可得

$$H_0\left(\frac{\rho}{M}\right) = S\left(\left(1 - \frac{z}{d}\right)\rho\right) \cdot H\left(\frac{z}{d}\rho\right) \tag{2-99}$$

由上式可知，H_0 随深度 z 而变。当 H_0 取得极大时，就表明在该深度 z 上有最佳的频率响应。当 X 射线源的尺寸很小时，$S(\rho)$ 就起主导作用。此时最佳的响应将发生在 z 较小的时候。反之，当 X 射线源的尺寸较大时，$S(\rho)$ 相对较窄，那么，最佳的响应将发生在 z 很接近 d 的位置上，即物体很接近记录器的平面上。一般来说，最佳的深度平面应该通过计算 $H_0\left(\frac{\rho}{M}, z\right)$ 对 z 的微分后来决定。

下面以一个例子作为本节的结束。图 2-29 所描述的是一个投影 X 射线成像系统。X 射线源是一个均匀辐射的半径为 r_1 的圆盘。记录器离 X 射线源的距离是 d，其冲激响应为一个均匀的半径为 r_2 的圆盘。在距离 X 射线源 z 处有一块对 X 射线不透明的薄片，在它的上面开了两个相距为 p 的针孔。

利用本章介绍的方法可求出该系统的总的冲激响应及系统的分辨率，方法如下：

根据题意，X 射线源的函数可表为 $S(r) = \text{circ}\left(\frac{r}{r_1}\right)$，记录器的冲激响应为 $h_d(r) = \text{circ}\left(\frac{r}{r_2}\right)$。

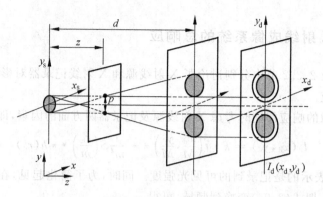

图 2-29 平面源成像系统分辨率的研究

于是可得本系统的冲激响应为

$$h_0(r_d) = \frac{1}{m^2} \cdot s\left(\frac{r_d}{m}\right) ** h(r_d) \tag{2-100}$$

式中,$m = -\frac{d-z}{z}$,$r_d^2 = x_d^2 + y_d^2$。

对于探测平面上的一个针孔,利用式(2-100)即可计算出该针孔的像,它也就是系统的冲激响应。实际上,对于探查平面上的针孔,仅仅由平面 X 射线源造成的模糊像是半径为 $|m|r_1$ 的圆盘;而对于入射的 X 射线,由记录器造成的模糊是半径为 r_2 的圆盘。可想而知,系统的总的冲激响应是一个半径为 $|m|r_1 + r_2$ 的圆。要想使探查物平面上相距为 p 的两个点在记录器平面上不发生混叠,就要求这两个针孔像的中心的距离大于 $2[|m|r_1 + r_2]$。也就是说,本系统能分辨的最小距离 $p_{\min}$ 应满足

$$Mp_{\min} = 2[|m|r_1 + r_2] \tag{2-101}$$

或者表示为

$$p_{\min} = \frac{2[|m|r_1 + r_2]}{M}$$

2.4 图像质量的评价

在评价一个成像系统及其所生成的图像时,往往需要借助一些相对客观的指标。本节将结合投影 X 射线成像系统介绍医学图像评价中常用的一些指标,包括信噪比(signal-to-noise ratio,SNR)、对比度(contrast)、对比度/噪声比(contrast-to-noise ratio,CNR)、不锐度(unsharpness)、空间分辨率(spacial Resolution)、调制传递函数(modulation transfer function,MTF)及量子检测效率(detective quantum efficiency,DQE)等。上述指标不仅在评价投影 X 射线成像系统中十分有用,而且在评价其他成像系统中同样也是很有用的。

2.4.1 信噪比

在投影 X 射线成像系统中,如果从 X 射线管发射的 X 射线不经过人体组织的衰减直接照射的检测器上,那么检测器上的光密度似乎应该是均匀发布的。但事实并非如此,输出的

胶片图像上的光密度分布并不均匀。造成这一现象有两个原因：一是 X 射线源分布的统计方差；二是胶片响应的空间不均匀性。由于 X 射线能量的量子化特性，由 X 射线源分布的统计方差造成的噪声称为量子噪声（quantum noise）。

单位面积上入射的光子数 N 一般服从泊松（Poisson）分布。假设检测器单位面积上入射的 X 射线光子数的均值为 μ，则泊松分布的数学表达式如下：

$$P(N) = \frac{\mu^N e^{-\mu}}{N!} \tag{2-102}$$

泊松分布的概率密度函数中，其标准偏差 σ 与均值 μ 有如下关系：

$$\sigma = \sqrt{\mu} \tag{2-103}$$

图像信噪比 SNR 的定义是单位面积上入射的光子数 N 与标准偏差 σ 的比值。当 N 的数值比较大时，它将会与均值 μ 很接近。这种情况下

$$\mathrm{SNR} \propto \sqrt{N} \tag{2-104}$$

上式表明，检测器上测得的入射光子数越大，图像的信噪比越高。

影响系统信噪比的主要因素有以下几方面：

(1) 曝光时间和 X 射线管的电流

信噪比与曝光时间和 X 射线管电流的乘积的平方根成正比。

(2) X 射线管的峰值电压

峰值电压越高，则产生的高能量射线越多，这样就会有更多的射线穿过人体到达检测器，于是也就相应地提高了图像的信噪比。

(3) X 射线过滤的程度

射线过滤得越厉害，则到达检测器的射线就越少，这样的话，在给定管电压和管电流的前提下，信噪比也就越差。

(4) 受试者的尺寸

人体组织的厚度越大，在 X 射线穿过时的衰减越厉害，由此造成图像的信噪比也就越差。

(5) 检测器中闪烁屏的厚度

闪烁屏越厚，则其截获射线的比例越高，所形成图像的信噪比也就越高。

(6) 屏/胶片系统空间响应的不均匀性

均匀性越差，则信噪比也越低。

2.4.2 对比度

为了检测出正常组织中的病灶，不仅要求病灶组织结构在 X 射线照片中有较高的亮度，更重要的是要求它与周围组织间存在较大的反差，这就是对比度的概念。

以图 2-30 所示的简单模型来讨论投影 X 射线成像系统中图像的对比度。

在图 2-30 中，厚度为 l_1、线性衰减系数为 μ_1 的均匀人体组织中，有一块厚度为 l_2、线性衰减系数为

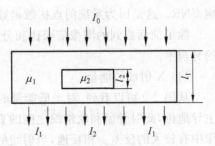

图 2-30 对比度分析的简单模型

μ_2 的异性物体作为观察对象。假定入射 X 射线的强度为 I_0,经过均匀人体组织后的射线强度为 I_1,经过均匀组织与观察对象后的射线强度为 I_2。那么,对观察目标而言,其对比度 C 的定义为

$$C = \frac{|I_1 - I_2|}{I_1} \tag{2-105}$$

也有些场合下,将对比度定义为

$$C = \ln\left(\frac{I_2}{I_1}\right) \tag{2-106}$$

或

$$C = |I_1 - I_2| \tag{2-107}$$

在一般意义下,上述关于对比度定义中的强度 I_2 是指被检测物体在图像中的强度,而 I_1 则是物体以外的背景在图像中的强度。只有在相邻区域间存在对比度,才有可能检测出两个物体之间的界面。

图 2-30 中的输出强度可描述如下:

$$I_1 = I_0 e^{-\mu_1 l_1}$$
$$I_2 = I_0 e^{-[\mu_1(l_1-l_2)+\mu_2 l_2]}$$

于是可得对比度的表达式为

$$C = \frac{I_1 - I_2}{I_1} = \frac{e^{-\mu_1 l_1} - e^{-[\mu_1(l_1-l_2)+\mu_2 l_2]}}{e^{-\mu_1 l_1}} = 1 - e^{-(\mu_2-\mu_1)l_2} \tag{2-108}$$

式(2-108)说明,在投影 X 射线成像系统中,图像对比度仅仅与被探查物体的厚度 l_2 及被探查物与周围组织间的线性衰减系数之差有关,而与照射对象的总厚度 l_1 无关。

然而,一般的实践经验表明,对比度是随着病人总厚度的增加而减小的。这是因为在式(2-108)的计算中,隐含着假定 X 射线是沿直线传播的,而不考虑射线与人体作用时的散射或二次放射所造成的影响。而实际上散射对图像对比度的影响是很大的。由此可见,病灶的检出率除了与它和周围组织在灰度上的差别外,还和图像的噪声水平有关。为此,我们定义了另外一个与对比度有关的量,即对比度/噪声比(contrast-to-noise ratio,CNR)。

对比度/噪声比的定义是

$$\text{CNR} = \frac{|I_1 - I_2|}{\sigma} = |\text{SNR}_1 - \text{SNR}_2| \tag{2-109}$$

式中,σ 是噪声的标准偏差;SNR_1 和 SNR_2 分别是两个不同区域图像的信噪比。

因为 CNR 的大小与图像的信噪比有关,因此前面介绍过的影响图像信噪比的因素,例如曝光时间、管电流、管电压等,同样也会影响 CNR。除此之外,图像的空间分辨率也会影响 CNR。这是因为系统的点扩散函数会造成图像边缘的模糊,从而影响 CNR。

除了前面提到的图像信噪比和分辨率对 CNR 的影响外,还有以下因素也会影响图像的分辨率。

(1) X 射线的能量

从图 2-9 可以看到,对于低能量的射线,当它穿过人体时,光电吸收效应引起的衰减占主导地位,此时骨骼和软组织之间的衰减系数有较大的差异,于是就能看到这两种组织在图像中有较大的反差。相反地,当射线的能量较高时,康普顿散射引起的衰减占主导地位,此时骨骼和软组织的衰减系数差异很小,当然在相应的图像中它们的方差也就比较小。当然,

使用较低能量的射线会产生较大的量子噪声,这也是需要考虑的一个问题。

(2) X 射线图像的视野

从图 2-1 中可以看到由 X 射线管发出的射线是一束发散的射线。如果不加任何约束,它到达病人身体时所覆盖的范围往往会大于所需检查的部位。这样将会带来两方面的不利:其一是病人接收了不必要的辐射;其二是由于更大的视野范围里发生的康普顿散射使得图像变得模糊。为此,通常在 X 射线的出口处安装一个准直器(collimator)。准直器由铅板构成,它可以将出射的 X 射线约束在一定的视野范围内,从而减少由于康普顿散射造成的图像模糊。

(3) 被探查病人的厚度

很显然,被探查人体组织的厚度越大,发生康普顿散射的机会越大,被检测到的光子数也会相应减少,从而影响 CNR。

为了克服散射对图像对比度的影响,在 X 射线成像系统中经常使用一种叫滤线栅的设备,以滤除那些对成像不利的散射线。滤线栅由一些铅条板组成,并将其朝着 X 射线源的方向排列开,如图 2-31 所示。这样的安排可以保证入射到胶片上的 X 射线都是原发射线,二次散射线则被滤线栅吸收了。当然,设置滤线栅也会吸收相当一部分原发射线。而且,如果滤线栅是固定的,还会在 X 射线影像中产生条状阴影。为此,通常让滤线栅在 X 射线照射过程中移动,以克服上述缺点。

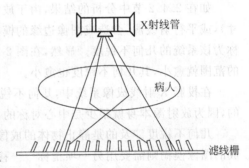

图 2-31 滤线栅示意图

2.4.3 空间分辨率

空间分辨率是指成像系统区分(即分辨)互相靠近的物体的能力,它实际上是指系统所能分辨的两个相邻物体间的最小距离。当成像系统所生成的图像发生模糊时,系统的分辨率就下降了。

通常可选用一组组平行的铅条作为探查物来测试投影 X 射线成像系统的空间分辨率。每组探查物由若干彼此相间的铅条构成,铅条之间的距离与铅条的宽度相等。习惯上用单位距离(例如毫米单位)里的线对数(line-pairs,LP)来描述线宽与线距。当每毫米中的线对数较大(即线宽与线间距离较小)时,系统就有可能难以分辨它们。因此,可以用每毫米线对数来描述系统的分辨率。

不同的成像系统测试其空间分辨率的方法也不同,但最终结果都可以用所能分辨的最小距离来表示。图 2-32 给出了不同成像系统的空间分辨率的范围。

在投影 X 射线成像系统中,影响空间分辨率的主要因素如下:

(1) 荧光闪烁屏的厚度

闪烁屏越厚,发生闪烁时光线传播的范围越宽,图像也就越模糊。

(2) 胶片的曝光速度

快速胶片上覆盖有较大颗粒的银卤化物,因此其形成的图像的空间分辨率较差。

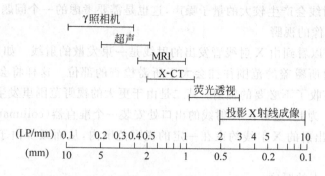

图 2-32　不同成像系统的不锐度与分辨率的比较

(3) 几何不锐度

如在 2.4.2 节中分析的结果,由于放射源不是理想的点源(X 射线源焦斑区有一定的尺寸),或平行射线源,会造成图像边缘的模糊(见图 2-33)。图中模糊边缘的范围(图中的 U_d)称为该系统的几何不锐度。显然,在图 2-33 所示的系统中,探查物愈接近记录器,模糊边缘的范围就愈小,其几何不锐度也愈小。

在投影 X 射线成像系统中,几何不锐度是一个二维函数,而且一般情况下是各向异性的,因为放射源本身就很少是中心对称的。

几何不锐度涉及的是静止物体的成像。对于被探查物运动(例如病人心脏的跳动等)造成的图像模糊则需要用另一项指标——移动不锐度来描述。

(4) 移动不锐度

图 2-34 描述了物体运动造成的图像模糊。图中的放射源是一个理想的点 X 射线源,被探查物在空间平移了 u_m。结果在记录器上造成了宽度为 U_m 的模糊区域。U_m 就被定义为该系统的移动不锐度。与几何不锐度不同,移动不锐度通常近似为一维函数。

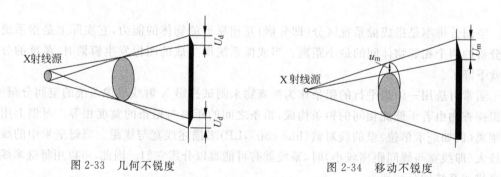

图 2-33　几何不锐度　　　　　　　图 2-34　移动不锐度

移动不锐度的存在使探查物的影像变得模糊。为了解决这个问题,一种可能的方法是采用较大的管电流,目的是在记录器上产生同样照射强度的情况下尽可能缩短照射时间以减小移动不锐度。

2.4.4　调制传递函数

系统的分辨率可以在空域中描述,也可以在频域中描述。前面已经提到在空域中用每毫米的线对数来描述系统的分辨率。从本质上看,每毫米线对数就是空间频率的概念。每毫米线对数愈大等效于空间频率愈高。可见,系统的频率特性同样可用来描述系统的分辨率。实际上,在空域中分析成像系统的不锐度是不容易做得很严格的。人们往往更喜欢在频域中用系统的调制传递函数来讨论成像系统的不锐度。

一般情况下,如果成像系统的冲激响应为 $h(\hat{i})$(根据不同情况,可以把 $\hat{i}$ 视为一维或多维变量),它对应的傅里叶变换为 $H(\hat{f})$($\hat{f}$ 亦应视为一维或多维变量),则定义系统的调制传递函数 MFT 为

$$\text{MTF} = \left| \frac{H(\hat{f})}{H(0)} \right| \tag{2-110}$$

在许多情况下,调制传递函数表现为低通特性(见图 2-35),其截止频率为 ρ_k。高频成分的损失造成了图像的模糊,其模糊程度与系统的带宽有关。因此,系统的调制传递函数可用于评价系统的不锐度。调制传递函数还具有级联的性质。如果整个成像系统由若干个环节构成,每个环节都有自己的调制传递函数及相应的截止频率,那么整个系统调制传递函数将是各个环节的传递函数的乘积。如果系统中某一个环节的截止频率明显低于其他环节,那么整个成像系统的分辨率将取决于这个截止频率最低的模糊源。

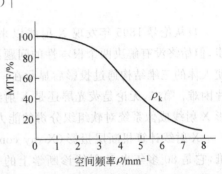

图 2-35 调制传递函数

2.4.5 量子检测效率

在各类数字化 X 射线影像系统中,检测板的性能是至关重要的。如何以较低的入射 X 射线剂量获得较高信噪比的图像是衡量检测板性能的重要技术指标。目前,普遍采用的标准是量子检测效率(detective quantum efficiency,DQE)。它的定义如下:

$$\text{DQE} = \left[\frac{\text{SNR}_o}{\text{SNR}_i} \right]^2 \tag{2-111}$$

式中,SNR_i 和 SNR_o 分别为输入 X 射线影像的信噪比和检测板输出图像的信噪比。

由于任何检测器在影像转换的过程中都不可避免地引入自身的噪声,因此从式(2-111)中可以看到,DQE 的值衡小于一。但是,DQE 的值越大,就说明对于给定的入射光子而言,图像的信噪比越高。

影响 DQE 的因素包括 X 射线成像系统中的各种噪声(X 射线的量子噪声和转换电路中的电子噪声)、动态范围、对比度以及照射剂量等。

第 3 章

X射线计算机断层成像系统

自从伦琴1895年发现 X 射线以来,在其后的七八十年中,放射诊断技术有了许多进步,但始终没有解决两个根本性的问题:第一,常规 X 射线成像是利用透射原理完成的,它使人体的三维结构通过投影后显示在一个二维的平面上,这使得图像上的器官重叠,导致读片困难;第二,无论是荧光屏还是 X 射线胶片,它们固有的分辨率都比较差。总的说来,投影 X 射线成像系统对软组织分辨的能力是比较差的。

X 射线计算机断层摄影(X-ray computed tomography,X-CT)从根本上克服了上述困难,它是 80 多年来 X 射线诊断学上的一次重大突破。继 1972 年首台 X-CT 问世后,1974年诞生了第一台全身 CT 扫描仪。之后,在 1989 年出现了首台螺旋 CT,1998 年又开发成功了多排螺旋 CT,标志着 CT 技术日趋成熟。

本章先介绍 X-CT 的基本工作原理及发展概况;然后着重介绍从投影重建图像的方法,其中包括平行束反投影算法、扇形束反投影重建算法;最后较详细地介绍新型的螺旋CT 扫描仪。

3.1 基本原理与发展概况

图 3-1 所示为 X-CT 工作原理的示意图。

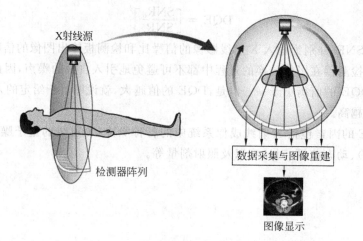

图 3-1 X-CT 工作原理示意图

从图 3-1 中可以看到，X 射线管和检测器阵列分别在被检查者的两侧。X 射线管每发射一次，检测器阵列就能检测到穿过人体后的射线强度(称为投影数据或投影函数)。在整个数据采集的过程中，X 射线管和检测器同步将绕受试者旋转一周。当射线束对整个感兴趣的平面完成这样一次扫描后，全部投影数据将都被送入计算机进行图像重建，由此获得人体的断面图像。可见，X-CT 的实质是基于投影数据来重建人体内的断层图像。这种重建的图像是通过计算后获得的(不是直接的投影成像)，这也正是 computed tomography(CT) 的由来。

下面以一个最简单的例子来说明为什么可以从投影数据重建图像。在图 3-2 中，有一幅只含 4 个像素的图像，每个像素的衰减系数的值是未知的待重建参数。

对于一个 μ 值不均匀的截面而言，可假设不同的位置有不同的 μ 值(见图 3-2)，并建立一系列像投影方程。对于这个只含 4 个像素的图像来说，在水平方向上可以建立以下两个方程：

$$I_1 = I_0 e^{-(\mu_1+\mu_4)d} \quad (3-1)$$

$$I_2 = I_0 e^{-(\mu_2+\mu_3)d} \quad (3-2)$$

式中，I_0 为入射 X 射线的强度；I_1 和 I_2 分别为透射出来的 X 射线强度；d 为一个像素的宽度。

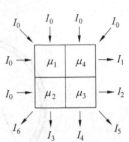

图 3-2　从投影数据重建图像

同理，还可以在垂直方向与对角线方向上列出类似的方程。只要把其中 4 个独立的方程联立起来求解，就能得出 $\mu_1 \sim \mu_4$ 的值。所形成的这幅关于衰减系数的分布图就是我们所要的 X-CT 图像，它将向人们显示探查平面上脏器的结构。

与传统的投影 X 射线摄影相比，X-CT 成像具有以下突出的优点：

(1) 它能鉴别出较小的衰减系数差，从而提高了对软组织的诊断能力。据报道，放射学家能从 CT 图像上识别出与周围组织的衰减系数只差 0.5% 的病灶。

(2) 它可以做出人体任意部位的断面图像，并利用计算机图像处理技术构造出人体结构的三维图像。

(3) 它能精确地测定出组织的 X 射线衰减系数值，从而对组织性质作出判断。

X-CT 自问世以来，在二十多年中得到了飞速的发展。产品经过了几代更新，各项性能指标有了明显的提高。图 3-3 示意了四代 X-CT 扫描仪的工作原理及性能。

1. 第一代 X-CT 扫描仪

如图 3-3(a)所示，用一个 X 射线源、一个探测器同步作平移运动，并旋转进行扫描来获得投影数据。这是一种简单的采集数据的方法。第一代 X-CT 扫描仪就是根据这一原理设计的。

这一代扫描仪的基本问题是投影数据采集的时间比较长，大概在几分钟的数量级上。这样长的扫描时间使得它很难用于作全身扫描。但是对那些相对稳定的部位，如脑部，这样的时间还是可以接受的。因此，它曾经在脑部的检查中发挥过作用。

2. 第二代 X-CT 扫描仪

与第一代扫描仪类似，第二代扫描仪也采用平移加旋转的扫描方式。所不同的只是用一个小角度扇形的射线束和多个检测器来代替原来的单一检测器，如图 3-3(b)所示。

由于使用了多个检测器系统，使得在每一个发射位置上可以同时检测到多个投影数据。

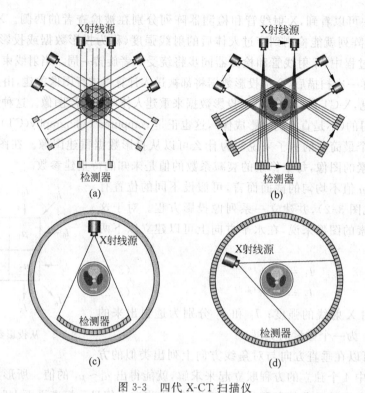

图 3-3 四代 X-CT 扫描仪
(a) 第一代 X-CT 扫描仪；(b) 第二代 X-CT 扫描仪；(c) 第三代 X-CT 扫描仪；(d) 第四代 X-CT 扫描仪

假如有 10 个检测器，相邻之间相差 1°，那么，在一次发射后可同时采集 10 个投影数据。于是在下一步作旋转运动时，整个扫描系统就可以一步旋转 10°而不是 1°(假设单一检测器时每次转 1°)。这样，整个数据采集时间缩短了 10 倍。用这种扫描方式，数据采集的时间约为几分之一分钟，使得有可能在病人屏气时作全身扫描。

第一、二代扫描仪的一个重要特征是它们都具有自校功能，即在每一次平移扫描前和扫描后都测量一下在 X 射线不经过病人时的直射强度 I_0。它就是在没有衰减情况下的参考强度。虽然 I_0 在理论上被假定为常数，但在实际上由于 X 射线源及检测器性能随时间的微小变化会造成 I_0 的值发生漂移。因此经常作自校是很必要的。

3. 第三代 X-CT 扫描仪

第三代扫描仪与第一、二代不同，它只包含扇形束的旋转扫描而不包括 X 射线源与检测器的平移运动，如图 3-3(c)所示。

第三代扫描仪的扇形角已扩展至能容纳下病人全身的横截面。检测器阵列通常由几百个检测器单元依次排列而成，X 射线源与检测器围绕着一个公共轴心旋转。因此，这一代扫描仪的明显优点是机械结构简化，从而使扫描速度有了明显的提高(通常为几秒)。它的缺点是无法在扫描过程中作自校。这是因为一旦病人进入扫描仪，就无法找到一个位置让 X 射线直射到检测器上进行自校。如果有一个检测器出了故障或校准不正确，那么图像中就会出现与旋转轴同心的环形伪像。这个问题后来靠采用稳定的检测器(通常用氙电离室)和专门的软件校准程序来解决。

4. 第四代 X-CT 扫描仪

第四代 X-CT 扫描仪采用在 360°圆周上固定安装好的检测器。数据的采集只是靠旋转 X 射线源,而整个检测器阵列是不动的,如图 3-3(d)所示。

最初,第四代扫描仪的设计是为了解决第三代机器中的环形伪像。从图 3-3(d)中可以看到,它除了可进行快速扫描外,还可以进行自校。因为每一个检测器单元都有可能在某一个扫描位置上被直射。另外,从几何学上分析,这个系统的结构本身决定了检测器的误差将分布在整个图像上,从而避免了环形伪像的产生。但是,第四代扫描仪的结构也存在一些固有的缺陷。一个基本的问题是:对某一个特定的检测器单元来说,在不同的扫描位置上,X 射线以不同的角度轰击检测器,这将对重建图像的质量发生影响。在第三代扫描仪中,检测器与 X 射线源一起旋转,所以每一个检测器都调整在与 X 射线源对准的方向上,这样的结构安排是比较合理的。

表 3-1 给出了各代扫描仪的一般性能,以便进行比较。

表 3-1 各代扫描仪的性能

参　　数	第一代	第二代(快速)	第三代	第四代
扫描时间/s	135～150	5～20	2.5～10	1～5
扫描运动方式	平移+旋转	平移+旋转	旋转	旋转
检测器数量	1	12～52	256～1024	600～1088
检测器类型	闪烁晶体+光电倍增管	闪烁晶体+光电倍增管	氙电离室	闪烁晶体+光电倍增管或光电二极管
扇形角/(°)		12～26	30～45	50～90
主要应用	头部	全身	全身	全身

表 3-1 给出的是 X-CT 发展过程中在结构设计方面的变化过程。实际上,目前临床上使用的 X-CT 设备的性能近年来又有了明显的提高。为了进一步提高扫描速度,一些快速扫描装置相继诞生。螺旋式超高速 CT 甚至可以对慢运动组织作高分辨率的检查,并能提供人体组织的三维图像。X-CT 的出现确实是放射诊断学技术上的一个革命性突破。

X-CT 装置的核心技术是从投影重建图像。作为一种逆问题求解的方法,研究从投影重建图像的理论有普遍的适用性。此外,断层扫描作为一种技术,既有坚实的数学理论为依托,又有现代电子技术与计算机技术相支持,它已在工业、农业、地球物理等领域中得到了广泛的应用。

本章将重点讨论各种重建算法,这些算法不仅适用于 X-CT,也在其他形式的医学成像系统(如发射型 CT)中得到了广泛的应用。本章还将介绍仪器设计中的一些关键技术和 CT 图像评价的方法。

3.2 从投影重建图像的原理

3.2.1 中心切片定理

X-CT 图像重建问题实际上就是如何从投影数据中解算出成像平面上各像素点的衰减

系数。图像重建的数学方法有许多种,如反投影重建算法、傅里叶变换重建算法、迭代重建算法等。在介绍这些算法之前,有必要先介绍从投影重建图像的重要依据,即中心切片定理(the central slice theorem)。

由于本章中讨论的图像重建方法不仅对 X-CT 是适用的,对其他形式的断层扫描装置(如 ECT、NMR-CT 等)也是适用的。因此,在以下的推导过程中将把要重建的图像假设为一个一般形式的二维密度函数,而不特指是 X 射线的衰减系数的分布。实际上,只要系统能获得某种形式的投影数据(如衰减系数、渡越时间等),就可以利用本章介绍的图像重建方法从投影重建图像。

图 3-4 给出了从密度函数获得投影数据的过程。图中在 (x,y) 坐标系中给出了一个密度函数 $f(x,y)$。沿着某一个投影方向,对每一条投影线计算密度函数 $f(x,y)$ 的线积分,就得到了该射线上的投影值。计算出该投影方向上所有的投影值,就得到了该投影方向上的投影函数 $g_\theta(R)$。其中的 θ 角是投影函数的坐标轴 R 与 x 轴的夹角,它反映了投影的方向;R 是投影函数的一维变量,该变量的坐标原点是 (x,y) 坐标系原点在该方向上投影的垂足。

如果将投影函数 $g_\theta(R)$ 做一维傅里叶变换,就可以得到其在频域中对应的一维变换函数 $G_\theta(\rho)$(下标 θ 说明 $G_\theta(\rho)$ 随 θ 角的不同而不同)。同时,如果将图 3-4 中的密度函数 $f(x,y)$ 做二维傅里叶变换,就可得到其在频域中对应的变换函数 $F(u,v)$,此频域函数也可用极坐标的形式表示为 $F(\rho,\theta)$。中心切片定理将 $F(\rho,\theta)$ 与 $G_\theta(\rho)$ 联系在一起,它指出:密度函数 $f(x,y)$ 在某一方向上的投影函数 $g_\theta(R)$ 的一维傅里叶变换函数 $G_\theta(\rho)$ 是原密度函数 $f(x,y)$ 的二维傅里叶变换函数 $F(\rho,\theta)$ 在 (ρ,θ) 平面上沿同一方向且过原点的直线上的值。图 3-5 给出了说明该定理的一个示意图。从图中可以看到,在二维频率域中过原点的与 u 轴夹角为 θ 的直线上的值 $F(\rho,\theta)$ 就是投影函数 $g_\theta(R)$ 的一维傅里叶变换的函数值。

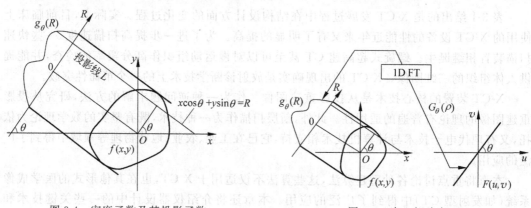

图 3-4　密度函数及其投影函数　　　　图 3-5　中心切片定理

为了证明中心切片定理,先看一个特例。如图 3-6 所示,对于二维密度函数 $f(x,y)$,沿 x 方向取其投影函数。显然,此投影函数可表示为

$$g_\theta(R) = g(y) = \int f(x,y)\mathrm{d}x \tag{3-3}$$

又因为 $f(x,y)$ 的二维傅里叶变换可表示为

$$F(u,v) = \iint f(x,y)\mathrm{e}^{-2\pi\mathrm{j}(ux+vy)}\mathrm{d}x\mathrm{d}y \tag{3-4}$$

于是可得,$F(u,v)$中沿 $u=0$ 直线上的值为

$$F(0,v) = \iint f(x,y)e^{-2\pi jvy} dxdy$$
$$= \int \left\{ \int f(x,y)dx \right\} e^{-2\pi jvy} dy$$
$$= \int g(y) e^{-2\pi jvy} dy$$
$$= F_1\{g(y)\} \quad (3-5)$$

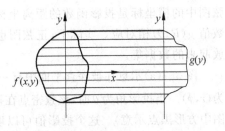

图 3-6 说明中心切片定理的一个特例

上式说明当 $\theta=90°$ 时,中心切片定理是成立的。

对于 $\theta\neq 90°$ 的一般情况而言,中心切片定理的证明请先参见图 3-4。图中给出了投影角为 θ 时的投影线 L 及相应的投影函数 $g_\theta(R)$。在 (x,y) 平面中,投影线 L 可用直线方程 $x\cos\theta+y\sin\theta=R$ 来描述。如果建立一个与直角坐标系 (x,y) 对应的极坐标系 (r,ϕ),那么 L 的方程可改写为 $r[\cos(\theta-\phi)]=R$。

有了投影线方程后就可得出投影函数的数学表达式,因为投影函数的值是密度函数沿投影线的线积分值,即

$$g_\theta(R) = \int_{-\infty}^{+\infty}\int_{-\infty}^{+\infty} f(x,y)\delta(x\cos\theta+y\sin\theta-R)dxdy$$
$$= \int_0^{2\pi}\int_0^\infty f(r,\phi)\delta[r\cos(\theta-\phi)-R]rdrd\phi \quad (3-6)$$

在上式中,$\delta(x\cos\theta+y\sin\theta-R)$ 和 $\delta[r\cos(\theta-\phi)-R]$ 称为 δ 线函数,密度函数与此 δ 线函数相乘后做积分就是把二维密度函数 $f(x,y)$ 在此直线上的值"筛选"出来。所以,式(3-6)在形式上好像是一个二维积分,实际上可以看成沿投影线的一维积分。

式(3-4)所描述的二维傅里叶变换可以用相应的极坐标形式表示为

$$F(\rho,\beta) = \iint f(x,y) e^{-2\pi j\rho(x\cos\beta+y\sin\beta)} dxdy \quad (3-7)$$

式中,$u=\rho\cos\beta, v=\rho\sin\beta$。

为了找到与式(3-6)的对应关系,可以将式(3-7)中的指数部分改写成

$$e^{-2\pi j\rho(x\cos\beta+y\sin\beta)} = \int e^{-2\pi j\rho R} \delta(x\cos\beta+y\sin\beta-R)dR \quad (3-8)$$

上式也是根据 δ 函数的筛选性质得出来的。将式(3-8)代入式(3-7)可得

$$F(\rho,\beta) = \iiint f(x,y)\delta(x\cos\beta+y\sin\beta-R)e^{-2\pi j\rho R} dxdydR$$
$$= \int e^{-2\pi j\rho R} dR \iint f(x,y)\delta(x\cos\beta+y\sin\beta-R)dxdy$$
$$= \int g_\beta(R) e^{-2\pi j\rho R} dR = F_1\{g_\beta(R)\} \quad (3-9)$$

上式说明,沿 β 角方向的投影函数 $g_\beta(R)$ 的一维傅里叶变换的结果就是密度函数 $f(x,y)$ 的二维傅里叶变换函数在同样角度 β 下过原点的直线上的值。这就是我们所要证明的中心切片定理。

3.2.2 正弦图

一种称为正弦图(sinogram)的图示方法常用来展示在各个角度下获得的投影数据。正

弦图中的横坐标是投影函数的距离坐标 R,纵坐标是投影角 θ,而图中的灰度值则与投影函数值 $g(R,\theta)$ 相对应。实际上,正弦图也可以看成由不同角度下采集的投影函数值一行行叠放起来的数据集。

图 3-7(a)示意在被探查平面中有一个致密点(图中圆形黑点),坐标在图像平面中的坐标为 (r,ϕ)。当投影角为 θ 时,该致密点在投影函数距离坐标为 R 处可获得一个投影值 $g_\theta(R)$(用图中方形黑点示意)。这个投影值可以填充到 (R,θ) 坐标系中的相应位置(见图 3-7(c))。如果把投影角 θ 当作一个自变量,在不断改变 θ 的情况下来采集投影数据,就可以得到圆形致密点在不同 θ 角下的投影值(见图 3-7(b))。因为在投影过程中投影线始终与 R 轴保持垂直关系,因此这些投影值所处的 (R,θ) 坐标位置都应该落在以 r 为直径构成的圆周上。从几何关系中可以看到,如果投影角为 θ,则图像中致密点在投影函数中的位置 R 可以表示为 $R=r\cos(\theta-\phi)$(见图 3-7(b))。由此可见,图像中的一个特定点 (r,ϕ) 在不同角度下的投影数据对应于正弦图中的一条正弦曲线(见图 3-7(c))。如果以正弦图格式将采集的投影数据存放到一个存储器中,那么沿着一条正弦曲线所涉及的存储单元中的数据将与图像中的某一个特定点直接相关。

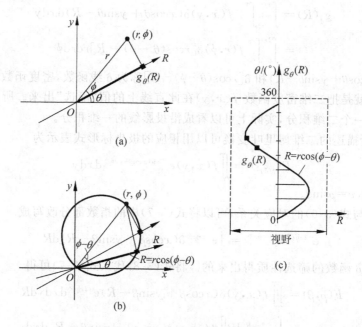

图 3-7 正弦图

(a) 投影值示意图;(b) 不同 θ 角下的投影值;(c) 正弦图坐标系统

在连续旋转的扫描过程中,特定的病灶在不同角度产生的投影数据在正弦图中应表现为连续的曲线。换言之,如果在正弦图中出现不连续点,则表示数据采集的过程中病人发生运动,这样的数据将在重构的图像中造成伪像。

3.2.3 Radon 空间与变换

中心切片定理指出了从投影重建图像的可能性。实际上,从投影重建图像的概念可以追溯到 1917 年奥地利数学家 Radon 的贡献。$f(x,y)$ 的投影函数 $g_\theta(R)$ 可以看成以 R 和 θ 为参数的二维函数。因此，可以用 R、θ 构成一个极坐标系(如图 3-8 所示)，这个二维空间通常称为 Radon 空间。该空间中任意一点 (R,θ) 的值实际上代表物体空间(即密度函数所在的空间)中所计算的密度函数的一个线积分的值。

物体空间的函数 $f(x,y)$ 与 Radon 空间的函数 $g(R,\theta)$ 有明确的映射关系。通常把从物体空间函数变换到 Radon 空间函数的过程称为 Radon 变换；而把从 Radon 空间函数到物体空间函数的变换称为 Radon 反变换。实际上，Radon 空间的数据就是 X-CT 在扫描过程中采集的正弦图中示意的数据点。只要有充分的数据填满正弦图，就可以通过 Radon 反变换重建物体空间的图像。

图 3-9 给出了物体空间、傅里叶空间及 Radon 空间之间的相互关系。

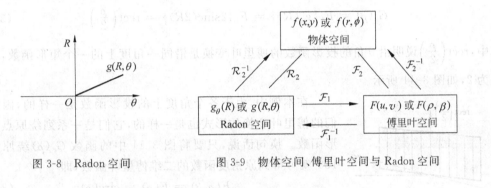

图 3-8 Radon 空间   图 3-9 物体空间、傅里叶空间与 Radon 空间

3.2.4 从投影重建图像——傅里叶变换法

可以设想，如果在不同的角度下取得足够多的投影函数数据，并作它们的傅里叶变换，那么，根据中心切片定理，变换后的数据就将充满整个 (u,v) 平面。一旦频域函数 $F(u,v)$ 或 $F(\rho,\beta)$ 的全部值都得到后，将其作一次傅里叶反变换，就能得到原始的密度函数 $f(x,y)$，也就是我们所要重建的图像。上述图像重建算法也被称为傅里叶变换法。图 3-10 给出了傅里叶变换重建方法的流程图。图中指出，对于每次测得的投影数据先作一维傅里叶变换，

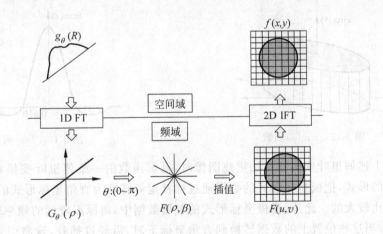

图 3-10 傅里叶变换重建图像的过程

根据中心切片定理,可将此变换结果看成二维频率域中同样角度下过原点的直线上的值。在不同投影角下所得的一维变换函数可在频域中构成完整的二维傅里叶变换函数,将此二维变换函数做一次逆变换,就得到了所要求的空间域中的密度函数。为了在二维逆变换中采用快速傅里叶变换算法,通常在逆变换前要将极坐标形式的频域函数变换成直角坐标形式的数据。

下面用一个简单的例子来说明用傅里叶变换方法重建图像的过程。假设已测得的投影函数为

$$g_\theta(R) = 2\mathrm{sinc}(2R) \tag{3-10}$$

上式说明,本例中投影函数与投影角无关(即各方向上测得的投影函数都一样),可见原密度函数是圆对称的。根据图 3-10 的流程,可先做投影函数 $g_\theta(R)$ 的傅里叶变换,得

$$G_\theta(\rho) = F_1\{g_\theta(R)\} = F_1\{2\mathrm{sinc}(2R)\} = \mathrm{rect}\left(\frac{\rho}{2}\right) \tag{3-11}$$

式中,$\mathrm{rect}\left(\dfrac{\rho}{2}\right)$ 说明沿 θ 角的投影函数的傅里叶变换是沿同一角度上的一个矩形函数,其宽度为 2,如图 3-11 所示。

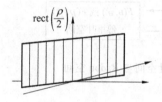

图 3-11　$\mathrm{rect}\left(\dfrac{\rho}{2}\right)$ 函数

在本例中,由于各个角度上的投影函数是一样的,因此它们的傅里叶变换的形式也是一样的,它们是一系列绕原点的矩形函数。换句话说,只要将图 3-11 中的函数 $G_\theta(\rho)$ 绕原点转 180°就可得到原密度函数的二维傅里叶函数,即

$$F(\rho,\beta) = F(\rho) = \mathrm{circ}(\rho) \tag{3-12}$$

它的形状如图 3-12 所示。

计算 $F(\rho,\beta)$ 的二维傅里叶逆变换就是我们所要求的密度函数 $f(x,y)$:

$$f(x,y) = f(r) = \mathcal{F}^{-1}\{\mathrm{circ}(\rho)\} = \mathrm{J}_1(2\pi r)/r \tag{3-13}$$

式中,$\mathrm{J}_1(\cdot)$ 为一阶贝塞尔函数;$\mathrm{J}_1(2\pi r)/r$ 称为 Jinc 函数,它的形态与 sinc 函数类似,但曲线的过零点不是等间隔的,一维的 Jinc 如图 3-13 所示。由于重建的密度函数 $g(R)$ 是圆对称的,所以将图 3-13 所示的一维函数绕原点旋转 180°所得的立体图像就是密度函数 $f(x,y)$。

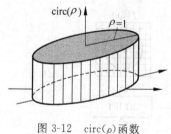

图 3-12　$\mathrm{circ}(\rho)$ 函数

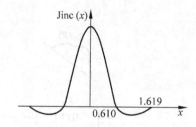

图 3-13　Jinc 函数

采用上述傅里叶变换的方法重建图像时,投影函数的一维傅里叶变换在频率域中表现为极坐标的形式,把极坐标形式的数据通过插补运算转换为直角坐标形式的数据时,计算的工作量是比较大的。此外,在极坐标形式的频域数据中,离原点较远的频率较高的部分数据比较稀疏,当这些位置上的数据转换到直角坐标下时,需经过插补,这将引入一定程度的误差。也就是说,在重建的图像中,高频分量可能会有较大的失真。

3.3 从投影重建图像的算法(一)
—— 平行束反投影重建算法

在 3.2 节介绍的傅里叶变换图像重建算法中,重建的过程需要作二维插值、坐标变换与二维傅里叶变换等复杂运算,这就影响了图像重建的速度。为此,人们希望寻找一种更直接、省时的重建算法。本节与 3.4 节将要介绍的反投影重建算法就是一种较直接且高效的重建算法。它也是目前多数商品化仪器中所采用的方法。

3.3.1 直接反投影法

CT 的开拓者曾使用过这种方法。但由于直接反投影法本身固有的缺点,得出的图像很模糊,因此目前已无实用价值。此处介绍这种方法只是为读者以后理解滤波反投影法与卷积反投影法打下基础。

图 3-14 是描述直接反投影重建方法原理的示意图。

直接反投影的基本做法是:把每次测得的投影数据"原路"反投影到投影线的各个像素上。也就是说,指定投影线上所有各点的值等于所测得的投影值。在图 3-14 所示的例子中,被探查物体只是在原点位置上的一个致密点。每当我们在一个角度上测量到其投影值时,就把这个值赋给投影线上的所有的点。于是,从不同角度进行反投影后的重建图像是以原点为中心的一系列辐射线。很显然,在原点位置上的分布密度最高;愈往四周,密度愈低。这当然也可以说是粗略地把图像恢复出来了。但问题是除了

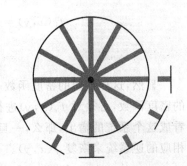

图 3-14 直接反投影重建方法

密度最大的中心点外,四周出现了逐渐变浅的云晕状阴影。为了寻找消除云晕状阴影的方法,下面将首先从数学上对直接反投影法重建图像的过程作定量分析。

假设测得 θ 角方向上的投影函数为 $g_\theta(R)$(参见图 3-4)。将此投影函数作直接反投影后,它对重建的密度函数 $f(x,y)$ 所作的贡献为

$$b_\theta(x,y) = \int_{-\infty}^{+\infty} g_\theta(R)\delta(x\cos\theta + y\sin\theta - R)\mathrm{d}R \tag{3-14}$$

式中,$b_\theta(x,y)$ 就是由 θ 角方向上的投影函数 $g_\theta(R)$ 直接反投影后所产生的密度函数;$\delta(x\cos\theta + y\sin\theta - R)$ 是一个 δ 线函数,它所代表的直线是 $x\cos\theta + y\sin\theta = R$,见图 3-15。

从图 3-15 中可知,在直线 $x\cos\theta + y\sin\theta = R_0$ 上的任意一点 (x_0, y_0) 一定满足

$$x_0\cos\theta + y_0\sin\theta = R_0 \tag{3-15}$$

根据式(3-14)与式(3-15),可得

$$\begin{aligned}b_\theta(x_0, y_0) &= \int g_\theta(R)\delta(x_0\cos\theta + y_0\sin\theta - R)\mathrm{d}R \\ &= g_\theta(x_0\cos\theta + y_0\sin\theta) = g_\theta(R_0)\end{aligned} \tag{3-16}$$

上式表明,根据式(3-14)反投影后,在直线 $x\cos\theta + y\sin\theta = R_0$ 上所有点的密度值都等于

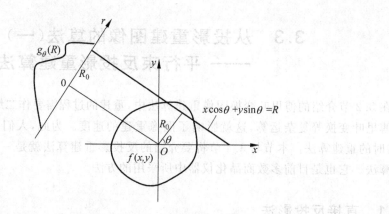

图 3-15 投影函数与反投影重建方法

$g_\theta(R_0)$，这就是沿该投影线测得的投影值。

根据式(3-14)，把在所有角度上进行反投影后的结果加起来就是直接反投影重建法所得出的密度函数，记作 $f_b(x,y)$，下标"b"表示反投影(back-projection)，即

$$f_b(x,y) = \int_0^\pi b_\theta(x,y)\mathrm{d}\theta$$

$$= \int_0^\pi \mathrm{d}\theta \int_{-\infty}^{+\infty} g_\theta(R)\delta(x\cos\theta + y\sin\theta - R)\mathrm{d}R \tag{3-17}$$

显然，这样重建的密度函数 $f_b(x,y)$ 与实际的密度函数 $f(x,y)$ 不一样。为了获得真实的密度函数，必须对 $f_b(x,y)$ 进行修正。如果把 $f(x,y)$ 看成一个系统的输入，把 $f_b(x,y)$ 看成这个系统的输出，那么，一旦找到了这个系统的传递函数或冲激响应，就可以设计一个相应的逆系统来恢复 $f(x,y)$。寻找这个系统传递函数的过程如下：

假设 $f(x,y) = \dfrac{\delta(r)}{\pi r}$，也就是说，系统的输入是位于原点的一个 δ 函数。这时的输出就是系统的传递函数。从式(3-6)可以得到此 δ 函数输入情况下的投影函数，即

$$g_\theta(R) = \int_0^{2\pi}\int_0^\infty \frac{\delta(r)}{\pi r}\delta[r\cos(\theta-\phi) - R]r\mathrm{d}r\mathrm{d}\theta$$

$$= \int_0^{2\pi}\int_{-\infty}^{+\infty} \frac{\delta(r)}{\pi}\delta[r\cos(\theta-\phi) - R]\mathrm{d}r\mathrm{d}\theta$$

$$= \int_0^\pi \frac{\delta(R)}{\pi}\mathrm{d}\theta = \delta(R) \tag{3-18}$$

上式的结论是很显然的：如果密度函数是位于原点的 δ 函数，那么投影函数就是位于 $R=0$ 处的 δ 函数。

进一步，根据式(3-17)可以求得 $\delta(R)$ 的反投影密度函数。所求得的反投影密度函数也就是我们要求的冲激响应函数 $h_b(r)$：

$$h_b(r) = \int_0^\pi \mathrm{d}\theta \int_{-\infty}^{+\infty} \delta(R)\delta[r\cos(\theta-\phi) - R]\mathrm{d}R = \int_0^\pi \delta[r\cos(\theta-\phi)]\mathrm{d}\theta$$

$$= \int_0^\pi \frac{\delta\left[\theta - \left(\dfrac{\pi}{2}+\phi\right)\right]}{\left|\dfrac{\partial}{\partial\theta}r\cos(\theta-\phi)\right|}\mathrm{d}\theta = \frac{1}{r} \tag{3-19}$$

上式的推导中使用了关于 δ 函数的一个关系式

$$\delta[f(x)] = \sum_n \frac{\delta(x-x_n)}{|f'(x_n)|} \tag{3-20}$$

式中，x_n 为 $f(x)$ 的根。在式(3-19)的推导中，$f(\theta)=r\cos(\theta-\phi)$，考虑到 θ 的积分限为 $0\sim\pi$，所以 $f(\theta)$ 的根只取一个 $\theta=\frac{\pi}{2}+\phi$。

找到了从 $f(x,y)$ 到 $f_b(x,y)$ 的系统冲激响应后，就可以得到如下的关系式：

$$f_b(x,y) = f(x,y) ** \frac{1}{r} \tag{3-21}$$

式(3-21)成立的前提条件是以 $f(x,y)$ 为输入、以 $f_b(x,y)$ 为输出的系统为线性系统。关于这个问题的严格证明可参考有关文献。

式(3-21)说明了直接反投影方法造成图像模糊的原因。一个以 δ 函数形式出现的密度函数用直接反投影方法重建后成了一个带"长尾巴"的 $1/r$ 形式的图像(见图 3-16)。

为了得到真实的重建密度函数，必须设法消除 $1/r$ 的影响。一种可能的方法是把式(3-21)转换到频域中。因为时域中两个函数的卷积的傅里叶变换是这两个函数分别的傅里叶变换的乘积，因此式(3-21)相应的频域表达式为

$$F_b(\rho,\beta) = F(\rho,\beta)\frac{1}{\rho} \tag{3-22}$$

式中，$F_b(\rho,\beta)$ 和 $F(\rho,\beta)$ 分别是 $f_b(x,y)$ 与 $f(x,y)$ 的傅里叶变换；$1/\rho$ 为 $1/r$ 的傅里叶变换。从式(3-22)可得

$$F(\rho,\beta) = \rho \cdot F_b(\rho,\beta) \tag{3-23}$$

所以

$$f(x,y) = \mathcal{F}^{-1}[F(\rho,\beta)] = \mathcal{F}^{-1}[\rho F_b(\rho,\beta)] \tag{3-24}$$

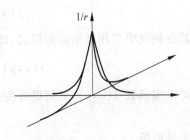

图 3-16　直接反投影法造成的伪像

从式(3-24)可知，为了获得真实的密度函数 $f(x,y)$，可以先求出反投影函数 $f_b(x,y)$ 的傅里叶变换 $F_b(\rho,\beta)$，在频域中对 $F_b(\rho,\beta)$ 加上权重 ρ 之后求其逆傅里叶变换，就能得出我们所要的密度函数 $f(x,y)$(见图 3-17)。用这样的方法重建图像当然是可行的，但它还是没有避免计算二维傅里叶变换的问题。两次二维傅里叶变换所花费的时间还是相当可观的。

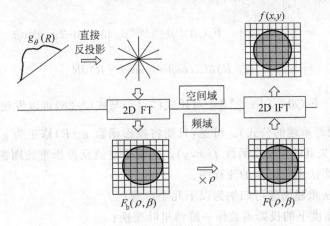

图 3-17　直接反投影法的图像校正

3.3.2 滤波反投影法

直接反投影法重建的图像是模糊的。虽然这种模糊的图像可以经过修正后再现原始的密度函数，但修正的过程是很费时的。这就是先反投影、后修正重建方法所存在的问题。

本节所要介绍的滤波反投影重建方法采用先修正、后反投影的做法，同样可得到原始的密度函数。滤波反投影重建图像的基本做法是：在某一投影角下取得了投影函数（一维函数）后，对此一维投影函数作滤波处理，得到一个经过修正的投影函数；然后再将此修正后的投影函数作反投影运算，得出我们所需的密度函数。这一方法中要解决的主要问题是如何修正投影函数才能使之在反投影后能重建原密度函数。

滤波反投影法中对投影函数的修正过程可推导如下：

已知二维傅里叶反变换的表达式为

$$f(x,y) = \iint F(u,v) e^{2\pi j(ux+vy)} du dv$$

若在频域中采用极坐标的形式，即令 $u=\rho\cos\beta, v=\rho\sin\beta$，就可得出

$$f(x,y) = \int_0^{2\pi} \int_0^{\infty} F(\rho,\beta) e^{2\pi j\rho(x\cos\beta+y\sin\beta)} \rho d\rho d\beta \tag{3-25}$$

对于实函数 $f(x,y)$，其傅里叶变换函数在频域的二维平面中具有对称性，即

$$F(\rho,\beta) = F(-\rho, \beta+\pi) \tag{3-26}$$

于是可得

$$f(x,y) = \int_0^{\pi} d\beta \int_{-\infty}^{+\infty} F(\rho,\beta) e^{2\pi j\rho(x\cos\beta+y\sin\beta)} |\rho| d\rho \tag{3-27}$$

在这一步的改写中，将式(3-25)中的 β 的积分限从 0 到 2π 改为 0 到 π，把 ρ 的积分限从 0 到 ∞ 改为 $-\infty$ 到 $+\infty$。同时还将被积函数中的 ρ 加上了绝对值符号，这是因为 ρ 在式(3-27)中也包括负值。

由中心切片定理可知，对于 β 角下的投影函数 $g_\beta(R)$，其一维傅里叶变换 $F_\beta(\rho)$ 也就是密度函数的二维傅里叶变换在 β 角下的值 $F(\rho,\beta)$，所以式(3-27)可改写成

$$f(x,y) = \int_0^{\pi} \int_{-\infty}^{+\infty} F_\beta(\rho) |\rho| e^{2\pi j\rho(x\cos\beta+y\sin\beta)} d\rho d\beta$$

$$= \int_0^{\pi} d\beta \int_{-\infty}^{+\infty} \left[\int_{-\infty}^{+\infty} F_\beta(\rho) |\rho| e^{2\pi j\rho R} d\rho \right] \delta(x\cos\beta + y\sin\beta - R) dR$$

$$= \int_0^{\pi} d\beta \int_{-\infty}^{+\infty} g'_\beta(R) \delta(x\cos\beta + y\sin\beta - R) dR \tag{3-28}$$

式中，$g'_\beta(R) = \int_{-\infty}^{+\infty} F_\beta(\rho) |\rho| e^{2\pi j\rho R} d\rho$。对比式(3-17)与式(3-28)可以发现，两式具有相同的形式（即直接反投影重建的公式）。可见，只要将投影函数 $g_\theta(R)$ 修正为 $g'_\theta(R)$，然后再作反投影，就能得到不失真的原密度函数 $f(x,y)$。这就是滤波反投影重建图像的方法。图 3-18 给出了滤波反投影法重建图像的流程图。

滤波反投影法重建图像可归纳为以下几个步骤：

(1) 对某一角度下的投影函数作一维傅里叶变换；

(2) 对(1)的变换结果乘上一维权重因子 $|\rho|$；

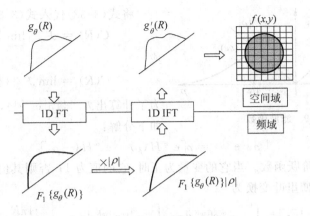

图 3-18 滤波反投影法

（3）对（2）的加权结果作一维逆傅里叶变换；
（4）用（3）中得出的修正过的投影函数作直接反投影；
（5）改变投影角度，重复（1）~（4）的过程，直至完成全部 180°下的反投影。

与图 3-17 所示的图像校正过程相比，滤波反投影法在实现图像重建时，只需做一维的傅里叶变换。由于避免了费时的二维傅里叶变换，滤波反投影法明显地缩短了图像重建的时间。

3.3.3 卷积反投影法

式（3-28）中的频域滤波过程可重写成以下卷积的形式：

$$\mathcal{F}_1^{-1}[F_1\{g_\theta(R)\}|\rho|] = g_\theta(R) * \mathcal{F}_1^{-1}\{|\rho|\} \tag{3-29}$$

上式表明，在频域中所作的滤波运算可以等效地在空域中用卷积运算来完成。只要将投影函数 $g_\theta(R)$ 与 $|\rho|$ 的逆傅里叶变换式进行卷积，同样可以得到所需的修正过的反投影函数 $g'_\theta(R)$。这种用卷积方法修正投影函数，然后再作直接反投影重建图像的方法称为卷积反投影法。从本质上说，卷积反投影法与滤波反投影法是一样的。不同的只是滤波反投影法是将投影函数 $g_\theta(R)$ 变换到频域中，然后用滤波函数 $|\rho|$ 对变换函数作滤波后，再反变换到空域中作为修正过的投影函数。而在卷积反投影法中是将 $g_\theta(R)$ 直接在空域中进行修正，即将 $g_\theta(R)$ 与一个事先设计好的卷积函数——$|\rho|$ 的逆傅里叶变换函数——进行卷积运算，然后将卷积后的结果作反投影。假设 $|\rho|$ 的逆傅里叶变换函数为 $C(R)$，即

$$C(R) = \mathcal{F}^{-1}\{|\rho|\} \tag{3-30}$$

于是，式（3-28）所示的反投影算法可改写成

$$f(x,y) = \int_0^\pi d\theta \int_{-\infty}^{+\infty} \{g_\theta(R) * C(R)\} \delta(x\cos\theta + y\sin\theta - R) dR \tag{3-31}$$

考虑到函数 $|\rho|$ 是不可积的，因此，严格地讲它的逆变换是不存在的。为了得到一个实际可用的卷积函数，重新对 $|\rho|$ 函数作如下定义：

$$|\rho| = \lim_{\varepsilon \to 0} |\rho| e^{-\varepsilon|\rho|} \tag{3-32}$$

图 3-19 给出了上式所定义的函数的示意图。

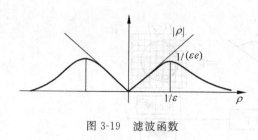

图 3-19 滤波函数

将式(3-32)代入式(3-30)可得

$$C(R) = \mathcal{F}^{-1}\{\lim_{\varepsilon \to 0} |\rho| e^{-\varepsilon|\rho|}\} \quad (3-33)$$

或

$$C(R) = \lim_{\varepsilon \to 0} \mathcal{F}^{-1}\{|\rho| e^{-\varepsilon|\rho|}\} \quad (3-34)$$

为了计算出 $\mathcal{F}^{-1}\{|\rho| e^{-\varepsilon|\rho|}\}$，先将被变换函数作如下分解：

$$|\rho| e^{-\varepsilon|\rho|} = \rho[e^{-\varepsilon\rho}H(\rho) - e^{+\varepsilon\rho}H(-\rho)] \quad (3-35)$$

式中，$H(\cdot)$ 是单位阶跃函数。当它的变量为正时，它的值为 1；否则其值为 0。式(3-35)中方括号内函数的逆傅里叶变换为

$$\mathcal{F}^{-1}[\cdot] = \int_0^{+\infty} e^{-\varepsilon\rho} e^{j2\pi\rho R} d\rho - \int_{-\infty}^0 e^{+\varepsilon\rho} e^{j2\pi\rho R} d\rho = \frac{j4\pi R}{\varepsilon^2 + (2\pi R)^2} \quad (3-36)$$

根据傅里叶变换的性质，假设 $A(\rho)$ 为一个 ρ 的函数，$a(R)$ 是它的逆变换，则有

$$\mathcal{F}^{-1}\{\rho \cdot A(\rho)\} = \frac{-j}{2\pi} \cdot a'(R) \quad (3-37)$$

式中 $a'(R)$ 是 $a(R)$ 的微分。于是可得

$$\mathcal{F}^{-1}\{|\rho| \cdot e^{-\varepsilon|\rho|}\} = \mathcal{F}^{-1}\{\rho \cdot [\cdot]\} = \frac{j}{2\pi}\left[\frac{j4\pi R}{\varepsilon^2 + (2\pi R)^2}\right]' = \frac{2(\varepsilon^2 - 4\pi^2 R^2)}{(\varepsilon^2 + 4\pi^2 R^2)^2} \quad (3-38)$$

当 $\varepsilon \to 0$ 时，式(3-38)的极限就是我们所要求的卷积函数 $C(R)$，即

$$C(R) = \lim_{\varepsilon \to 0} \frac{2(\varepsilon^2 - 4\pi^2 R^2)}{(\varepsilon^2 + 4\pi^2 R^2)^2} \quad (3-39)$$

当然，实际上只能通过选一个足够小的 ε 来得出近似准确的卷积函数。

从式(3-39)可以看出卷积函数 $C(R)$ 有以下特点。

(1) $C(R)$ 的均值为零

根据傅里叶变换的性质，傅里叶变换函数在频率坐标原点的值就是被变换函数的均值，即直流分量。因为 $|\rho|$ 在原点的值为零，所以 $C(R)$ 均值一定为零。

(2) $C(R)$ 在原点的值是函数 $|\rho|$ 的均值（理由同(1)）

从式(3-39)中可以得出 $C(0) = \lim_{\varepsilon \to 0} \frac{2}{\varepsilon^2}$。可见卷积函数 $C(R)$ 在原点有一个很大的冲激。

图 3-20 给出了一个简化的卷积函数的示意图。

从图 3-20 可以看出，在原点附近，当 $R^2 \ll \frac{\varepsilon^2}{4\pi^2}$ 时，$C(R) = \frac{2}{\varepsilon^2}$；当 $R^2 \gg \frac{\varepsilon^2}{4\pi^2}$ 时，$C(R) = \frac{-1}{2\pi^2 R^2}$。

卷积函数的选择是卷积反投影方法中的关键问题。在实际的系统中选择卷积函数时还要考虑到许多其他的因素，包括系统的带宽、信噪比与分辨率等。下面介绍两种不同类型的卷积函数。

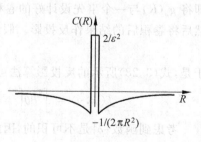

图 3-20 简化的卷积函数

1. R-L 滤波函数

R-L 滤波函数是 1971 年由印度数学家 G. N. Ramachandran 和 A. V. Lakshminarayanan 提出来的(在下文中用 $H_{R\text{-}L}(\rho)$ 表示 R-L 滤波函数;用 $h_{R\text{-}L}(R)$ 表示其对应的卷积函数)。设计 R-L 滤波函数的基本出发点是认为实际的二维图像函数总有一个频率上限,所以频域中的滤波函数 $|\rho|$ 可表示为

$$H_{R\text{-}L}(\rho) = \begin{cases} |\rho|, & |\rho| < \rho_0 \\ 0 \end{cases} \tag{3-40}$$

式中,ρ_0 为截止频率。式(3-40)也可以理解为用一个矩形函数 $\text{rect}\left(\dfrac{\rho}{2\rho_0}\right)$ 来限制滤波函数 $|\rho|$ 的宽度,即

$$H_{R\text{-}L}(\rho) = |\rho|\,\text{rect}\left(\dfrac{\rho}{2\rho_0}\right) \tag{3-41}$$

图 3-21 是 R-L 滤波函数的示意图。

为了便于对上图所示的滤波函数进行逆傅里叶变换以求得卷积函数,把这个滤波函数改写成

$$|\rho|\,\text{rect}\left(\dfrac{\rho}{2\rho_0}\right) = \left\{\text{rect}\left(\dfrac{\rho}{2\rho_0}\right) - \Lambda\left(\dfrac{\rho}{2\rho_0}\right)\right\}\rho_0 \tag{3-42}$$

式中,

$$\Lambda\left(\dfrac{\rho}{2\rho_0}\right) = \begin{cases} 1 - \left|\dfrac{\rho}{\rho_0}\right|, & \left|\dfrac{\rho}{\rho_0}\right| \leqslant 1 \\ 0 \end{cases} \tag{3-43}$$

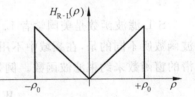

图 3-21 频带有限的滤波函数

所以,卷积函数为

$$\begin{aligned} h_{R\text{-}L}(R) &= \mathcal{F}^{-1}\left\{\left[\text{rect}\left(\dfrac{\rho}{2\rho_0}\right) - \Lambda\left(\dfrac{\rho}{\rho_0}\right)\right]\rho_0\right\} \\ &= \rho_0^2[2\text{sinc}(2\rho_0 R) - \text{sinc}^2(\rho_0 R)] \\ &= C(R) \end{aligned} \tag{3-44}$$

可见,如果重建的图像是一个带限的二维函数,那么只要将投影函数 $g_\theta(R)$ 与 $\rho_0^2[2\text{sinc}(2\rho_0 R) - \text{sinc}^2(\rho_0 R)]$ 进行卷积,然后进行反投影即可。

对于离散化的数字图像,卷积函数在运算中也是以离散的形式出现。考虑到图 3-21 中已把图像的最高频率限制为 ρ_0,根据奈奎斯特(Niquist)采样定理选择空域中的采样率为 $2\rho_0$,或者说采样间隔 $T = 1/2\rho_0$。令式(3-44)中 $R = nT = n/2\rho_0$,可得离散化的 R-L 卷积函数为

$$h_{R\text{-}L}(nT) = \begin{cases} \dfrac{1}{4T^2}, & n = 0 \\ 0, & n \text{ 为偶数} \\ -\dfrac{1}{\pi^2 n^2 T^2}, & n \text{ 为奇数} \end{cases} \tag{3-45}$$

图 3-22 中给出了连续形式与离散形式的 R-L 卷积函数。

R-L 卷积函数的特点是函数形式简单,重建的图像轮廓清楚。存在的问题是:由于在

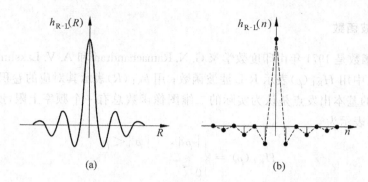

图 3-22 R-L 卷积函数
(a) 连续形式的 R-L 卷积函数；(b) 离散形式的 R-L 卷积函数

频域中用矩形函数截断了滤波函数,这就在相应的空域中造成振荡响应,即所谓的 Gibb's 现象。另外,如果投影数据中含有噪声,则重建的图像质量也不够满意。

2. S-L 滤波函数

S-L 滤波函数是美国学者 L. A. Shepp 和 B. F. Logan 于 1974 年提出来的。与 R-L 滤波函数所不同的是,在频域中不用矩形函数去截断 $|\rho|$ 滤波函数,而是采用另外一些比较平滑的窗函数来约束滤波函数。例如,可以令窗函数 $W(\rho)$ 为

$$W(\rho) = \text{sinc}\left(\frac{\rho}{2\rho_0}\right)\text{rect}\left(\frac{\rho}{2\rho_0}\right) \tag{3-46}$$

于是可得 S-L 滤波函数

$$H_{\text{S-L}}(\rho) = |\rho|\,\text{sinc}\left(\frac{\rho}{2\rho_0}\right)\text{rect}\left(\frac{\rho}{2\rho_0}\right) \tag{3-47}$$

图 3-23 是 S-L 滤波函数的示意图。

与式(3-47)对应的卷积函数是

$$h_{\text{S-L}}(R) = \frac{1}{2}\left(\frac{4\rho_0}{\pi}\right)^2 \frac{1 - 4\rho_0 R \sin(2\pi\rho_0 R)}{1 - (4\rho_0 R)^2} \tag{3-48}$$

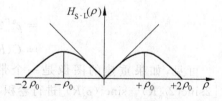

图 3-23 S-L 滤波函数

同样假设采样间隔 $T = 1/2\rho_0$,将 $R = nT = n/2\rho_0$ 代入式(3-48),可得到离散化的 S-L 卷积函数

$$h_{\text{S-L}}(nT) = \frac{-2}{\pi^2 T^2 (4n^2 - 1)} \tag{3-49}$$

图 3-24 给出了 S-L 卷积函数的连续形式与离散形式。

用 S-L 卷积函数重建的图像中振荡响应较小,对含噪声的数据重建出来的图像质量也较 R-L 卷积函数重建的图像质量要好。但是,S-L 卷积函数重建的图像在高频响应方面不如 R-L 卷积函数好,这是因为 S-L 函数在高频段偏离了理想的滤波函数 $|\rho|$。

为了与前面已经介绍过的傅里叶变换重建法与滤波反投影法作比较,下面用图 3-25 来说明卷积反投影法的流程。

很显然,与滤波反投影法相比,卷积反投影法避免了傅里叶变换运算。

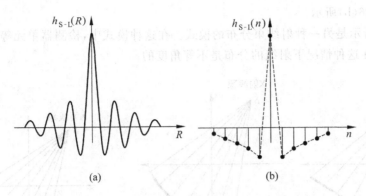

图 3-24 S-L 卷积函数
(a) 连续形式的 S-L 卷积函数;(b) 离散形式的 S-L 卷积函数

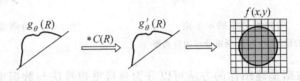

图 3-25 卷积反投影法

无论是滤波反投影法或卷积反投影法都无需等待所有数据采集完毕后再作处理。当扫描系统在作机械运动时,每当在一个角度上获得了投影函数后,计算机马上就可对其进行处理(傅里叶变换或卷积处理及反投影)。这样,一旦在扫描结束后只要再作数毫秒的处理就可得到重建的图像。

最后需要指出的一点是:上面推导的图像重建算法都是基于平行束投影的基础上的,所得的结论一般不适用于扇形束投影扫描的情况(如 3.1 节中提到的第三代、第四代 X-CT 的扫描方式)。对于扇形束扫描方式获得的数据,可采用数据重排或直接扇形束重建图像的方法。这就是 3.4 节要讨论的问题。

3.4 从投影重建图像的算法(二)
—— 扇形束反投影重建算法

3.4.1 扇形束扫描数据的采集方法

为了缩短数据采集的时间,并简化机械转动机构的设计,第三代以后的 X-CT 都设计成扇形连续旋转扫描的方式。在这种扫描方式下,投影线呈扇形分布。

以扇形方式采集数据时,射线的分布可以有两种不同的方式。

在图 3-26 所示的方式中,射线是按等角度分布的。在图 3-26(a)中采用了直线分布的检测器,于是,与等角度分布的射线对应的检测器单元之间的距离肯定是不相等的。如果将检测器分布在以放射源为圆心的圆弧上,那么,与等角度射线对应的检测器的分布必定是均匀的,如图 3-26(b)所示。

图 3-27 所示是另一种射线束分布的模式。在这种模式中,检测器单元等间隔地按一字排开。显然,在这种情况下射线的分布是不等角度的。

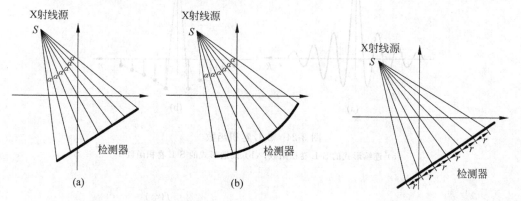

图 3-26 等角度分布的扇形束
(a) 直线分布的检测器;(b) 圆弧分布的检测器

图 3-27 检测器等间距分布的扇形束

由扇形束投影数据重建图像的方法可以分为直接重建算法与数据重排算法两类。直接重建算法是根据扇形束投影数据自身的特点,发展出直接用扇形束投影数据重建图像的方法。

数据重排算法是将采集到的扇形束数据重排成平行线型的投影数据,然后借用 3.3 节中所介绍的平行束投影重建图像的方法来重建图像。

本节先分别介绍等角度扇形束及等距离扇形束的直接图像重建算法,然后再介绍数据重排图像重建算法。从总体上说,与平行束投影重建图像的方法相比,扇形束投影重建图像的方法简化了数据采集的过程,但在图像重建的计算复杂性方面也付出了一定的代价。

3.4.2 等角度扇形束扫描的图像重建方法

在图 3-28 所示的扇形束投影系统中,图像空间的直角坐标系 (x,y) 的原点 O 落在扇面的中心线上,O 点也是扇面的旋转中心;中心线的左右扇面张开的角度都是 α_m。放射源 S 和坐标原点 O 的联线 SO 与 Y 轴间的夹角为 β,线段 $\overline{SO}$ 的长度为 D;扇面中任意一条射线 SA 与中心线 SO 的夹角为 α;坐标原点到射线 SA 的垂直距离 OB 为 R。

为了借用已有的平行束投影重建图像的算法,可以把射线 SA 假想成是平行束投影系统中的某一条射线。与图 3-17 对比,射线 SA 在平行束中相当于投影角 $\theta=\beta+\alpha$、距离 $R=D \cdot \sin\alpha$ 的那一条射线,该射线所对应的投影函数是 $g_\theta(R)$。

在平行束投影系统中,已经推导出下列卷积

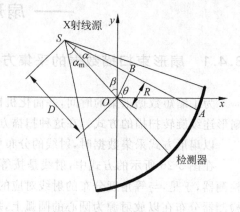

图 3-28 扇形束断面的坐标系

反投影重建图像的公式为

$$f(x,y) = \int_0^\pi d\theta \int_{-\infty}^\infty [g_\theta(R) * C(R)] \delta(x\cos\theta + y\sin\theta - R) dR \quad (3-50)$$

将上式中的卷积运算用积分式展开,可表示成如下形式:

$$\begin{aligned} f(x,y) &= \int_0^\pi d\theta \int_{-\infty}^\infty \left[\int_{-\infty}^\infty g_\theta(t) C(R-t) dt \right] \delta(x\cos\theta + y\sin\theta - R) dR \\ &= \int_0^\pi d\theta \int_{-\infty}^\infty g_\theta(t) C(x\cos\theta + y\sin\theta - t) dt \end{aligned} \quad (3-51)$$

在上式的最后一步推导中,利用了 δ 函数的筛选性质。将上式中的积分变量 t 改为与平行束情况下一致的变量 R,并假设当 $|R| > R_m$ 时,$g_\theta(R) = 0$,则上式可改写为

$$f(x,y) = \int_0^\pi \int_{-R_m}^{R_m} g_\theta(R) C(x\cos\theta + y\sin\theta - R) dR d\theta \quad (3-52)$$

考虑到在平行束投影的情况下,扫描角在 $0 \sim \pi$ 时所获得的投影数据与扫描角在 $\pi \sim 2\pi$ 时所获得的投影数据是完全重复的,因此,在数据采集与图像重建时只考虑 $0 \sim \pi$ 时的情况,即在式(3-52)中角度的积分限是 $0 \sim \pi$。由于在扇形束投影的情况下,$0 \sim \pi$ 角度下所获得的投影数据与 $\pi \sim 2\pi$ 下获得的投影数据是不一样的,因此,在图像重建中应完成 $0 \sim 2\pi$ 的积分。不过,这样做将使重建图像的强度增加一倍。为此,在将式(3-52)中的积分限改为 $0 \sim 2\pi$ 的同时,将积分的结果乘上了一个 $1/2$ 的因子,如下式所示:

$$f(x,y) = \frac{1}{2} \int_0^{2\pi} \int_{-R_m}^{R_m} g_\theta(R) C(x\cos\theta + y\sin\theta - R) dR d\theta \quad (3-53)$$

将上式中的直角坐标 (x,y) 换成相应的极坐标 (r,ϕ),则有

$$f(r,\phi) = \frac{1}{2} \int_0^{2\pi} \int_{-R_m}^{R_m} g_\theta(R) \cdot C[r\cos(\theta - \phi) - R] dR d\theta \quad (3-54)$$

因为从图 3-28 中可以得出

$$\begin{cases} \theta = \beta + \alpha \\ R = D\sin\alpha \end{cases} \quad (3-55)$$

于是可得

$$\begin{cases} d\theta = d\beta \\ dR = D\cos\alpha d\alpha \end{cases} \quad (3-56)$$

将式(3-55)及式(3-56)代入式(3-54),得到

$$f(r,\phi) = \frac{1}{2} \int_{-\beta}^{2\pi-\beta} \int_{\arcsin(R_m/D)}^{\arcsin(R_m/D)} g_{\beta+\alpha}(D\sin\alpha) C[r\cos(\beta + \alpha - \phi) - D\sin\alpha] D\cos\alpha d\alpha d\beta \quad (3-57)$$

考虑到被积函数中关于 β 的函数是以 2π 为周期的,所以 β 的积分限可以从 $-\beta \sim 2\pi - \beta$ 改为 $0 \sim 2\pi$。又由于 α 的积分限 $\arcsin(R_m/D)$ 相当于扇形束的边线所具有的最大张角 α_m,所以 R 的积分限可以从 $-\arcsin(R_m/D) \sim \arcsin(R_m/D)$ 改为 $-\alpha_m \sim \alpha_m$。此外,假设在平行束中射线 SA 的投影数据记为 $g_\theta(R)$,同样的投影数据在扇形束中记为 $q_\beta(\alpha)$,于是可以将式(3-57)最后改写成

$$f(r,\phi) = \frac{1}{2} \int_0^{2\pi} \int_{-\alpha_m}^{\alpha_m} q_\beta(\alpha) C[r\cos(\beta + \alpha - \phi) - D\sin\alpha] D\cos\alpha d\alpha d\beta \quad (3-58)$$

为了理解上式所描述的图像重建的过程，先分析式(3-58)中卷积函数 $C(\cdot)$ 中的变量 $r\cos(\beta+\alpha-\phi)-D\sin\alpha$，它可表示为

$$r\cos(\beta+\alpha-\phi)-D\sin\alpha = r\cos(\beta-\phi)\cos(\alpha)-[r\sin(\beta-\phi)+D]\sin\alpha \tag{3-59}$$

假设重建图像中点 M 的坐标为 (x,y) 或 (r,ϕ)，它在扇面中的张角 $\angle MSO$ 为 α'（见图 3-29）。令线段 $\overline{MS}$ 的长度为 L，则可得

$$L\cos\alpha' = D + r\sin(\beta-\phi) \tag{3-60}$$

$$L\sin\alpha' = r\cos(\beta-\phi) \tag{3-61}$$

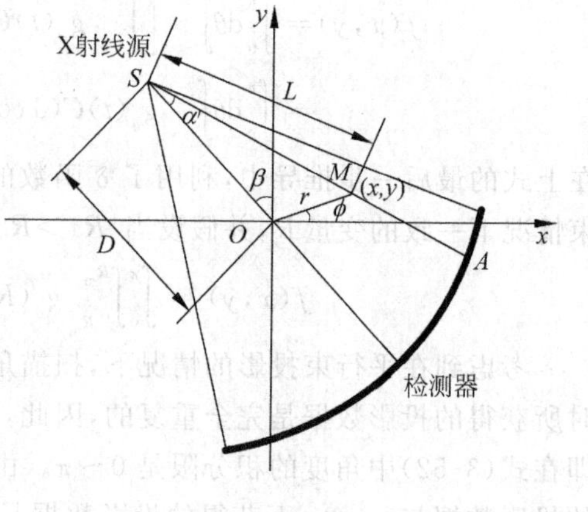

将上两式代入式(3-59)可得

$$\begin{aligned}
& r\cos(\beta+\alpha-\phi) - D\sin\alpha \\
&= r\cos(\beta-\phi)\cos\alpha - [r\sin(\beta-\phi)+D]\sin\alpha \\
&= L\sin\alpha'\cos\alpha - L\cos\alpha'\sin\alpha \\
&= L\sin(\alpha'-\alpha)
\end{aligned} \tag{3-62}$$

图 3-29 扇形束图像重建

再将上式代入式(3-58)，可得

$$f(r,\phi) = \frac{1}{2}\int_0^{2\pi}\int_{-\alpha_m}^{\alpha_m} q_\beta(\alpha)C[L\sin(\alpha'-\alpha)]D\cos\alpha\,d\alpha\,d\beta \tag{3-63}$$

经过以上变换后，坐标变量 (r,ϕ) 表面上没有出现在等式的右边，但实际上变量 L 与 α' 都是 r 与 ϕ 的函数，因为每一个不同的 (r,ϕ)，都有相应的 α' 及 L 与之对应。

已知在平行束投影系统中，卷积函数 $C(R)$ 是

$$C(R) = \int_{-\infty}^{\infty} |\rho| \cdot e^{j2\pi\rho R}\,d\rho \tag{3-64}$$

所以有

$$C[L\sin(\alpha'-\alpha)] = \int_{-\infty}^{\infty} |\rho| e^{j2\pi\rho L\sin(\alpha'-\alpha)}\,d\rho \tag{3-65}$$

作变量置换 $\rho' = \dfrac{L\sin(\alpha'-\alpha)}{\alpha'-\alpha}\rho$，则有

$$\begin{aligned}
C[L\sin(\alpha'-\alpha)] &= \frac{(\alpha'-\alpha)^2}{L^2\sin^2(\alpha'-\alpha)}\int_{-\infty}^{\infty}|\rho'|e^{j2\pi\rho'(\alpha'-\alpha)}\,d\rho' \\
&= \frac{(\alpha'-\alpha)^2}{L^2\sin^2(\alpha'-\alpha)}C(\alpha'-\alpha)
\end{aligned} \tag{3-66}$$

令 $b(\alpha) = \dfrac{1}{2}\dfrac{\alpha^2}{\sin^2\alpha}C(\alpha)$，可得

$$\begin{aligned}
f(r,\phi) &= \int_0^{2\pi}\frac{1}{L^2}\int_{-\alpha_m}^{\alpha_m} q_\beta(\alpha)b(\alpha'-\alpha)D\cos\alpha\,d\alpha\,d\beta \\
&= \int_0^{2\pi}\frac{1}{L^2}[q_\beta(\alpha)D\cos\alpha] * b(\alpha)\,d\beta
\end{aligned} \tag{3-67}$$

上式就是扇形束投影情况下的卷积反投影重建图像的数学表达式。

式(3-67)给出的图像重建过程可分为三步进行。

第一步　投影函数的修正

假定在 β 角下的投影函数是 $q_\beta(\alpha)$，若以等角度间隔 γ 采样，则有

$$q_\beta(\alpha) = q_\beta(n\gamma) \tag{3-68}$$

其中 $n=0$ 为射线穿过原点的位置。

将 $q_\beta(n\gamma)$ 乘以 $D\cos(n\gamma)$，得到修正后的投影函数

$$Q_\beta(n\gamma) = q_\beta(n\gamma)D\cos(n\gamma) \tag{3-69}$$

第二步　卷积运算

将修正后的投影函数与函数 $b(\alpha)$ 作卷积运算，得到

$$Q'_\beta(n\gamma) = Q_\beta(n\gamma) * b(n\gamma) \tag{3-70}$$

其中 $b(n\gamma) = \dfrac{1}{2}\left(\dfrac{n\gamma}{\sin(n\gamma)}\right)^2 C(n\gamma)$。

假设采用 R-L 滤波函数，即

$$C(n\gamma) = \begin{cases} 1/4\gamma^2, & n=0 \\ 0, & n\ \text{为偶数} \\ -1/n^2\pi^2\gamma^2, & n\ \text{为奇数} \end{cases} \tag{3-71}$$

则有

$$b(n\gamma) = \begin{cases} 1/8\gamma^2, & n=0 \\ 0, & n\ \text{为偶数} \\ -1/2\pi^2\sin^2(n\gamma), & n\ \text{为奇数} \end{cases} \tag{3-72}$$

从理论上讲，完成式(3-70)的卷积运算就可以了。实际上，为了改善重建图像的质量，往往还要做一次平滑滤波，即

$$Q'_\beta(n\gamma) = Q_\beta(n\gamma) * b(n\gamma) * h(n\gamma) \tag{3-73}$$

式中，$h(n\gamma)$ 为平滑滤波函数的冲激响应。此平滑函数在频域中可以是余弦函数或 Hamming 窗等。

第三步　加权反投影

将第二步中所得的结果 $Q'_\beta(n\gamma)$ 乘上权重因子 $1/L^2$，再作反投影，就可以得到所需要的图像 $f(x,y)$。需要注意的是，权重因子中的 L 是关于 (x,y) 坐标及 β 角的函数，为了表示得更加明确，有时将 L 写作 $L(x,y,\beta)$ 或 $L(r,\phi,\beta)$。

如果在 360°下总共采集 N 个扇形投影数据，即扇面的旋转步距为 $\Delta\beta = 2\pi/N$，那么式(3-67)所对应的离散表达式就是

$$f(x,y) \approx \Delta\beta \sum_{i=1}^{N} \frac{1}{L^2(x,y,\beta_i)} Q'_{\beta_i}(\alpha) \quad (3-74)$$

图 3-30 说明了上式的运算过程。当扇面转动到某一个角度 β_i 时，可采集到相应的投影函数 $q_{\beta_i}(\alpha)$。经过函数修正、卷积运算等处理得到用于反投影的函数 $Q'_{\beta_i}(n\gamma)$。对于重建的图像函数 $f(x,y)$ 中的某一个像素 (x,y)，可以找到穿过它的射线 SA 及相应的扇面角度 α'。一般来说，α' 不会正好落在等角度射线角 $n\gamma$ 上，遇到这种情况需

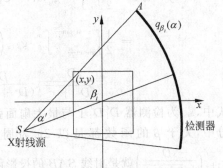

图 3-30　扇形束断面的重建过程

先做适当的插值得出相应的值 $Q'_{\beta_i}(\alpha)$,然后做 $1/L^2$ 加权后再填入该像素中。

3.4.3 检测器等距离扇形束扫描的图像重建方法

检测器等距离分布情况下的扇形束图像重建方法的数学推导过程与前面介绍的等角度分布的扇形束投影图像重建过程是类似的,所不同的只是射线的表示方法不一样。

如图 3-31 所示,图中直线 D_1D_2 为真实的检测器所在的位置。扇面中心线垂直于 D_1D_2,垂足 W 的交点为检测器直线坐标 t 的原点,位于距离 t 的检测器 B 所对应的投影函数记为 $q_\beta(t)$,β 为扇面中心线与 Y 轴的夹角。为了简化推导过程中的数学表达式,可以设想将检测器直线 D_1D_2 平移到正好穿过坐标原点的位置 $D'_1D'_2$。这一假想的检测器 $D'_1D'_2$ 与射线 SB 的交点为 A,线段 $\overline{OA}$ 的长度是检测器 $D'_1D'_2$ 上的距离 s。

如果把射线 SAB 放在平行束投影平面中来考察(参见图 3-31),它所对应的投影函数 $g_\theta(R)$ 的投影角 θ 与距离 R 分别为

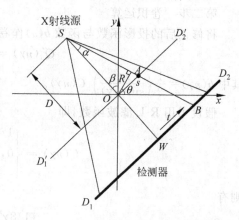

图 3-31 检测器等间距情况下的投影平面

$$\theta = \beta + \alpha = \beta + \arctan\left(\frac{s}{D}\right) \tag{3-75}$$

$$R = s \cdot \cos\alpha = \frac{sD}{\sqrt{D^2 + s^2}} \tag{3-76}$$

于是可得

$$dRd\theta = \frac{D^3}{(D^2 + s^2)^{3/2}} dsd\beta \tag{3-77}$$

将式(3-75)~式(3-77)代入已有的平行束投影的图像重建表达式

$$f(r,\phi) = \frac{1}{2}\int_0^{2\pi}\int_{-R_m}^{R_m} g_\theta(R) \cdot C[r\cos(\theta - \phi) - R] \cdot dRd\theta$$

可以得到检测器等距离分布情况下的卷积反投影计算公式

$$\begin{aligned}f(r,\phi) &= \frac{1}{2}\int_0^{2\pi}\int_{-R_m}^{R_m} g_\theta(R) \cdot C[r\cos(\theta - \phi) - R] \cdot dRd\theta \\ &= \frac{1}{2}\int_{\arctan\frac{s_m}{D}}^{2\pi - \arctan\frac{s_m}{D}}\int_{-s_m}^{s_m} g_{\beta+\alpha}\left(\frac{sD}{\sqrt{D^2+s^2}}\right) \cdot C\left\{r\cos\left[\beta + \arctan\left(\frac{s}{D}\right) - \phi\right]\right. \\ &\left. - \frac{sD}{\sqrt{D^2+s^2}}\right\}\frac{D^3}{(D^2+s^2)^{3/2}} \cdot dsd\beta\end{aligned} \tag{3-78}$$

式中,s_m 为检测器 $D'_1D'_2$ 上与最大扇面张角 α_m 对应的距离(见图 3-32)。因为在上式的积分中,关于 β 的函数都是以 2π 为周期的,所以 β 的积分限可改为 $0 \sim 2\pi$;又因为 $g_{\beta+\alpha}\left(\frac{sD}{\sqrt{D^2+s^2}}\right)$ 就是射线 SAB 的投影函数,它在平行线中记为 $g_\theta(R)$,在检测器等间距分布的扇形束投影系统中记为 $q_\beta(t)$ 或 $q_\beta(s)$,所以式(3-78)可改写为

$$f(r,\phi) = \frac{1}{2}\int_0^{2\pi}\int_{-s_m}^{s_m} q_\beta(s) \cdot C\left[r\cos\left(\beta+\arctan\frac{s}{D}-\phi\right)-\frac{sD}{\sqrt{D^2+s^2}}\right]\frac{D^3}{\sqrt{(D^2+s^2)}}\mathrm{d}s\mathrm{d}\beta \tag{3-79}$$

为了得到相应的卷积形式,先来研究卷积函数 $C(\cdot)$ 中的变量,即

$$r\cos\left(\beta+\arctan\frac{s}{D}-\phi\right)-\frac{sD}{\sqrt{D^2+s^2}}$$
$$=r\cos(\beta-\phi)\frac{D}{\sqrt{D^2+s^2}}-[D+r\sin(\beta-\phi)]\frac{s}{\sqrt{D^2+s^2}} \tag{3-80}$$

对于重建图像中的任意一个像素 (x,y) 或 (r,ϕ),假定穿过该像素的射线 SAE 与 $D_1'D_2'$ 的交点是 A,到参考中心线 SO 的垂足为 P(见图 3-33),为了简化式(3-80),可定义 $U(r,\phi,\beta)$ 和 s' 两个变量:

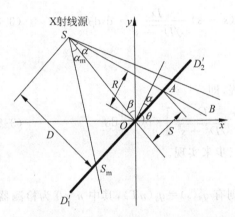
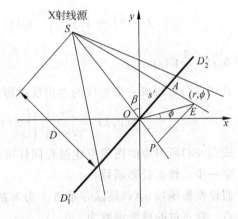

图 3-32 检测器等间距情况下卷积反投影算法示意图

图 3-33 变量 U 与 s' 的定义

$$U(r,\phi,\beta) = \frac{\overline{SP}}{D} = \frac{\overline{SO}+\overline{OP}}{D} = \frac{D+r\sin(\beta-\phi)}{D} \tag{3-81}$$

$$s' = \overline{OA}$$

在图 3-35 中可以得到 $\frac{s'}{D}=\frac{\overline{EP}}{\overline{SP}}$,进一步可得

$$s' = D \cdot \frac{r\cos(\beta-\phi)}{D+r\sin(\beta-\phi)} \tag{3-82}$$

于是,式(3-80)可改写成

$$r\cos\left(\beta+\arctan\frac{s}{D}-\phi\right)-\frac{sD}{\sqrt{D^2+s^2}} = \frac{s'UD}{\sqrt{D^2+s^2}} - \frac{sUD}{\sqrt{D^2+s^2}} \tag{3-83}$$

将上式代入式(3-79)后可得

$$f(r,\phi) = \frac{1}{2}\int_0^{2\pi}\int_{-s_m}^{s_m} q_\beta(s) \cdot C\left[(s'-s)\frac{UD}{\sqrt{D^2+s^2}}\right] \cdot \frac{D^3}{(D^2+s^2)^{3/2}}\mathrm{d}s\mathrm{d}\beta \tag{3-84}$$

因为有

$$C(R) = \int_{-\infty}^{\infty} |\rho| \cdot e^{j2\pi\rho R} d\rho$$

所以有

$$C\left[(s'-s)\frac{UD}{\sqrt{D^2+s^2}}\right] = \int_{-\infty}^{\infty} |\rho| \cdot e^{j2\pi\rho(s'-s)(UD/\sqrt{D^2+s^2})} d\rho \tag{3-85}$$

作变量置换 $\rho' = \rho \cdot \dfrac{UD}{\sqrt{D^2+s^2}}$，则有

$$\begin{aligned}C\left[(s'-s)\frac{UD}{\sqrt{D^2+s^2}}\right] &= \frac{D^2+s^2}{U^2D^2}\int_{-\infty}^{\infty} |\rho'| \cdot e^{-j2\pi(s'-s)\rho'} d\rho' \\ &= \frac{D^2+s^2}{U^2D^2} \cdot C(s'-s)\end{aligned} \tag{3-86}$$

于是可得

$$f(r,\phi) = \int_0^{2\pi} \frac{1}{U^2} \int_{-\infty}^{\infty} q_\beta(s) \cdot b(s'-s) \frac{D}{\sqrt{D^2+s^2}} \cdot ds d\beta \tag{3-87}$$

其中 $b(s) = \dfrac{1}{2}C(s)$。

式(3-87)可写成一个加权的卷积反投影过程，即

$$f(r,\phi) = \int_0^{2\pi} \frac{1}{U^2} \left\{ \left[q_\beta(s) \cdot \frac{D}{\sqrt{D^2+s^2}} \right] * b(s) \right\} d\beta \tag{3-88}$$

式(3-88)所对应的图像重建过程同样可分三步来实现。

第一步 修正投影函数

假设投影函数 $q_\beta(s)$ 是以等距离 T 分布的，则有 $q_\beta(s) = q_\beta(nT)$，其中 $n=0$ 为检测器的中心点。修正过的投影函数为

$$Q_\beta(nT) = q_\beta(nT) \cdot \frac{D}{\sqrt{D^2+n^2T^2}} \tag{3-89}$$

第二步 卷积运算

在检测器等距离分布情况下的卷积运算是

$$Q_\beta'(nT) = Q_\beta(nT) * b(nT) \tag{3-90}$$

其中 $b(nT) = \dfrac{1}{2}C(nT)$。

如果采用 R-L 卷积函数，即

$$C(nT) = \begin{cases} 1/4T^2, & n=0 \\ 0, & n\text{ 为偶数} \\ -1/n^2\pi^2T^2, & n\text{ 为奇数} \end{cases} \tag{3-91}$$

则有

$$b(nT) = \begin{cases} 1/8T^2, & n=0 \\ 0, & n\text{ 为偶数} \\ -1/2n^2\pi^2T^2, & n\text{ 为奇数} \end{cases} \tag{3-92}$$

若再加上平滑滤波函数 $h(nT)$，则可得

$$Q_\beta'(nT) = Q_\beta(nT) * b(nT) * h(nT) \tag{3-93}$$

第三步　加权反投影

根据式(3-88)给出的计算公式,检测器等间距分布情况下的权重函数为 $1/U^2$,其中 $U(r,\phi,\beta)=\dfrac{D+r\sin(\beta-\phi)}{D}$。

综合上述三个步骤,若投影数据采集时的扇面旋转角的步距为 $\Delta\beta$,则可得与式(3-88)对应的离散形式为

$$f(x,y)=\Delta\beta\sum_{i=1}^{N}\frac{1}{U^2(x,y,\beta_i)}\cdot Q'_{\beta_i}(s) \tag{3-94}$$

根据以上推导,已经得出了关于扇形束的卷积反投影图像重建算法。不论是等角度分布,还是检测器等距离分布,所得的结果都是将平行束情况下的卷积反投影变成了某种加权的卷积反投影。很显然,在单纯作扇形扫描情况下,数据采集时所涉及的机械运动是简化了,但是图像重建过程中的计算复杂性却增加了。

3.4.4　数据重排算法

1. 扇形/平行数据重排

扇形/平行数据重排是指将扇形束情况下得到的全部投影数据重新组合成平行束的排列模式。然后直接用平行束条件下的卷积反投影算法(而不是扇形束条件下的加权卷积反投影算法)来重建图像。

如图 3-34 所示,假定在 60°的扇面中每隔 20°有一根投影线,扇面旋转的步距是 $\Delta\beta=20°$。那么,很容易可以从图中看到,图中最右边扇面中从右边数的第一根投影线和与之相邻扇面中的第三根投影线是相互平行的;它们与从右边数第三个扇面中的第五根投影线也是相互平行的。以此类推,将不同扇面中的相关投影线提出来就有可能组合成一组一组的平行束投影数据。一旦获得了平行束格式的投影数据,就可以用平行束卷积反投影算法来重建图像。这样做可以避免扇形束条件下的复杂计算。

不过,如图 3-34 所示的数据重排中也存在一些必须解决的问题。

首先,用这种方法产生的平行束数据结构中,每一组平行线投影中的投影线数目相对比较少。从图 3-34 可以看出,每一组平行束中投影线的数目 n 为

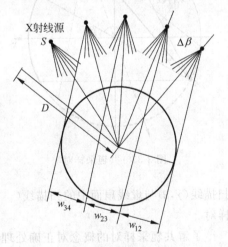

图 3-34　数据重排方法

$$n=\frac{\theta}{\Delta\beta}+1 \tag{3-95}$$

式中,θ 为扇面的张角;$\Delta\beta$ 为数据采集过程中扇面旋转的角度步距。当 $\theta=60°$,$\Delta\beta=20°$时,可得 $n=4$。这样少的线数对于图像重建来说当然是远远不够的。

其次,从图 3-34 中还可以看到,从不同的扇面中提取出来的那些相互平行的投影线间

的距离是不相等的。在图 3-34 中,假定放射源到旋转坐标的原点的距离为 D,那么,第一根与第二根投影线间的距离 w_{12} 为

$$w_{12} = D\sin30° - D\sin10° = 0.326D \tag{3-96}$$

第二根与第三根投影线间的距离 w_{23} 为

$$w_{23} = 2D\sin10° = 0.347D \tag{3-97}$$

显然有 $w_{12} \neq w_{23}$,也就是说,平行投影线间的距离是不相等的。这也给图像重建的过程带来麻烦。

2. 共轭采样对

一般情况下可以认为,如果采用平行束扫描的方法,则系统只需采集 0°~180°下的数据(因为角度相差 180°的两条扫描线是重合的);而如果采用扇形束扫描的方式,则需要采集 0°~360°下的数据(因为看似在各个角度下采集的数据不会重合)。但是,仔细分析后就可以发现,在扇形束扫描的情况下,角度超过 180°后的扫描线同样会与早先在 0°~180°下采集的数据线重合。如果这一现象被证实,那么以后在扇形束扫描的情况下同样也只需采集 0°~180°下的数据就可以了。

图 3-35 显示了第三代扫描仪数据采集中的几何图形。由实线构成的扇面是顶点位于 A、扫描角为 β(扇面中心轴与 x 轴的夹角)下的扇面位置,其中任意给出了一条扫描线 AB,该扫描线与扇面中心轴的夹角为 γ(因为 γ 角的大小表示了检测器相对于中心轴张开的角度,因此也称为检测器角度。)且位于中心轴的左侧。在数据采集的过程中,这个扇面将围绕直角坐标系 (x,y) 的原点旋转。当扇面的顶点旋转至 B 点时,以 B 点为顶点给出了当时扇面的位置,如图中虚线扇面所示。因为扇面的顶点是在一个圆周上旋转,因此原来在实线所示扇面中的扫描线 AB 同样也是以虚线表示的扇面中的一条扫描线,它在虚线扇面中与中心轴的夹角也是 γ,只不过它是在中心轴的右侧(在计算中该角度应该记为 $-\gamma$)。通过简单的计算,还可以看到虚线扇面所处的扫描角度为 α($\alpha = \beta + 180° + 2\gamma$)。由此可以得出结论:在实线扇面中的

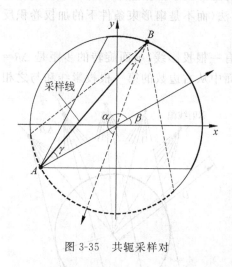

图 3-35 共轭采样对

扫描线 (γ, β) 与虚线扇面中的扫描线 $(-\gamma, \beta + 180° + 2\gamma)$ 是重合的。这两次采样称为共轭采样对。

了解共轭采样对的概念对正确处理第三代 CT(扇面旋转扫描模式)中的数据采集与图像重建有重要意义。

(1) 投影数据子集的概念

理论上讲,采用滤波反投影或卷积反投影重建图像需要获得完整的 0°~360°的扇形扫描数据。但由以上分析可知,在完整的 0°~360°的扇形扫描中,每一个特定的扫描线实际上都被重复探查了两次。由此,可以把 0°~360°的扇形扫描过程分成两个完整的投影数据子集(通常称为半扫描),每个子集的数据都可以独立重建出一幅断层图像。更进一步看,每个

子集数据的获取并不需要在完成全部 $0°\sim360°$ 的扇形扫描。仔细分析可知,能实现图像重建的子集数据可以仅仅在 $180°+2\gamma_m$ 投影角范围内来采集,其中 γ_m 是扇面中检测器角达到的最大值。图 3-36 中示意一个扇面由 5 条射线组成,扫描从 $\beta=0$ 开始逆时针旋转。当 $\beta=0$ 时,X 射线源处于位置 A,检测器在其对面的圆弧上,最大张角为 γ_m 的检测器位于 B 和 B'。扇面开始逆时针旋转后,X 射线源的位置先后经过了 1-2-3-4…,当旋转角等于 $180°+2\gamma_m$ 时,顶端的位置到达 B 点。从图 3-36 可以看到,当 X 射线源的位置处于 B 点时,其对面检测器的位置分别落在了 (A-1-2-3-4) 5 个点上,这就意味着,所有 5 条扫描线的数据都已经是多余的了,因为这些数据在 X 射线源通过 (A-1-2-3-4) 5 个点时都已经采集了。很显然,如果继续旋转扇面($\beta>180°+2\gamma_m$),则同样的数据冗余的情况将出现。这说明,当投影角 β 从 0 变到 $180°+2\gamma_m$ 时,就已经获取了足够的重建图像的数据。当然 $180°+2\gamma_m$ 是一个最小的限值,如果投影角变化不到 $180°+2\gamma_m$,就会有部分数据的缺失。

对于典型的 CT 几何尺寸,$180°+2\gamma_m$ 大约对应 $225°\sim235°$。与完整的 $360°$ 扫描相比,半扫描大约减少了 35%~38% 的数据采集时间。而采集时间的减少无疑对减小运动伪像是有好处的。

(2) 注意冗余的数据的处理

更进一步的分析可以看到,即使扫描范围只覆盖了 $\beta=0$ 到 $\beta=180°+2\gamma_m$ 的范围,所采集到的数据仍然包含部分重复的数据。图 3-37 示意当扇面从 $\beta=0$ 旋转到 $180°-2\gamma_m$ 时,扫描线 ($B'A$) 就已经与 X 射线源处于 A 点时的扫描线 (AB') 重合了。上述结果提示我们在采用 $\beta=0°\sim(180°+2\gamma_m)$ 采集的数据时也要处理相关的冗余数据。

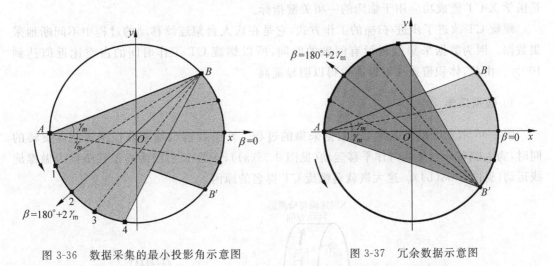

图 3-36 数据采集的最小投影角示意图　　图 3-37 冗余数据示意图

此外,共轭采样对的概念也将在 3.5 节的螺旋 CT 的图像重建中得到应用。

3.5 螺旋 CT

螺旋 CT 对应的英文名称是 helical CT 或 spiral CT。这两个名称实际上都是指同一种技术和 CT 设备,它的基本技术特征是在病人平移的过程中连续采集投影数据,并由此重建断层和三维图像。

商品化的螺旋CT产品于20世纪80年代末至90年代初问世。之后,螺旋CT的相关技术发展迅速,相关的产品很快从单排螺旋CT发展成现在临床上已经大量装备的多排螺旋CT。螺旋CT的问世是CT发展史上一个重要的里程碑,由于它提供了完整的体积扫描数据,它为临床实现三维立体成像、血管造影等铺平了道路。

本节首先以单排螺旋CT为例介绍螺旋CT的基本工作原理,然后再介绍技术更为先进的多排螺旋CT。

3.5.1 螺旋CT的工作原理

传统的CT采用的是步进-扫描(step-and-shoot)的工作方式。在这种工作方式下,数据采集和病人位移分两步走,即在数据采集阶段,病人保持不动,X射线管和检测器围绕病人旋转来采集整个成像平面的数据。然后,将病人向前推进一小段距离后,再对新的断面进行扫描。在病人移动的过程中,CT扫描仪并不采集数据。在实际操作中,采集一个断面的数据大约需要1s时间,而病人移动的时间大约也需要1s。也就是说,按步进-扫描方式工作的CT其工作时间的占空比(duty cycle)大致是50%。这种低效率的运行方式限制了在保证成像性能情况下的体积覆盖速度,或称为体积覆盖速度性能(volume coverage speed performance)。体积覆盖速度性能反映系统采集三维数据的能力,即在保证较高的纵向(z轴)高分辨率和较低伪像前提下扫描仪能快速扫过沿z轴较大体积范围的能力。这一指标是医学X-CT能成功应用于临床的一项关键指标。

螺旋CT改进了步进-扫描的工作方式,它是在病人台架连续移动的过程中不间断地采集数据。因为数据采集过程没有间歇的时间,所以螺旋CT工作时间的占空比近似达到100%。由此,体积覆盖速度性能也得以明显提高。

1. 数据采集

图3-38示意给出了螺旋CT数据采集的过程。X射线源与检测器在围绕病人旋转的同时,病人躺着的台架同时作平移运动(见图3-38(a)),于是X射线源看似在绕病人做螺旋线运动(见图3-38(b))。这大概就是螺旋CT得名的原因。

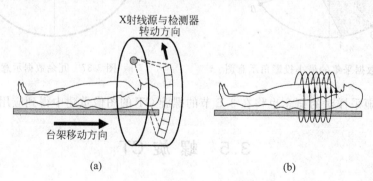

图3-38 螺旋CT的数据采集原理
(a) 扫描过程;(b) 螺旋线示意

在数据采集的过程中，有许多参数是需要控制的，其中最重要的一个参数是螺距。按照原始的定义，在螺旋 CT 中螺距(pitch)是指机架每旋转一圈时检查床前进的距离 d。但通常在实际计算中采用了螺距比率 p(pitch ratio)的概念，它是指机架每旋转一圈时检查床前进的距离 d 和 X 射线源经过准直后射线束的宽度 W（见图 3-39(a)）的比值，即

$$p = \frac{d}{W} \tag{3-98}$$

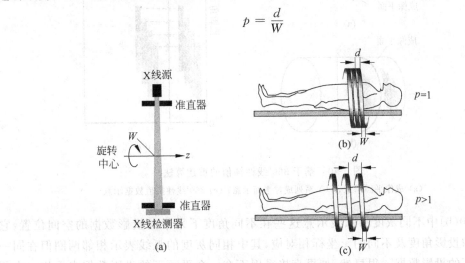

图 3-39　螺旋 CT 中螺距的定义
(a) 扫描层厚；(b) 螺距 $p=1$；(c) 螺距 $p>1$

对于单排螺旋 CT，在临床使用中 p 的典型值在 $1\sim2$ 之间。如果 $p<1$，相邻两个螺旋扫描层面就会发生重叠，无形中增加了对病人的照射剂量；如果 $p=1$，则表明扫描层大致是一层靠一层，既没有重叠，也没有间隙（见图 3-39(b)）；如果 $p>1$，则会在相邻层面中出现空隙（见图 3-39(c)），在这种情况下，如果病人移动过快，也会容易造成图像模糊。

2. 图像重建算法

与传统的 CT 扫描仪相比，螺旋 CT 是在病人连续移动的过程中采集数据，其图像重建过程中需要注意以下几点：

① 由于在数据采集过程中并没有特别指定对哪个断面成像，因此，原理上讲，可以对螺旋 CT 数据采集覆盖空间中的任何一个断面成像。

② 由于在数据采集的过程中，检查床在不停地向前移动，因此，从原理上看，没有两次采集的投影数据会落在一个与人体移动方向相垂直的平面中。这就意味着已经不可能像传统 X-CT 中那样获得一个平面中的全部不同视角下的投影数据。这使得层螺旋 CT 的图像重建会更复杂些。

(1) 基于 360°线性插值的重建算法

图 3-40(a)示意了螺旋 CT 数据采集的过程：在检查床和病人沿 z 轴方向移动的同时，安装着 X 射线管和检测器的机架不停地绕检查床旋转。如果将检查床视为不动的参照物，则 X 射线管相对于检查床的运动轨迹呈螺旋线。图中用螺旋线上不同灰度的小圆点示意 X 射线管在数据采集过程中发出射线时所处的位置，即每旋转过一定的角度，就曝光一次，采集一次投影数据。很显然，这样采集的投影数据不可能来自同一成像平面。

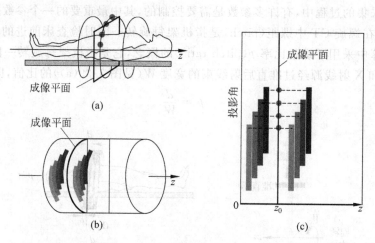

图 3-40 基于 360°线性插值的重建算法
(a) 成像平面示意；(b) 系列成像平面示意；(c) 360°线性插值数据示意

图 3-40(b)中不同灰度的弧线示意这些在不同角度下采集的投影数据的空间位置，它们与特定的投影角度及不同的 z 坐标相对应，其中相同灰度的弧线表示相邻两圈但在同一个投影角下的投影数据。很显然，如果直接采用不在一个平面下的投影数据来重构一个假想的平面，效果是不可能好的。

为了精确地重构某一特定平面的图像，可以采用如下技术：首先采用插值技术来获取一个成像平面中完整的 360°投影数据，然后再用传统 CT 重建算法来获得所需要的平面图像。图 3-40(c)以数据平面的格式展示这些投影数据。图中不同灰度的直线示意在不同的角度下采集的投影数据，它们与不同的 z 坐标相对应。假定我们准备重建一个位于 $z=z_0$ 处的图像平面，从原理上讲，必须获得在这个平面中各个投影角下的投影数据，但这样的数据在螺旋 CT 采集的原始数据中是不存在的。为了解决上述问题，现有螺旋 CT 中大都采用数据插值的方法。以图 3-40(c)为例，在 $z=z_0$ 的成像平面中，各个不同投影角下的数据可以通过相邻两圈中同一投影角（相差 360°）下的两个数据经过插值来获取，为此，这种算法称为基于 360°线性插值的重建算法。在计算中可以依据原始数据所处平面离开成像平面的距离对其赋予不同的权重。一旦通过计算获得了成像平面中不同投影角下的投影数据，就可以用传统 CT 中采用的重建算法来获得重建的图像。

基于 360°线性插值的重建算法的优点是计算简单、容易实现，它在螺旋 CT 早期的研究中被采用。但由于相差 360°的两个投影数据在空间相隔的距离较大，增大了扫查的层厚，从而使重建的图像产生模糊，这是该方法的不足之处。

(2) 基于 180°线性插值的重建算法

基于 360°线性插值的重建算法虽然简单，但因为其原始数据来自整整两圈(720°)的扫描范围，这必然会影响 z 轴方向的分辨率或检测灵敏度。如果能缩小原始数据采集的范围，就有可能改善 z 轴方向的分辨率。本节介绍的基于 180°线性插值的重建算法就是基于这样的出发点。

基于 180°线性插值的重建算法是借鉴了 3.4.4 节中提到的共轭采样对的概念。在图 3-41(a)中，以 A 为扇面顶点(X 射线源所在位置)采集到了扇面 ABC 中相应的投影数据,其中有一条扫描线 AA' 位于与中心轴夹角 γ 的位置处(参见图中采样线 L_1)。设想机架在不断转动的过程中,扇面顶端转到了 A' 的位置(见图 3-41(b)),其构成了新的扇面 $A'B'C'$。对于螺旋 CT 而言,这个新扇面与旋转前的扇面 ABC 已经处于不同的 z 坐标下了。根据共轭采样对的概念,当旋转角度为 $(180°+2\gamma)$ 时,采样线 $A'A$(见图中采样线 L_2)与旋转前的采样线 AA' 将处于相互平行的位置。这两条相互平行的扫描线上所获得的投影数据就可以用作螺旋 CT 中插值计算的原始数据。

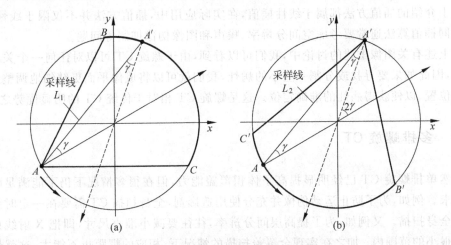

图 3-41　基于 180°线性插值的重建算法
(a) 原始扇面位置图；(b) 旋转后的扇面位置

图 3-42 给出了基于 360°和基于 180°线性插值的重建算法的对比说明。在图 3-42(a) 中,成像平面中不同投影角下的投影数据是通过相邻两圈的投影数据,也称为直接数据 (direct data) 的插值计算得到的,这些数据在 z 方向(即成像切片的厚度方向上)覆盖的距离比较大(见图中的阴影部分)。图 3-42(b) 中的斜虚线指示的是相对于直接数据的互补数据

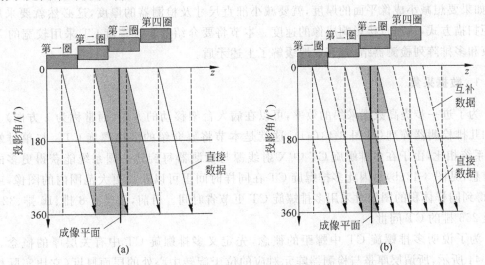

图 3-42　基于 180°线性插值的重建算法
(a) 基于 360°线性插值的重建算法；(b) 基于 180°线性插值的重建算法

(complementary data)。共轭采样对的数据就是分别来自直接数据和互补数据。很显然，基于180°线性插值的重建算法所涉及的数据在切片厚度方向上变小了，这将减小由于切片厚度带来的图像模糊。不过，基于180°线性插值的重建算法要比基于360°线性插值的重建算法的计算过程复杂。从图3-41中可以看到，扇面 ABC 中不同的扫描线所对应的平行线落在不同角度的扇面中，这就增加了计算的复杂性。此外，在减小切片厚度的情况下也带来了信噪比降低的不良后果。

以上介绍的插值方法都属于线性插值，在实际应用中，插值方法并不仅限于线性插值。选择不同插值算法通常要考虑空间分辨率、噪声和图像伪像抑制等问题。

从上述有关图像重建的讨论中，我们可以看到，由于螺旋 CT 可以对任何一个关心的平面成像，因此如果要寻找或分割一些小的病灶，我们就可以将成像平面更精细地调整到病灶所处的位置，以便获得病灶的准确定位。这是螺旋 CT 相对于传统 CT 的明显优势之一。

3.5.2 多排螺旋 CT

虽然单排螺旋 CT 已经明显提高了体积覆盖能力，但在很多情况下仍不能满足临床使用的要求。例如，为了防止运动伪像并充分使用造影剂，全身扫描 CT 需要在一定时间段快速完成全身扫描。又例如，为了提高层间分辨率，往往要减小准直尺寸，即把 X 射线束约束在一个很小的范围内；加之在实现全覆盖扫描的情况下，相应的螺距也不能大，这就使得完成数据采集的时间比较长，有时在病人一次屏气的时间内（20~30s）都不能完成所需数据的采集，这就限制了临床检查的范围；再则，准直尺寸小就意味着大量 X 射线都被准直器遮挡，这种使用状态显然也是不合理的。

实际上，上述问题反映了在实现高分辨率（成像平面的层厚要薄）体积成像（快速覆盖全身的扫描方式）中存在的突出矛盾。在单排螺旋 CT 中，如果要想实现快速的覆盖全身的扫描，势必就要增大射线束的宽度和检测器的厚度，这必然就会影响成像的层间分辨率；反之，如果要想减小成像平面的厚度，就要减小准直尺寸及检测器的厚度，这必然就要采用小螺距扫描方式，从而直接影响成像的速度。本节将要介绍的多排螺旋 CT 采用较宽的 X 射线束和多排阵列检测器结构，有效地缓解了上述矛盾。

1. 数据采集

为了进一步提高数据采集的效率，可以在病人台架移动的方向（通常称为 z 方向）上再增加几排检测器阵列（见图3-43(a)），这就是本节将要介绍的多排螺旋 CT。与单排螺旋 CT 系统相比，由于在多排螺旋 CT 中 X 射线源与检测器每旋转一圈系统能获得更多的人体信息（见图3-43(b)），因此多排螺旋 CT 在同样时间里可以获得更大范围内的图像，或者说，得到同样体积的图像时采用多排螺旋 CT 更节省时间。目前，已经有8排、16排、32排，甚至256排的CT问世。

为了说明多排螺旋 CT 中螺距的概念，先定义多排螺旋 CT 中有关层厚的概念。如图3-44所示，所谓层厚是与检测器单元对应的位于旋转中心处的层面厚度（它比实际检测器的尺寸要小）。很显然，如果检测器的尺寸小，则对应的层厚也就小。

在多排层螺旋 CT 中，螺距的定义有两种，即射线束螺距（beam pitch）p_b 和图像切片螺距

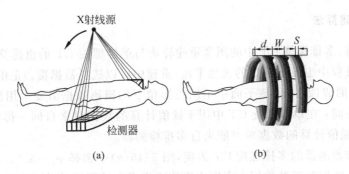

图 3-43　多排螺旋 CT 扫描方式
(a) 多排检测器结构；(b) 多排螺旋线

(slice pitch)p_s。射线束螺距 p_b 的定义和单排螺旋 CT 中螺距的定义是一样的，即机架每旋转一圈时检查床前进的距离 d 和 X 射线源经过准直后射线束的宽度 W 的比值（参见式(3-98)）；而图像切片螺距 p_s 则定义为机架每旋转一圈时检查床前进的距离 d 和图像层厚 S 的比值，即

$$p_s = \frac{d}{S} \quad (3\text{-}99)$$

式中，d 仍然是 X 射线源每旋转一圈时病人台架位移的距离；S 则是单层图像的厚度（参见图 3-43）。在 N 排螺旋 CT 中，p_s 与 p_b 之间有如下关系：

$$p_s = N \times p_b \quad (3\text{-}100)$$

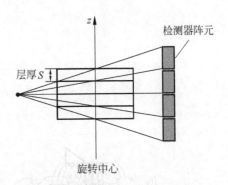

图 3-44　多排螺旋 CT 中层厚的定义

多排螺旋 CT 的检测器有多种设计，包括固定阵列检测器、自适应阵列检测器和混合型阵列检测器。固定阵列检测器是指检测器沿 z 轴方向切割成相同尺寸的均匀方块。图 3-45(a)示意了一个 16 排固定阵列探测器，它最多可以同时扫查 16 个不同的层面。不过，在使用中也可以根据需要采用不同的组合以便获得不同厚度的层面。例如，可以采用 4 个一组的组合方式，每次扫查 4 个层面。在自适应阵列检测器中，检测器单元被分成了不同的尺寸，在图 3-45(b)中左右两边的检测器都有 4 中不同的尺寸，它构成了一个 8 排自适应阵列探测器。混合型阵列检测器则兼有前两种检测器的特点。在图 3-45(c)中，中间位置上布置了 16 个相同尺寸的小检测器单元，而在两边则布置了 4 个较大尺寸但均匀分布的检测器，这就构成了一个 24 排混合型阵列探测器。

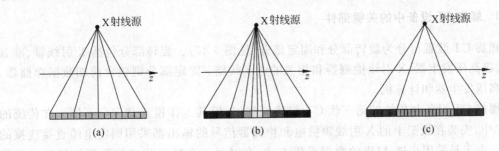

图 3-45　多排螺旋 CT 检测器的结构
(a) 16 排固定阵列探测器；(b) 8 排自适应阵列探测器；(c) 24 排混合型阵列探测器

2. 图像重建算法

从概念上讲,多排螺旋 CT 中的图像重建算法与单排螺旋 CT 的重建算法是一致的,即它在数据扫描过程中也没有特定的成像平面,重建中可以选择数据覆盖范围中的任意平面;另外,对于特定的成像平面,该平面中不同投影角下的投影数据需要采用插值的方法来获取。但有一点不同:在单排螺旋 CT 中用于插值计算的数据对来自同一排检测器;而在多排螺旋 CT 中,插值计算的数据对可能来自多排检测器。

下面以 4 排检测器的多排螺旋 CT 为例,图 3-46(a)中选择 $p_s = 3.5$。图 3-46(b)示意了采集到的直接数据和互补数据。在图中围绕成像平面的阴影覆盖的范围内有来自不同排检测器测量到的数据,它们都可以用来产生成像平面中所需要的不同投影角下的数据。实际上,可以采用沿 z 轴方向靠近成像平面的多个数据加权滤波的方法来获得所需要的数据。这种方法称为 z-滤波(z-filtering)方法,滤波器长度的选择可以考虑在层厚和信噪比之间取折中。

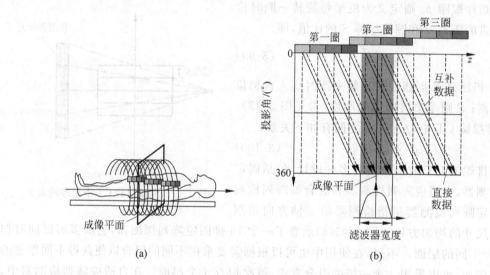

图 3-46 多排螺旋 CT 图像重建方法
(a) 4 排螺旋 CT 扫描轨迹示意图;(b) 4 排螺旋 CT 数据插值示意图

3.5.3 螺旋 CT 设备

1. 螺旋 CT 设备中的关键部件

螺旋 CT 装置可分为旋转部分和固定部分(见图 3-47)。旋转部分包括 X 射线管、准直器、次级高压发生器、X 射线检测器和相关的电子线路;固定部分则包含前端数据存储器、初级高压发生器和计算机。

螺旋 CT 设备与传统的第三代 CT 扫描仪类似,但其工作模式却完全不同。在传统的 X-CT 中,安装在机架上的 X 射线源供电和检测器信号的输出都采用固定电缆直接连接的方式。由于是采用步进-扫描的数据采集方式,在对每一个特定的成像平面扫描时安装着 X 射线源和检测器的机架可以围绕人体正转一圈采集数据,再反转一圈回到原位,这样,连

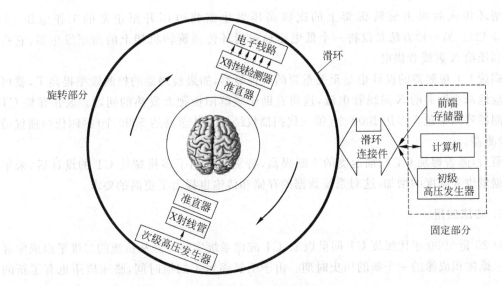

图 3-47 螺旋 CT 设备结构

接在这些部件上的导线不会发生缠绕的问题。但在螺旋 CT 中,情况就完全不一样了。由于机架在整个数据采集的过程中连续地旋转,按装在机架上的 X 射线管的输入电源及检测器的输出信号都必须通过一种特殊设计的滑环来传递(见图 3-48)。

虽然从功能上看,滑环要完成的任务并不复杂,但从技术实现的角度看,滑环的设计还是非常复杂的。首先,要将几十千瓦的电力通过滑环传输,就是一项很大的挑战。再则,要将许许多多检测器在不同的视角下采集到的信号传出来,显然也是十分困难的。例如,我们采用 1000 个检测器,让它们在 0.5s 内采集 1000 个视角下的数据,这就相当于要求在 1s 内要传出 200 万个数据。如果采用多排螺旋 CT,输出的数据量还要成倍地增加。

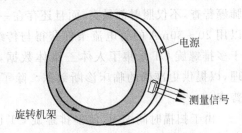

图 3-48 螺旋 CT 中滑环功能示意图

螺旋 CT 对 X 射线管的要求也提高了。在传统 X-CT 中,由于采用步进-扫描的数据采集方式,X 射线管工作者间歇的状态,即大约一半的时间在扫描采集数据,而另一半的时间里 X 射线管不工作,一直等到病人移动完成后才再开始工作。显然这一个休息时间就给 X 射线管的冷却提供了宝贵的时间。然而,在螺旋 CT 中,X 射线管处于连续工作的状态,由于阴极电子连续轰击阳极靶面,造成阳极表面温度急剧上升。为此,X 射线管的设计一方面要考虑到阳极表面耐高温的性能,另一方面要设计特别有效的冷却系统。另外还要求系统提供持续稳定的功率供应,使得 X 射线管在整个工作期间输出恒定,以保证图像重建的质量。这些技术上要求的实现也有很大的难度。

在螺旋 CT 中,为 X 射线管提供高压的高压发生器装在旋转机架上靠近 X 射线管的地方。在 CT 扫描仪中,X 射线管工作需要的高压在 80~140kV 范围。如果要通过滑环直接传输如此高的电压,难免会在电刷与滑环之间产生电弧。为了解决这个问题,一种做法是将高压的产生分成两个阶段:由滑环外固定的初级高压发生器先将电压升至一个中间水平,通过滑环传入后再由旋转机架上的次级高压发生器将电压升至正常的工作电压（参见图 3-42）。另一种方法是仅将一个低电压通过滑环传到旋转机架上的高压发生器，它将产生高压给 X 射线管供电。

螺旋 CT 检测器的设计也是至关重要的。很显然，如果检测器的检测效率提高了，就可以相应地减小所需的 X 射线管电流，这将有助于缓解阳极靶面发热的问题。通常螺旋 CT 中检测器阵列中包含多达 1000 个（第三代扫描仪结构），甚至高达 5000 个（第四代扫描仪结构）检测器。

最后，随着螺旋 CT 扫描速度的不断提高，特别是采用了多排螺旋 CT 的设计后，采集的数据量也大幅度的增加，这对系统数据的存储和传输也提出了更高的要求。

2. 临床应用

自 20 世纪 90 年代螺旋 CT 问世以来，CT 成像系统实际上是从传统的二维平面成像进入了三维体积成像的一个新的历史时期。由于明显缩短了扫描时间，临床应用也有了新的扩展。

三维 CT 血管造影术（CT angiography，CTA）是多排螺旋 CT 的一个重要应用领域。目前 CTA 可以实现人体大范围血管显示，特别是末梢细微血管的显示，提供血管内血流容积的测量，还可以借助二维或三维分析来显示血管内腔及支架置入前后的形态学信息。

低剂量照射的多排螺旋 CT 已经开始用于某些疾病的普查。例如，用传统平片方法做肺癌普查，不仅照射剂量高，而且还存在一定的盲区。在采用 4～16 排螺旋 CT 检查时，可以用 20～30mA 的管电流条件获得与传统高管电流方法同样的图像质量。不仅如此，由于多排螺旋 CT 采集了人体三维体数据，因此，还可以在数据采集后进行各种图像后处理，以提供更准确的临床诊断数据。除了用于肺癌普查外，多排螺旋 CT 还用于结肠癌的普查。

由于扫描时间缩短，使多排螺旋 CT 已经有可能用来观察体内某些脏器结构运动的情况，多排螺旋 CT 在心脏疾病检查中的应用就是一个例证。现有的 16 排螺旋 CT 设备在做心脏检查时的扫描时间可以达到 105ms、85ms 和 65ms。由于时间分辨率的提高，多排螺旋 CT 已经可以动态显示人工心脏瓣膜的开、闭及其功能状态。有关心脏功能检查（如，心肌灌注与心肌应力性灌注、心肌血流储备测定等）都在不断取得明显的进步。

肿瘤灌注和其他灌注成像也是多排螺旋 CT 的一个重要的应用领域。常规 CT 增强检查显示的主要是血管的结构，这对于判断肿瘤的性质和复发与否的准确性是不够的。CT 灌注方法除了提供血管的形态学信息外，还可显示多种参数，更详细地反映肿瘤实质结构特征和血液动力学状况，是一种提高肿瘤诊断准确性与特异性的新方法。

与传统 CT 设备逐层采集数据的方法相比，由于螺旋 CT 实现了数据的连续采集，因此在完成体数据采集中所需要的时间大大缩短了。例如在胸腔或腹部的检查中，数据采集的时间从原来的 10min 减少到 1min。除此之外，螺旋 CT 还可在很短的时间里完成三维血管造影数据的采集，这样就充分利用了造影剂的效果，使得血管造影图像的信噪比明显提高。目前，三维 CT 血管造影在临床上不仅用于大动脉疾病的诊断，还用来诊断肾动脉和肺动脉的疾病。

3.6 图像质量的评价

在前面的分析中,将重建的图像假设为一般的密度函数 $f(x,y)$,本节将特别讨论 X 射线衰减系数的重建,或者说,重建的图像是人体断面 X 射线衰减系数的分布函数 $\mu(x,y)$。

上两节所介绍的重建算法都是基于这样的假设:所测得的投影数据与所要重建的密度函数沿投影方向的线积分成正比。但是在 X-CT 中,要重建的图像是衰减系数的分布函数 $\mu(x,y)$,而所测得的投影值(X 射线透射强度)并没有与 $\mu(x,y)$ 的线积分成正比。我们所测得的透射强度是衰减系数线积分的指数函数,即

$$I = I_0 e^{-\int \mu(l) dl} \tag{3-101}$$

为了方便起见,上式只考虑了 l 方向的单一能量的射线。从式中可以看到测量值 I 与衰减系数线的积分 $\int \mu(l) dl$ 之间并不是线性关系。为此,对式(3-101)取对数得

$$\ln\left(\frac{I_0}{I}\right) = \int \mu(l) dl \tag{3-102}$$

式中,对数项 $\ln\left(\frac{I_0}{I}\right)$ 等于线积分 $\int \mu(l) dl$。这样,我们就可以把 $\ln\left(\frac{I_0}{I}\right)$ 作为投影量。在收集了各个方向上的投影数据后,根据前面介绍的重建方法就可以重构出一幅代表所探查横截面上各点衰减系数分布的图像。

式(3-101)成立的前提是假设 X 射线源放射出单一能量的射线。但是,实际情况并非如此。正如本书在 X 射线成像机理部分已经介绍过的,X 射线管放出的射线包含各种不同的能量成分,表现为一个能量谱的分布。又因为人体组织的衰减系数是 X 射线能量的函数,因此所测得的透射强度应表示为

$$I = \int S(\varepsilon) \cdot e^{-\int \mu(l,\varepsilon) dl} d\varepsilon \tag{3-103}$$

式中,$S(\varepsilon)$ 是 X 射线的能量谱。上式表面测得的 X 射线透射强度与衰减系数的线积分之间没有直接的比例关系。

在非单色 X 射线的情况下,低能量的射线成分首先被吸收;高能量的射线成分则较易穿过人体。于是,X 射线在传播的过程中其平均能量会变高,或者说,射线束逐渐变硬。这就是通常所说的射线硬化现象。硬射线能量高,穿透力强,使得物质表现出低衰减的性能。这就使原先 $\ln\left(\frac{I_0}{I}\right)$ 与厚度间的线性关系变得弯曲了,如图 3-49 所示。

显然,射线硬化效应必然会影响到最终计算出的衰减系数值。也就势必要影响到疾病诊断的正确性。因此,有必要采取措施来校正这种硬化效应带来的误差。

从更一般的意义上讲,由于在进行理论推导

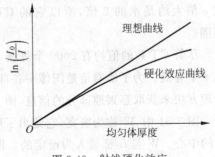

图 3-49 射线硬化效应

中假设使用的 X 射线源放射单一能量且宽度为零的射线,因此一旦回到实际情况,在面对具有能量谱分布且具有一定波束尺寸的射线时,如果不加修正地使用现成的公式,所得的结果就必然会有偏差。为了解决这个问题,常采用的方法是提高 X 射线管的电压,并增加滤过板的厚度,以便尽可能地滤除低能量的射线,使进入受试者和检测器的 X 射线能量比较高,频谱又比较窄。对于硬化效应带来的误差可通过一定的算法进行补偿校正。

另外,理论推导是在基于连续函数的表达式进行的,而实际情况中使用的是一个个离散的检测器。如果样本采集的密度不够,重建图像的质量也会受到较大的影响。为了减小有限数据带来的影响,现代高档 X-CT 中检测器的数目有了明显的增加,而单个检测器的尺寸却越来越小(横向宽度小于 1mm,纵向厚度与扫描厚度相当)。图像的分辨率可达到 20LP/mm。

克服运动(不配合的患者或受试者脏器的不自主运动)伪像是 X-CT 面临的另一个问题。实现快速扫描是解决问题的有效途径。目前广泛使用的连续旋转式 CT 让 X 射线管围绕病人旋转并连续曝光,数据采集也连续进行,使扫描速度明显提高,扫描 30 个层面可在 30s 内完成。实现连续旋转扫描的关键是采用了滑环技术来解决机架中旋转部件和静止部件间的馈电与信号传输的问题。在滑环技术的基础上发展起来的螺旋扫描技术可连续采集三维体积数据,实现三维成像。高速扫描 CT 有效地克服了运动伪像,人们有时称此类高速 CT 为第五代 CT。

扫描速度与信号采集速度的提高,对信号处理与图像重建的速度提出了更高的要求。一些设备中采用了功能强大的工作站,也有的系统采用了多台微机作并行处理,都是为了提高运算的速度。相应的软件还解决了图像归档、传送等问题。

最后需要提到的是,经过 CT 重建的图像是衰减系数 μ 的分布,但在实际应用中通常将这个 μ 的绝对值转换成一个相对值——CT 数。CT 数又称为 Hounsfiield 数,它的定义如下:

$$\text{CT 数} = \frac{\mu - \mu_\text{水}}{\mu_\text{水}} \times 1000 \tag{3-104}$$

式中,μ 是计算出的人体组织的衰减系数;$\mu_\text{水}$ 是水的衰减系数,在物理学中是指 X 射线能量为 73keV 时水的衰减系数,它的值为 0.19cm^{-1}。

从式(3-104)可见,CT 数是衰减系数 μ 的一个相对值。根据式(3-104)计算的结果,水的 CT 数为 0。空气的衰减系数 μ 值接近于 0,所以它的 CT 数为 −1000。骨的衰减系数 μ 值大约是水的 2 倍,所以它的 CT 数为 +1000。图 3-50 给出了人体组织 CT 数的范围。

尽管 CT 数的值约有 2000 个等级,但人们在显示器屏幕上所能区分的灰度值大约只有几十个等级。为了能看清楚图像中各部分的细节,人们常用一种称为窗口技术的图像灰度处理方法来获取感兴趣部分的信息,图 3-51 给出了窗口灰度处理方法的示意图。

图 3-51 中,W 称为窗宽,它给出了所希望观察的 CT 数的范围。L 称为窗位,它处于窗宽的中心。W 与 L 都是人为设定的。图像灰度处理所做的工作就是将窗内 CT 数映射成显示器的灰度值,并尽可能让其达到满刻度(图 3-51 中假设显示器的灰度范围是 0~256)。

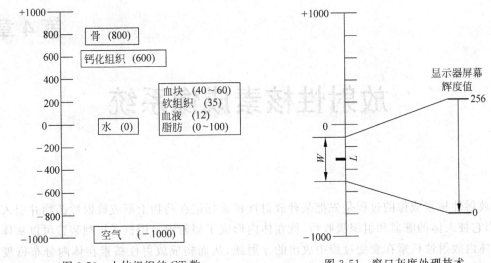

图 3-50　人体组织的 CT 数　　　　图 3-51　窗口灰度处理技术

自从 1972 年第一台 CT 问世以来，CT 技术有了巨大的进步，特别是螺旋 CT 技术的不断完善，更加拓宽了临床应用的范围。当然，技术的进步是无止境的。例如，为了获得更大范围的体积信息，进一步加大检测器的宽度，增加每次扫描的层数是一个途径。但由此带来的检测器设计和图像重构方面的问题也需要有相应的解决方案。可以预见，在不断提高 CT 的时间分辨率和空间分辨率后，CT 技术必定会在临床上得到更多的应用。

第 4 章

放射性核素成像系统

放射性核素成像的过程是先把某种放射性核素标记在药物上形成放射性药物并引入体内,当它被人体的脏器和组织吸收后,就在体内形成了辐射源。用核子探测装置可以从体外检测体内放射性核素在衰变过程中放出的 γ 射线,从而构成放射性核素在体内分布密度的图像。由于放射性药物保持着对应核素或被标记药物的化学性质和生物学行为,能够正常参与机体的物质代谢,因此放射性核素图像不仅反映了脏器和组织的形态,更重要的是提供了有关脏器功能及相关的生理、生化信息。

在 20 世纪 30 年代后期,人们开始借助 ^{131}I 研究甲状腺疾病,这可能是放射性核素在医学领域中最早的应用。到了 20 世纪 50 年代,放射性核素的成像设备开始问世。起先是同位素扫描仪,之后是 γ 照相机。为了获得人体断面的图像,20 世纪 70 年代中有人开始研究发射型 CT。1978 年第一台商品化的单光子 CT 问世,正电子 CT 也在 20 世纪 80 年代出现了商品化仪器。

放射性核素成像的主要特点是它能同时提供脏器或组织的形态与功能信息。例如,将含有 ^{131}I 的制剂引入体内后,由于甲状腺对碘具有自然的亲和性,人们就可以在体外观察甲状腺摄碘的功能。一般来说,在疾病形成的过程中,脏器或组织功能上的变化要早于其在形态上的变化,因此放射性核素成像在临床中有特殊重要的意义。

本章首先介绍放射性核素成像的物理基础,然后介绍目前在临床上大量使用的 γ 照相机并对其性能作系统分析,最后介绍发射型 CT 装置。

4.1 放射性核素成像的物理基础

在物理学中,把属于同一种化学元素(具有相同原子序数)但具有不同中子数的核素称为同位素。自然界中大多数元素具有多种同位素。同位素可大致分为两类:有一类同位素的性质相对比较稳定(没有放射性);而另一类同位素则具有放射性。自然界中的放射性同位素大约有 1300 种。人工制造的同位素大都具有放射性。

放射性同位素在自发地放射出 α、β、γ 射线后,本身转化为另外一种核素,这种现象称为衰变。放射性同位素在衰变过程中放射出的射线具有以下性质:能使气体电离,能激发荧光物质,能使照相底片感光等;此外,射线还具有穿透性,当射线足够强时,还会破坏生物组织的细胞。从电磁波辐射的角度看,γ 射线与 X 射线在本质上并没有什么差别(它们具有几乎相同的频段),只是两种射线产生的来源不同而已。因此,可以设计专门的核子探测器在

体外检测 γ 射线，这就是放射性同位素成像，也称为放射性核素成像的物理基础。

放射性衰变的发生是随机的。通常用单位时间内平均发生衰变的次数来衡量该核素的放射性衰变能力，称为放射性强度或放射性活度。它的单位是贝可[勒尔](Bq)或居里(Ci)，$1Ci=3.7×10^{10}Bq$。放射性同位素的核子数目在衰变过程中随时间呈指数变化，即

$$N(t) = N_0 \cdot e^{-\lambda t} \tag{4-1}$$

式中，N_0 是 $t=0$ 时核子的数量；λ 是衰变常数。放射性物质的核子衰变到开始数量 N_0 的一半时所经过的时间称为该种核素的半衰期($T_{1/2}$)。从式(4-1)可得

$$T_{1/2} = \frac{\ln 2}{\lambda}$$

除了放射性药物本身的物理半衰期外，核医学中还有一个生物半衰期的概念。它是指生物体内的放射性核素由于生物代谢从体内排出一半所需要的时间，用 T_b 表示。由物理衰减和生物体代谢共同作用造成的总的衰减当然会大于任何单一因素引起的衰减。

生物体依靠复杂的物理与生物化学的过程来完成营养、排泄和呼吸等基本功能。各种元素和离子依据它们各自的理化特性参与了上述过程。追踪各种元素的新陈代谢途径，在生命过程的研究中是十分重要的。在核素成像中正是让放射性同位素在体内担当示踪剂的角色，通过在体外探测它的行踪，就能了解体内脏器的功能。例如，将 ^{18}F 标记的去氧葡萄糖注入体内后，从体外测定它在脑组织中的分布，就可以了解大脑各部位利用葡萄糖的情况。这种示踪方法灵敏地显示了葡萄糖代谢的生化过程。

在放射性核素成像中，放射性材料的选择是十分重要的。在选择放射性材料时要考虑放射性核素本身的性质(如半衰期等)，还要考虑载体的分子化学、药理特性、辐射剂量等多方面的因素。

最近几年中在核医学诊断中广泛使用的锝同位素 $^{99m}Tc^{*}$ 具有半衰期短(6.1h)、释放的射线能量适中(140keV)而且可以通过化学方法(无需使用回旋加速器)直接生成等优点。

4.2 γ 照相机

早期使用的同位素成像系统是同位素闪烁扫描机。它是由一套机械传动机构带动核子探测器移动作逐行逐点的扫描，并记录下体内各部位辐射 γ 射线的强度，由此形成闪烁图。这种同位素扫描机的最大缺点是无法进行动态观察，目前在临床上已不再使用。取而代之的是 γ 照相机，γ 照相机可以摄下所感兴趣的区域中放射性药物浓度的分布图。它形成一幅完整的图像大约只需零点几秒。如果在一定的时间间隔中摄取一系列的药物分布图，就可以对脏器的功能进行动态分析。

本节将详细介绍 γ 照相机的构成及工作原理。

---

* 具有相同中子与质子组成的核可能具有不同的能量。具有相同组成但能量不同的两种核称为同质异能素。其中具有较高能量的状态称为亚稳态。具有亚稳态的核素在表示时需在质量数后加字母 m (如 ^{99m}Tc)。处于亚稳态的核最终要放出它多余的能量，变成另一种较低能量的同质异能素。

4.2.1 系统构成

图 4-1 是 γ 照相机的原理框图。整个系统由准直器、闪烁晶体、光电倍增管阵列、位置计算电路、脉冲高度分析器与相应的显示装置构成。

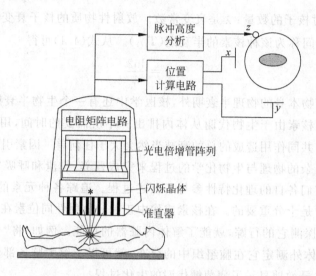

图 4-1 γ 照相机原理框图

在图 4-1 所示的 γ 照相机中，准直器的作用是让人体内向外辐射的 γ 射线能准确地投射到闪烁晶体的相应位置上以便构成闪烁图像。闪烁晶体与准直器具有相同的直径，并紧贴地安装在准直器的背后。入射到闪烁晶体上的 γ 射线光子与闪烁晶体相互作用后能产生可见光，或者说把入射的 γ 射线光子转换成光学图像。不过，这样的光学图像亮度是很低的，它还不能用于直接照相。闪烁晶体后面的光电倍增管阵列可以有效地将光学图像转换成电脉冲图像。光电倍增管输出的电脉冲信号经过电阻矩阵电路后可以形成一个幅度与入射光子能量相对应的电信号，同时，还可以得到与发生闪烁的位置相关的信号，这一位置相关信号经位置计算电路进一步处理后就可以较准确地给出闪烁点的坐标。最后，能量信号与位置坐标信号组合起来在显视器上显示，就形成了完整的核医学图像。不过，输出的能量信号需经过脉冲高度分析器的处理，如果入射能量的大小落在预先设定好的范围内，那么它将被送往监视器显示，否则将被取消。

4.2.2 准直器

准直器是 γ 照相机中最重要的部件之一。由于体内脏器在放射 γ 射线时是各向同性的，因此，如果没有准直器，脏器中每一个小辐射源放出的 γ 射线将会照射到整个闪烁体上；而闪烁体中的每一点又可接收到来自整个辐射源的射线。这样形成的闪烁图必将呈现一片混乱。准直器的作用就是实现空间定位，使得来自不同空间部位的射线照射到闪烁体的特定位置上。在 γ 照相机中使用的准直器是一块开了许多小孔的有一定厚度的铅板。根据小孔的不同形式可将其分为平行孔型、张角型、聚焦型与针孔型等几种不同的类型。

1. 平行孔型准直器

图 4-2 所示是平行孔准直器的示意图，准直器中所开的孔都是相互平行的。

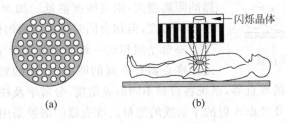

图 4-2　平行孔型准直器

使用平行孔准直器时，γ 照相机的视野与准直器的直径相当。闪烁晶体上的图像大小与人体放射源的实际大小相同。当人体与探测器的距离发生变化时，所得的图像大小并不会发生变化。此外，由于入射光子是平行地穿过小孔的，因此，一般来说使用平行孔准直器的 γ 照相机的灵敏度不会因为探查物距离的远近而发生明显的变化。

2. 张角型准直器

图 4-3 所示是张角型准直器的侧视断面示意图。张角型准直器又称为发散型准直器。上面的小孔面向探查对象呈扇形。使用张角型准直器可以扩大视野，得到比晶体尺寸更大的放射源图像。被探查对象离准直器愈远，或者准直器的发散角愈大，系统的视野就愈大。由于被探查的人体是一个三维空间结构，也就是说，人体内不同的放射源离准直器有不同的距离，由距离不同带来的放大倍数不同将造成图像的失真。另外，使用张角型的准直器，其系统的灵敏度也会随着放射源与照相机之间距离的增大而变小。

3. 聚焦型准直器

把张角型的准直器反转过来就是一个聚焦型的准直器。图 4-4 是聚焦型准直器的示意图。

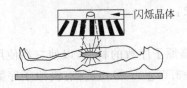

图 4-3　张角型准直器

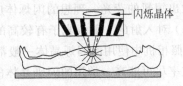

图 4-4　聚焦型准直器

使用聚焦型的准直器将得到放大的图像，放大的程度与照相机和人体的距离有关。由于聚焦型准直器具有图像放大与灵敏度高的优点，因此常用于小器官（例如甲状腺、肾和心脏等）的成像。

4. 针孔型准直器

与前面所介绍的几种准直器不同，针孔型准直器只开有一个小孔。这样设计的结果可以保证体内不同位置来的辐射光子被限定到达晶体的一个固定的对应点上,而不至于发生图像的模糊。图4-5是针孔型准直器的示意图。

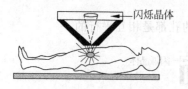

图 4-5　针孔型准直器

针孔型准直器的视野取决于辐射源与准直器之间的距离。它的灵敏度要比一般的多孔准直器小。源与准直器的距离愈大,则灵敏度愈低。加大小孔的尺寸可以增加系统灵敏度,但却会同时带来图像的模糊。

一台γ照相机一般都配备若干个不同类型的准直器。这些准直器有不同的厚度,通孔的数目、大小及排列方式也都不同。使用不同的准直器,系统将得到不同的灵敏度、分辨率及视野。

选择准直器时需要考虑入射的γ射线的能量。准直器的隔膜是用来防止入射的光子从一个孔穿透到另一个孔的。它的屏蔽效果将取决于入射光子的能量和隔膜本身的厚度。对于较低能量的入射光子,较薄的隔膜就能够起到隔离的作用,薄隔膜带来的优点是可以在给定的面积中设计更多的孔,以获得较高的灵敏度。但是,对于较高能量的入射光子则必须设计较厚的隔膜,否则,当光子穿过隔膜后再到达闪烁屏时,将造成图像的模糊。

表4-1给出了一个400mm直径的γ照相机准直器的参数,从中可以看出孔径、孔数与隔膜厚度间的关系。

表 4-1　照相机准直器的参数

	小孔直径/mm	孔数	隔膜厚度/mm
低能量、高分辨率	1.8	30 000	0.3
低能量、一般用途	2.5	18 000	0.3
低能量、高灵敏度	3.4	9000	0.3
中能量、高灵敏度	3.4	6000	1.4

4.2.3　闪烁晶体

闪烁晶体也是γ照相机探测器中的一个关键部件。它与入射的γ线光子发生相互作用时会发出短暂的荧光。理想的闪烁体应满足以下要求:

(1) 对入射的γ射线光子有较高的俘获效率

γ照相机中使用的闪烁晶体一般都选用高密度、高原子序数的材料,以使它在使用中的俘获效率尽可能高。常用的闪烁晶体的密度较大($\rho=3.67\text{g/cm}^3$),且含有高原子序数的碘($z=53$),是γ射线良好的吸收物。闪烁晶体对150keV能量的入射光子其衰减系数为2.22cm^{-1}。如果闪烁屏的厚度为10cm,那么它可吸收约90%的入射光子。核子探测器中的闪烁晶体一般做得比较厚,目的是尽可能多地俘获入射光子,以便产生足够多的可见光光子。

(2) 与入射光子相互作用后的发光效率高,但发光的持续时间又较短

因为在γ照相机中要求逐次记录发生闪烁的事件,因此必须在时间上提高鉴别两次不同闪烁的分辨能力,或者说要求晶体发光后衰减的时间尽量短。

(3) 材料的发光效率高,而且具有良好的光学性能,对荧光的传播呈透明且折射小

闪烁晶体的发光效率高,每 keV 辐射能量平均产生 40 个可见光光子,而且其闪光亮度与入射 γ 光子的能量成正比。此外,闪烁晶体对光线是透明的,即使很厚的晶体由自吸收造成的光损失也很小。

4.2.4 光电倍增管阵列与位置计算电路

由闪烁晶体放射出的可见光将照射到一个光电倍增管阵列上,阵列中的每一个光电倍增管都将输出相应的电信号。

图 4-6 是一个光电倍增管的示意图。它的前端是一个光电阴极,当可见光照到这个光电阴极时,它会被激发产生一些低能量的光电子。这些光电子被聚焦电极 D 加速和聚焦后打到第一个倍增极 D_1 上,由此产生比入射光电子数目更多的二次电子。这些电子又被加速与聚焦,直至到达最后的阳极,并形成电流(即数目极大的电子流)。经过多级倍增后,电子数目大约可增加 100 万倍。

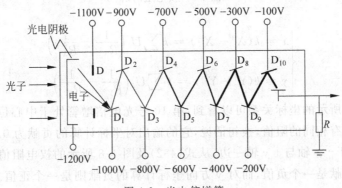

图 4-6 光电倍增管

光电倍增管的直径约为 25～30mm,截面为圆形或六角形。光电倍增管阵列可按六角形排列,让它覆盖整个闪烁晶体。图 4-7 给出了 19 个光电倍增管排列的示意图。光电倍增管阵列安装在闪烁晶体的后面。当闪烁体的某一位置上发生荧光闪烁时,不同强度的光线照射到许多个光电倍增管上。靠近闪烁点的光电倍增管得到较强的照射;远离闪烁点的光电倍增管则得到较弱的照射。根据各个光电倍增管输出大小的不同可以计算出发生闪烁的位置。

位置计算可以通过一个权电阻网络来实现。图 4-8 是与图 4-7 所示的光电倍增管阵列对应的权电阻网络电路。19 个光电倍增管分别被连接到各自的前置放大器上,放大器的输出 U_i 分别联到 4 个权电阻 $R_{X_i^+}$、$R_{X_i^-}$、$R_{Y_i^+}$、$R_{Y_i^-}$ 上,电阻的阻值随各个光电倍增管位置的不同而不同。经过权电阻后的 19 个输出被连在一起,并由此形成 4 个合成的电流信号 X^+、X^-、Y^+、Y^-,它们将被分成 X 与 Y 两组送到两个计算位置的差分放大器里,差分放大器的输出是

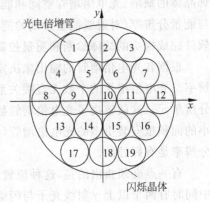

图 4-7 光电倍增管阵列

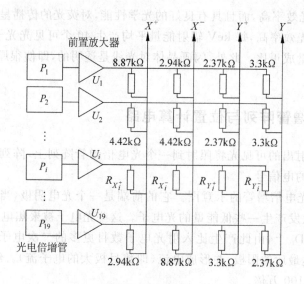

图 4-8 权电阻网络

$$\begin{cases} x = k(X^+ - X^-) = k\sum_i U_i \left(\dfrac{1}{R_{X_i^+}} - \dfrac{1}{R_{X_i^-}}\right) \\ y = k(Y^+ - Y^-) = k\sum_i U_i \left(\dfrac{1}{R_{Y_i^+}} - \dfrac{1}{R_{Y_i^-}}\right) \end{cases} \qquad (4\text{-}2)$$

根据图 4-7 所示的坐标关系可以看到,第 10 号光电倍增管处于中心位置,所以与之相连的 4 个电阻具有相同的阻值,换句话说,它的输出对坐标计算的贡献为 0。再看第一个光电倍增管,它处于 $-x$ 轴与 $+y$ 轴一边,从式(4-2)及图 4-8 所示的权电阻值来看,它对 x 方向坐标计算的贡献是一个负值,而对 y 方向坐标计算的贡献则是一个正值。这从一个侧面验证了式(4-2)的正确性。

权电阻网络定位系统在实际应用中会由于光电倍增位置响应的非线性等问题导致空间定位的失真。随着计算机技术的发展,一种称为全数字化的方法进入实用阶段。它取消了传统的权电阻网络定位,将每一个光电倍增管的输出转换成数字量,送入计算机。计算机根据各光电倍增管的输出值和位置响应特性确定闪烁事件的位置与能量。这种方法可以使闪烁晶体的缺陷、光电倍增管空间和能量响应的非线性等因素得到补偿,从而改善探头的空间与能量分辨率(对射线能量甄别的能力)、非线性与非均匀性。此外,全数字化方法还可以用软件完成探头的故障诊断和质量控制。

根据各光电倍增管的输出来决定荧光闪烁的位置,这种方法使整个系统的空间位置分辨率与光电倍增管的个数无直接关系。19 个光电倍增管组成的阵列可得到 1000 个以上的分辨单元。这就解决了光电倍增管数量少而分辨率要求高的问题。当然,如果能在同样大小的面积里安装更多的光电倍增管(每个光电倍增管的管径要求要小),这显然对提高空间分辨率是有好处的。

有一点必须指出的是,这种位置计算系统要求每次只检测一个闪烁事件。如果在测量中同时有两个以上 γ 射线光子与闪烁体发生了作用,那么它们的位置就不可能被确定。在放射性核素成像系统中使用的同位素,其 γ 射线光子的发放速率都比较低,因此是有可能区分一个个的闪烁事件的。

4.2.5 脉冲高度分析器与显示装置

脉冲高度分析器的输入信号是所有光电倍增管输出的总和,或者说,它指示的是入射光子的总能量。实际上,在入射的γ射线光子中,有相当一部分光子是直射到达检测器的,但还有一部分光子是在人体中经过折射(康普顿散射)后到达检测器的。经过折射后到达检测器的光子将对图像造成一定的模糊(见图 4-9)。

因为康普顿散射后的光子能量要比散射前小,所以,在入射光子的能量谱中散射后的光子处于较低的位置上,见图 4-10。由于康普顿散射后光子损失的能量与散射角有关,因此散射后光子有一个很宽的谱。即使是那些未经散射的光子,因为γ射线在闪烁晶体中产生可见光的数目、可见光光子到达光电倍增管阴极的数目、光阴极释放光电子的数目的不同以及光电倍增管各处灵敏度的差异等因素使得检测器最后输出的脉冲高度参差不齐,在图 4-10 中表现为一定的谱峰宽度。为了避免散射光子造成图像的模糊,可以在系统中设置一个能量的下限。如果入射光子的能量特别低,或者说低于所设定的能量下限,那么就可以认为入射的光子不是从辐射点直接进入探测器的。这种光子很有可能是在传播的过程中发生了康普顿散射,这部分光子必须拒绝送往监视器显示。在放射性核素成像系统中所使用的同位素其放射的光子能量一般都比较大,因此,这类光子在散射前后的能量变化是相当显著的,靠测量入射光子能量来判断是否发生过康普顿散射是可行的。

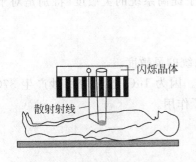

图 4-9 由散射造成的伪像

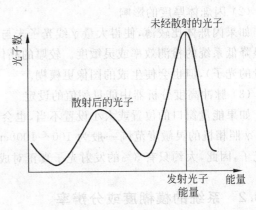

图 4-10 入射光子的能量谱

另一方面,系统还可以设置一个能量的上限,如果发现入射光子的能量超过了设置的上限值,就可以认为同时有多处发生了荧光闪烁。在这种情况下,系统是无法估计出闪烁点的位置的。一旦出现这种情况,系统会自动拒绝将信号送往监视器显示。

在一次次地记录了闪烁点的位置后,就可以构成一幅矩阵形式的数字化图像。核素图像一般由 32×32、64×64、128×128 或 256×256 像素点的矩阵数据构成。矩阵的像素点愈密集,图像的空间分辨率愈高。但是,由于给病人使用的放射性药物的剂量不能很大,数据采集的时间也不能太长,所以每幅图像能包含的γ光子计数是有限的。如果采用像素点较多的矩阵,每个像素的γ光子计数就很少,于是统计涨落的影响就比较明显,或者说图像的

4.3 放射性核素成像系统的分析

评价一个放射性同位素成像系统的主要技术指标有系统的灵敏度、空间分辨率、图像的对比度、模糊度、均匀性、定位误差、空间非线性和噪声等。为了获得高质量的图像,有必要了解与上述指标相关联的各种因素,使得能在各种不同的应用场合得到尽可能清晰的图像。

4.3.1 系统的灵敏度

γ照相机的灵敏度定义为系统对每单位放射性剂量(微居里 μCi)所能探测到并用于成像的光子数,即灵敏度 = 每秒计数/微居里($cps/\mu Ci$)。

γ照相机的灵敏度与构成该系统的各个部件几乎都有关系,主要有以下几方面。

(1) 准直器的影响

由于γ照相机在成像过程中使用了准直器,因此由体内辐射源放射(各向同性的放射)出来的大量γ线光子并没有被晶体吸收而用于成像,实际上只有很少一部分光子能穿过准直器小孔。可见,准直器的设计在很大程度上将决定系统的灵敏度。一般来说,准直器小孔的尺寸愈大,则系统灵敏度愈高,但同时也带来了图像的模糊。

(2) 闪烁体厚度的影响

如果闪烁体比较薄,使得大量γ线光子未与晶体发生荧光闪烁就直接穿过了晶体,就会明显降低系统的检测效率或灵敏度。较厚的晶体有助于提高系统的灵敏度(特别是对于高能量的光子),但也会使生成的图像更模糊。

(3) 脉冲高度分析器中能量阈值的设定

如果能量窗口的位置或大小设置不当,也会降低系统的灵敏度。

γ照相机的灵敏度范围一般为 $100 \sim 1000 cps/\mu Ci$。因为 $1\mu Ci$ 意味着每秒产生 37000 个光子,因此,大约只有 3% 的发射光子真正对成像起了作用。

4.3.2 系统的模糊度或分辨率

在放射性核素成像的过程中,有许多环节会造成图像的模糊。例如,由于准直器小孔有一定的尺寸,因此体内一个点辐射源也会在晶体上引起一块圆斑形的照射。这实际上就是系统点扩散函数的概念。因为在圆形斑块中强度的分布是从中心向两边逐渐变小,通常就用最大强度一半的圆的直径来表示系统的模糊度,单位是 mm。

由于模糊造成图像中点的扩散,致使当两个小辐射源比较靠近时就难以分开,也就是说,系统的分辨率受到了影响。系统的分辨率一般用单位距离里的线对数来表示,它的单位是(LP/mm),它与模糊度大致成反比的关系。所以,本质上模糊度与分辨率描述的是一件事情。

造成图像模糊的因素是多方面的。在检查中患者的移动或脏器的运动显然会造成图像的模糊。而由准直器和闪烁体带来的固有的系统模糊更是不可避免的。

由准直器带来的模糊主要来自三个方面：①准直器小孔的大小；②准直器小孔的长度（即准直器的厚度）；③照相机与成像物体间的距离。

对于单个准直器小孔而言，晶体上某一点通过小孔后所具有的视野大小将直接影响图像的模糊度。小孔愈大，视野就愈大，分辨率也就愈差。减小小孔的直径或增加小孔的长度都可以缩小视野，从而减小系统的模糊度。但与此同时，探测器的效率和照相机的灵敏度也随之下降了。可见，选择特定的准直器时，必须考虑在模糊度与灵敏度之间取折中。

所有准直器的模糊度还与成像时照相机与成像物体间的距离有关。距离愈大，模糊程度愈大。这就提示我们在成像时应尽量把探测器贴近患者。

4.3.3 对比度

讨论放射性核素图像的对比度时，应注意它与其他成像方式的不同之处。这主要是由于不同组织或脏器(特别是在病理状态下)对特定的药物有特殊的集聚能力，因此它们的生理、病理状态会直接影响系统的对比度。

由于宇宙辐射、建筑材料中存在的天然放射性核素以及环境污染等原因，会使图像产生明显的本底噪声。从成像系统分析的角度看，仔细设定脉冲高度分析器的能量窗口可以把真正的脏器辐射源与本底噪声区别开来，或者说是扩大了辐射源物体与本底间的对比度。

4.3.4 均匀性

为了能准确地获得放射性核素在体内分布浓度的图像，要求 γ 照相机在整个成像区域中有相同的灵敏度，也就是要保持良好的均匀性。

实际上，由于光电倍增管输出的不均匀性等问题，导致了系统的不均匀性。一般的 γ 照相机都要设法来校正此类固有的不均匀性。

4.3.5 系统噪声

放射性核素的衰变是无规则的。即使在相等的时间间隔里对放射源放出的光子数进行多次重复测量，结果也不都一样，而是围绕着某一个值上下涨落。这种现象被称为放射性的统计涨落，它构成了记录的本底噪声。

4.4 发射型计算机断层成像

前面介绍的 γ 照相机所构成的图像是放射性药物在三维人体组织中分布情况的二维投影结果。用 γ 照相机并不能获得一幅准确的断面图像，或者说，用它不能获得放射性药物在某一截面上的分布图。本节中将介绍的发射型计算机断层摄影技术(emission computed tomography，ECT)克服了上述困难，所得的图像是放射性药物在体内某一断面上的分布图。

发射型计算机断层成像有两种，即单光子发射型计算机断层成像（single photon emission computed tomography，SPECT）与正电子发射型计算机断层成像（positron emission tomography，PET）。由于两者都是对从病人体内放射出的γ射线成像，因此统称为发射型CT。下面将分别介绍这两种断层成像方法。

4.4.1 单光子发射型断层成像

1. 成像原理

单光子发射型断层成像的过程类似于前面介绍过的X-CT技术。它是用一台γ照相机围绕着被探查者作旋转运动，在不同的角度上检测人体放射出的γ射线光子并计数，如图4-11所示。γ照相机在各个不同的角度上取得了投影数据（放射性药物沿投影线的浓度分布的线积分）后，就可以沿用在X-CT中使用的图像重建方法，得到人体某一断面上放射性药物浓度的分布。

目前临床上使用的单光子发射型CT大多使用 64×64 或 128×128 的投影采样矩阵，见图4-12。它的每一行是采集一个层面的投影，如果使用 64×64 采样矩阵就可同时采集64个层面，其典型的厚度可达 12～24mm。观察角的采样间隔一般定为 3°～6°，即旋转180°可获得 60～30 个视角下的投影数据。

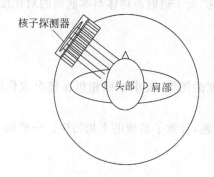

图4-11 单光子发射型CT

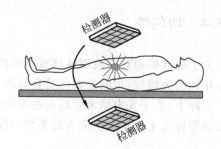

图4-12 投影数据的采集

单光子发射型CT的突出优点是：它在比普通的γ照相机没有增加许多设备成本的情况下获得了真正的人体断面图像，而不是像γ照相机那样得到的图像是三维信息在二维平面上的投影。实际上，它还可以作多层面的三维成像，这对肿瘤及其他一些疾病的诊断是很有用的。图像中的背景噪声，通常称为统计噪声。为了减小图像中的统计噪声，可以对所记录的图像作平滑滤波等处理。

2. 系统性能分析

在γ照相机的实际使用中，为了获得高质量的图像，需要对上述影响图像质量的诸多因素作全面的考虑，同时在放射性核素的选择上也应考虑到最后的成像效果。例如，在选择放射性材料时，应考虑其辐射光子的能量。从衰减的角度考虑，由于核素成像是想得到放射性核素在体内分布浓度的图像，因此不希望射线在人体中传播时有明显的衰减，这就要求所选择的放射性核素在衰变中能放射高能量的γ射线。但是，从成像分辨率的角度考虑，如果射线具有较高的能量,它就相应地具有较强的穿透能力。为了能提高检测器对入射的γ射线的俘获效率(这是为减小对病人使用的剂量所必须关注的问题),需要在检测器中选用较厚的闪烁晶体,这样做势必会造成图像分辨率的降低。这就是说,核素的选择要兼顾衰减与图像分辨率两方面的因素。

影响 SPECT 系统性能的一个重要因素是γ射线在传播过程中的衰减。这使得系统很难确定体内辐射源强度的绝对值大小。这一点是 ECT 与 X-CT 的显著不同点之一。在 X-CT 中用于成像的基本信息是人体对 X 射线的衰减。而在 ECT 中,辐射源处在人体内部,所成的像希望是体内辐射源未经衰减的强度分布。实际上,核素成像检测的γ射线能量大约为 80~500keV,人体组织对这个能量范围里的射线衰减还是很明显的。例如,心脏中由 ^{201}Ti 产生的γ射线仅有 25% 能到达前胸壁。如果在重建算法中忽略人体对γ射线产生衰减的因素,就会使所得的图像失去定量的意义或产生伪像。因此,ECT 在图像重建之前必须设法消除由于射线在到达检测器之前的衰减所引起的误差。

对人体衰减引起的伪像进行的校正最好在同一台机器上进行,具体的做法是在同一台 SPECT 上同时获取透视和发射两种图像。从透射图像中得到被探测部位的三维衰减系数分布图,然后借助衰减系数的分布信息来校正发射型 CT 的图像。

还有一些其他的校正方法可供选择。图 4-13 是双检测器衰减校正方法的示意图(y_1、y_2 分别为病灶边沿的坐标;y_a、y_b 分别为人体边沿的坐标)。假设放射性核素局限在一个小区域(图中的阴影部分)中,核素浓度的分布均匀,强度为 A。在体外面对面地安放两个检测器 D_1 和 D_2。检测器 D_1 获得的计数率为

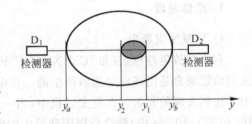

图 4-13 双检测器衰减校正方法

$$c_1 = k \int_{y_2}^{y_1} A e^{-\mu(y-y_a)} \mathrm{d}y \quad (4\text{-}3)$$

式中,k 为与准直器有关的常数;μ 为人体组织对γ射线的衰减系数,此处假定为一常数。

由式(4-3)可得

$$c_1 = k \frac{A}{\mu} e^{-\mu(y-y_a)} \Big|_{y_2}^{y_1}$$

$$= \frac{kA}{\mu} e^{\mu y_a} (e^{-\mu y_2} - e^{-\mu y_1}) \quad (4\text{-}4)$$

同理可得

$$c_2 = \frac{kA}{\mu} e^{-\mu y_b} (e^{\mu y_1} - e^{\mu y_2}) \quad (4\text{-}5)$$

如果病灶较小,即 $(y_1-y_2)\mu \ll 1$,则可以证明有

$$\sqrt{c_1 c_2} = kA(y_1 - y_2) e^{-\mu L/2} \quad (4\text{-}6)$$

式中,c_1 和 c_2 为测量值;$L = y_b - y_a$ 是吸收媒介总的长度,它一般可以在体外测得;指数项 $e^{-\mu L/2}$ 可以理解为长度 L 上总的衰减,它可以在体外通过透射的方法来测定;$A(y_1-y_2)$ 是辐射强度的线积分,它正是在图像重建中需要的投影数据。

从式(4-6)得出的结论是:对于衰减均匀的组织,可以用双检测器的方法来测量真实的投影数据 $A(y_1-y_2)$。这样的补偿尽管有一定的局限性,但效果还是不错的。

SPECT 还存在另外一些固有的缺陷。其中之一是空间分辨率比较低。这主要是因为常规的 γ 照相机在完成旋转扫描的过程中很难保证始终紧贴被探查的病人。如图 4-11 所示，探头的旋转半径要大于人的肩宽（约 25cm）。在这样的距离下所能获得的空间分辨率远比探头贴紧人体时差。尽管有人采用椭圆形旋转轨道，但空间分辨率也只能达到 15mm 左右。一般来说，旋转半径愈大，空间分辨率愈差。

除此之外，SPECT 的另一个固有的问题是系统灵敏度比较低。为了保证能准确地获得沿某一投影线上来的 γ 射线光子，必须采用准直器。而使用铅准直器的结果使大部分光子被拒绝进入检测器，只有少量的光子能被检测到。用这样有限的信息成像势必造成较低的灵敏度。

尽管在 SPECT 中为改善空间分辨率与灵敏度采取了一些措施，并用衰减校正技术来提高定量的程度，但是空间分辨率较差，灵敏度也不够高。不过，由于 SPECT 设备简单、价格便宜，而且不一定要有回旋加速器配套，因此，它仍然在临床中被广泛使用。

4.4.2 正电子发射型断层成像

1. 成像原理

1）质量湮灭现象

有一类放射性核素（如 ^{11}C、^{13}N、^{15}O、^{18}F 等）在衰变过程中释放正电子。在临床应用中这类核素通常是由回旋加速器产生的。正电子放射核素多为原子序数小而原子核内质子、中子比例失调的元素。在衰变过程中，当一个质子转变为中子时发射出正电子。正电子很快（$10^{-12} \sim 10^{-11}$ s 内）就会与周围环境中的电子相结合发生质量湮灭，并由此转化成两个能量为 511keV 且传播方向几乎完全相反的 γ 射线光子，如图 4-14 所示。这就是所谓的质量湮灭现象。

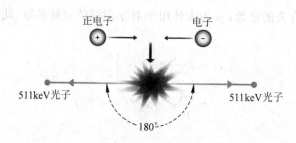

图 4-14 质量湮灭现象

2）符合检测电路

利用两个 γ 射线光子向相反方向传播的这一特征，可以通过一种称为"符合检测"的技术来实现投影数据的采集，并由此实现断层成像。

在 PET 系统中，检测器阵列被安置在一个环形结构上（见图 4-15）。各个检测器的输出分别连到一系列符合检测电路中（图中仅示意给出了一个连接对）。如果符合检测电路在一个很小的时间间隔（通常称为时间窗，窗宽时间为 6～20ns）内，同时获得两个检测器输出的信号，则认为在这两个检测器的空间连线上有释放正电子的核素存在。这条连线称为响应线(line of response, LOR)。响应线上的计数信息将送到计算机中作进一步的处理,以获得核素在体内分布浓度的断面像。

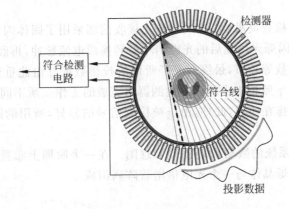

图 4-15 符合检测原理示意图

图 4-16 所示为符合检测电路的原理框图。从两个检测器来的信号首先要经过前置放大和低通滤波以去除高频噪声。经过这一预处理后的信号被送到一个幅度阈值检测电路中。只有当输入信号超过一定幅度时,电路才有脉冲输出。两路输出被送到一个与门的两个输入端。这样,只有当两路同时都有脉冲输出时,与门才有输出。也就是说,只有当符合检测器在一个很短的时间间隔中同时检测到 γ 射线光子时,电路才有信号输出并送往计算机。

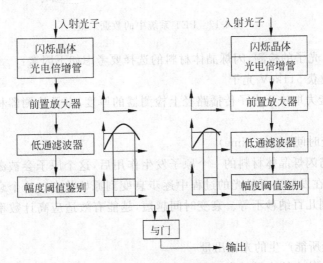

图 4-16 符合检测电路原理框图

实际上,环形检测器上的每一块独立的晶体与对面的一组检测器都可能有符合关系,这就形成了一组扇形束的符合线。扇形检测器统计出的所有符合光子对的数目就是符合线上的射线和,由此就可以得到一特定视角下的投影数据,这就是所需要的用于重建图像的基本信息。当收集了所有视角上的投影数据后,就可以用前面已经介绍过的重建算法得到人体某一断面上放射性同位素的分布图。

2. 成像装置

1) 检测器结构

为了确保较高的检查灵敏度,PET 系统在接收前端采用了固体闪烁晶体来截获入射的 γ 射线光子。产生的闪烁光由随后的光电倍增管转换成电流脉冲,再经过信号放大、脉冲高度分析及入射光子计数等环节,最终形成了所谓的投影数据并由此重建图像。这个数据采集的过程非常类似于 γ 照相机中的核子检测器所完成的工作。所不同的是,PET 系统需要许多这样的检测器安排在四周,此外,由于被检测信号的差异,所用的固体闪烁晶体也有所差别。

图 4-17 是 PET 系统的数据采集装置示意图。在一个圆周上布置了若干检测器,每一个检测器都由一块闪烁晶体与一个光电倍增管阵列组成。

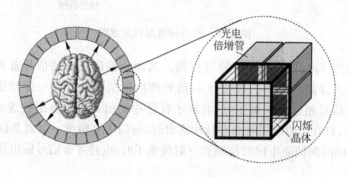

图 4-17 PET 系统中的数据采集

针对 511keV 光子的检测,闪烁晶体材料的选择要考虑如下因素:

(1) 能有效截获 511keV 光子

截获光子的能力取决于光子传播路径上检测器的厚度,以及检测器材料的密度和有效原子序数。

(2) 闪烁衰变时间(decay time)

当一个光子与闪烁晶体材料的一个原子发生作用后,这个原子会被激发到较高能级的位置上。之后,它在发射出可见光的过程中逐步衰变到原始状态。这个衰变时间因材料不同可以在几纳秒到几百纳秒不等。衰变时间越短,越能有效适应高计数率情况下对时间分辨率的要求。

(3) 单位能量所能产生的光输出量

每次闪烁产生的光输出量越高,则越有可能获得较高的能量分辨率。

(4) 能量分辨率

材料固有的能量分辨率受晶体结构的不均匀性以及在其中产生光线的随机波动性的影响。

基于上述因素的考虑,在目前的 PET 中广泛采用的材料是锗酸铋 BGO($Bi_4Ge_3O_{12}$)。它的晶体密度大,探测效率高且稳定性好。

与闪烁晶体紧靠着的是光电倍增管阵列,它的基本功能是将入射的光线转换成电流(参见图 4-6)。在早期研发的 PET 系统中,一块闪烁晶体后面紧跟着的只有一个光电倍增管,有数以千计的这样的结构分布在圆周上(参见图 4-15)。这种检测器数目的增多造成制作成本增加,也给实际制作带来困难。在现代的 PET 系统中,采用的技术方案是将闪烁晶体进行切割(在图 4-17 中闪烁晶体被切割成 8×8 阵列),被割开的各个小阵元之间充填着不透明物质以防止阵元间的光线溢出。小阵元的尺寸将决定系统的空间分辨率,通常为 3~5mm。整块晶体的后面紧跟着一个光电倍增管阵列(在图 4-17 中为 2×2 阵列,每个光电倍增管对应着一个 4×4=16 个小阵元的闪烁体)。这种切割晶体与光电倍增管阵列组成的块结构可以在圆周上安排几十个。切割晶体的做法限制了光线的传播,因此可以减小死区时间。

2) 数据采集

基于上述环形块结构检测器框架,PET 系统数据采集的过程大致可以分成数据定位、脉冲高度分析和数据存储三个阶段。

(1) 数据定位

符合检测是数据定位的基本依据。为此,每一个块检测器的输出要求同时连接到($N/2$)个符合检测器上(N 是块检测器的总数),由此来监测符合事件的发生。

每个块检测器中 4 个光电倍增管的输出被用来决定入射光子的位置。以 8×8 闪烁晶体阵列和 4×4 光电倍增管阵列构成的块检测器为例,入射光子的坐标可以通过 4 个光电倍增管输出的加权和来计算(见图 4-18)。

在图 4-18 中,A、B、C 和 D 四个光电倍增管分别处于 (x,y) 坐标系的四个象限中,其输出分别是 I_A、I_B、I_C 和 I_D,光子入射点的坐标 (x_0,y_0) 可以通过以下两式来计算:

$$x_0 = \frac{(I_B + I_D) - (I_A + I_C)}{I_A + I_B + I_C + I_D} \quad (4-7)$$

$$y_0 = \frac{(I_A + I_B) - (I_C + I_D)}{I_A + I_B + I_C + I_D} \quad (4-8)$$

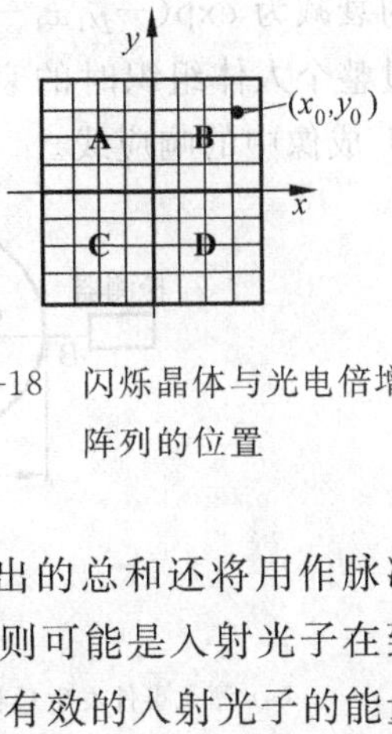

图 4-18 闪烁晶体与光电倍增管阵列的位置

(2) 脉冲高度分析

除了依据 4 个光电倍增管的输出来决定闪烁位置之外,其输出的总和还将用作脉冲高度分析。脉冲过高可能是由于多个 γ 射线光子同时到达;而过低则可能是入射光子在到达检测器之前经过了散射。这些情况都应该排除。在 PET 系统中,有效的入射光子的能量是以 511keV 为中心,大致在 350~650keV 的范围中。

(3) 数据存储

由于湮灭事件发生的位置和响应线的位置都有不确定性,因此,在 PET 系统中数据的存储只能一个一个事件地进行。在图 4-19(a)中,黑色的圆点表示湮灭事件发生的位置,与之相连的两头都带箭头的线是响应线的位置,两个深色的检测器就是发生符合检测事件的一对检测器。实际上,我们知道的只是符合检测器的位置,并由此判断出在这两个检测器连线的位置上发生了湮灭事件,但并不能由此判断出湮灭事件发生的准确位置。不过,有关在特定的响应线 (R,θ) 上发生的湮灭事件可以在正弦图上记录下来,如图 4-19(b)所示。只要把每一次发生的湮灭事件都以累加的方式在正弦图中记录下来,那么只要待数据相对完整后,就可以实现断层图像的重建。

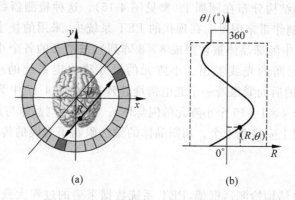

图 4-19 PET 数据存储格式
(a) 湮灭事件与响应线的位置；(b) 采样数据的正弦图表示方法

3) 衰减校正

为了准确地确定放射性核素在人体内的密度分布，PET 系统也需要进行衰减校正，见图 4-20(a)。如果在 A 点处沿所示传播路径放出一系列湮灭光子对，它们在人体组织中传播的距离分别为 x_1 和 x_2，那么射线在人体组织中的衰减分别为 $\exp(-\mu_1 x_1)$ 和 $\exp(-\mu_2 x_2)$。其中 μ_1、μ_2 为传播路径上人体组织的平均衰减系数。这样，人体组织引起的总的衰减为 $\exp(-\mu_1 x_1 - \mu_2 x_2)$。这项衰减可等效地看成有一路 γ 射线光子从 C 点到 B 点穿过整个人体组织时的衰减，而另一路则不经过人体组织，见图 4-20(b)。这个路径就是 PET 成像中的响应线。

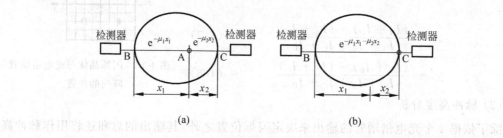

图 4-20 PET 衰减校正示意图
(a) 湮灭事件发生后相对而行的两个光子到达检测器 B 和 C；(b) 等效于光子从 B 到 C 的衰减

基于上述事实，为了准确进行衰减校正，可以用一个体外辐射源绕人体旋转一周用透射的方法测出相应路径上的衰减，然后在图像重建之前对数据进行衰减校正。当然这个用来进行透视测量的辐射源产生的射线光子能量最好是与 511keV 比较接近的。因为人体组织对不同光子能量的射线表现出不同的衰减系数。如果不能模拟 511keV 光子能量的情况，则会影响到最终的校正效果。由于每对检测到的湮灭光子都是穿过整个人体的，因此 PET 系统的衰减校正比 SPECT 系统的校正更精确。

与 SPECT 相比，由于符合检测起到了电子准直的作用，不必使用铅准直器，因而提高了 PET 系统的检测灵敏度。

3. 系统性能分析

PET 系统的一个主要噪声来源是所谓的"随机符合"。随机符合是指符合检测器在时间窗内检测到两个入射的 γ 射线光子并将其记为一次湮灭事件。但是实际上这两个光子并不是发生湮灭事件时产生的两个相关光子,而是由于某种其他原因同时到达检测器的两个不相关的光子。

图 4-21(a)所示为真实的符合事件。发生随机符合可能有以下几种情况:第一种是散射后发生的符合事件,见图 4-21(b)。这里是指发生湮灭事件后的两个光子中有一个或两个是经过散射后才到达检测器,而另一个则是直接到达检测器的。如果把这样的符合事件认为是光子直接到达检测器的真实的符合事件,那么将认为湮灭事件发生在该对检测器的连线上,而实际情况又不是,于是造成了伪像。据分析,对不同类型的仪器来说,这类散射后符合事件的发生率约占全部真实符合事件的 8%~30%。产生随机符合的第二种可能性是所谓的偶然符合事件,见图 4-21(c),这是指在时间窗内检测到的两个 γ 射线光子根本不是来自发生湮灭事件的那对相关的光子。这类事件的发生率约占真实事件的 15%。此外,在 PET 系统中还有大量非符合的单个光子入射到检测器上。它的数量大约为真实事件的 200 倍。当然,必须拒绝这类入射光子参与成像。

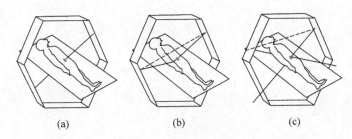

图 4-21 随机符合事件
(a) 真实的符合事件;(b) 经过散射后发生的虚假符合事件;(c) 完全无关的两个湮灭事件造成的虚假符合事件

PET 系统的空间分辨率受两个固有因素的约束。其一是两个湮灭光子的传播方向不是严格成 180°,如图 4-22(a)所示。图中黑色圆点是发生湮灭事件的真实位置,但由于传播方向的偏差使得响应线(图中虚线)偏离了湮灭事件的位置。其二是正电子在发生湮灭之前

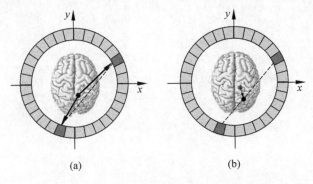

图 4-22 PET 系统的定位误差分析
(a) 传播角度引起的误差;(b) 湮灭事件发生的位置误差

实际上已经传播了一段距离。也就是说,湮灭事件发生的位置并不完全能代表放射性核素所处的位置,这段传播距离与正电子的动能及人体组织中的电子密度有关。如图 4-22(b)所示,图中"∗"所指的是核素实际所在的位置,它在衰变过程中释放出正电子。但是正电子在传播了一段距离后才与电子发生湮灭事件(图中黑色圆点的位置),由此使得响应线(图中虚线)偏离了核素自身所在的位置。上述两项合起来引起的定位误差大约为 2~3mm,目前 PET 系统能达到的空间分辨率约为 3~4mm。

总起来说,PET 的优点是系统的灵敏度高,定位更精确并能够进行较严格的衰减校正。它的主要问题是设备的价格过高,且需要回旋加速器配套来产生所需要的超短半衰期的正电子示踪物,这也就是说受检病人所在医院必须配备回旋加速器。

目前,PET 已经从几年前的实验室研究应用发展进入了临床实用的阶段。它的主要应用领域是肿瘤学、心脏病学、神经系统以及其他生理、病理的研究。特别需要提出的是,正电子核素是人体固有组成元素的同位素。这种核素可标记多种生物分子而不会改变标记分子的生物特性和功能。实际上,示踪剂可视为携带生物信息的分子。PET 利用这种"信息分子"可以在生物体分子水平上显示其存在、状态和变化,它将是联系分子生物学和临床医学的桥梁。

第 5 章

超声成像系统

由于超声诊断具有无损、无创、无电离辐射等优点,它已愈来愈受到人们的重视。特别是在最近的十几年中,超声成像设备已发展成为临床诊断中最重要的工具之一。

考虑到目前临床上使用的超声仪器主要是脉冲回波式的成像系统,在本章中只讨论脉冲回波式成像。

本章首先介绍超声成像的物理基础及基本的成像模式;然后讨论超声成像系统中若干关键技术,它们是与超声图像的质量密切相关的;之后介绍彩色血流图仪;最后讨论超声图像质量的评价及若干新的超声成像方法。

5.1 超声成像的物理基础

本书假设读者已具备了超声物理的一般概念,本节只介绍超声波在人体组织中的传播特性。

5.1.1 超声在人体组织中的衰减

超声在人体组织中传播时,声强会随传播距离的增加而减小,这就是所说的衰减现象。超声衰减的机理较复杂,不同的波形在不同的组织中有不同的衰减规律。但一般来说,造成超声衰减的因素可分为两类。第一类是由于声束本身的扩散以及由于反射、散射等原因造成的声强度减弱。显然,这一类衰减没有使声波的总能量减少,只是使它偏离了原来的传播方向而转移到其他方向上去了。第二类衰减是由于介质的吸收引起的。它使声能转化成其他形式的能量(例如热能)。此类衰减与介质的微观结构有关,问题比较复杂。一般认为,在液体与生物体软组织中,能量的损耗主要是由于物质的粘滞性与导热性引起的。由于粘滞性造成质点振动受阻,致使部分超声波能量转换成热能,并经过热传导向空间散发。近代声学从微观角度研究的结果还表明:在生物体软组织中,蛋白质成分的张弛过程是引起吸收的一个很重要因素。

通常认为衰减系数与频率呈线性关系,因此常使用每厘米每兆赫兹衰减的分贝数(即 $dB/(cm \cdot MHz)$)为单位来描述衰减系数。表 5-1 列出了一些人体组织对超声的衰减系数,以供参考。

表 5-1 人体组织对超声波的衰减系数

介质名称	平均衰减系数/(dB/(cm·MHz))	介质名称	平均衰减系数/(dB/(cm·MHz))
血液	0.18	颅骨	20
肝	0.94	肺	40
肾	1.0	空气	10
肌肉	1.05~1.75	水	0.002
软组织	1.35~1.68		

为了克服超声能量随距离衰减在临床诊断中带来的问题,超声诊断仪器中一般都要设计一个深度补偿电路,或叫做时间增益控制电路来补偿随深度的衰减。在不少仪器中,时间增益电路的补偿特性可以由用户自己来调整。

5.1.2 超声在人体组织中的传播速度

声速也是描述超声波传播特性的一个基本物理量。表 5-2 给出了超声在人体的一些组织中的传播速度。

表 5-2 超声波在人体中的传播速度

组织名称	平均速度/(m/s)	组织名称	平均速度/(m/s)
脂肪	1450	肌肉	1585
脑	1541	软组织(平均值)	1520
肝	1549	颅骨	4080
肾	1561	水	1480
脾	1566	空气	330
血液	1570		

在反射型超声成像系统中的一个基本假设是认为超声波在人体中的传播速度是一样的。基于这样一个假设,我们用脉冲往返的渡越时间来确定探查的深度。从表 5-2 中可以看出,尽管在各种不同的组织中,超声的传播速度存在差异,但是在人体的软组织中,这种差异的范围大约只有±5%。因此,可以近似地认为超声在人体软组织中的传播速度是一样的。

基于上述假设所设计的超声成像系统中,人体中超声波传播速度上的变化将表现为图像上的几何失真。另外,速度的变化还会使波束产生失真或偏移,从而带来附加的误差。这是对成像不利的一面。不过,在有的情况下,所研究的组织断面中传播速度的不同分布包含了临床上有用的信息(如在某些恶性肿瘤中超声的传播速度比较高)。因此,传播速度也是超声计算机断层扫描重建图像的一个参数。

5.1.3 超声在人体组织中的反射、折射、衍射与散射

当超声波在非均匀介质内传播时,由于组织声阻抗的改变,在声阻抗变化的分界面处,入射的超声波能量一部分将被反射,而另一部分则通过界面产生透射或折射。此外,当被探

查的人体组织的细微结构与入射超声波的波长差不多时,将会发生衍射现象。衍射往往会引起波束的发散。当细微结构的尺寸远小于波长时,将引起散射,多普勒血流测量中检测的回波信号即是血球的后向散射信号。

脉冲回波超声成像系统显示的是人体组织的界面对超声波的反射特性。因此,有必要对超声波在两种不同组织的界面处的传播情况作更详细的说明。

超声波在不同组织界面处的反射率取决于声阻抗 Z 的变化。而声阻抗 Z 又与声压 P 及质点的运动速度 v 有关,它们的关系可表示如下:

$$P = Zv \tag{5-1}$$
$$Z = \rho c \tag{5-2}$$

式中,ρ 为介质密度;c 为超声波在人体中的传播速度。

一般来说,反射率与界面的形状有关,且关系较为复杂。平面界面是其中最简单的情况。图 5-1 可用于分析平面界面的情况。

从平衡的角度看,界面两边的总压力必须相等,且两边的粒子运动速度的变化必须连续。这两个条件可表为

$$P_i + P_r = P_t \tag{5-3}$$

及

$$v_i \cos\theta_i - v_r \cos\theta_r = v_t \cos\theta_t \tag{5-4}$$

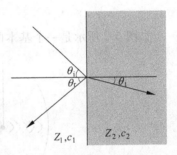

图 5-1 超声波的反射与折射

式中,P、v、θ 分别为声压、声速和角度;下标 i、r、t 分别为入射、反射及透射分量。由反射定律和折射定律可得

$$\theta_i = \theta_r \tag{5-5}$$
$$\frac{\sin\theta_i}{\sin\theta_t} = \frac{c_1}{c_2} \tag{5-6}$$

式中,c_1、c_2 分别为超声波在入射一侧与透射后一侧的传播速度。

反射率的定义是反射压与入射压的比率。从式(5-1)、式(5-3)与式(5-4)可以得出反射率 R 为

$$R = \frac{P_r}{P_i} = \frac{Z_2 \cos\theta_i - Z_1 \cos\theta_t}{Z_2 \cos\theta_i + Z_1 \cos\theta_t} \tag{5-7}$$

式中,Z_1、Z_2 分别为界面两边不同介质的声阻抗。在垂直入射的情况下,$\theta_i = \theta_t = 0$,此时式(5-7)变成

$$R = \frac{Z_2 - Z_1}{Z_2 + Z_1} \tag{5-8}$$

表 5-3 给出了垂直入射情况下,不同组织界面的反射率。

从表 5-3 可以看出,软组织间的反射率很小(<0.10)。这表明只有百分之几的能量被反射,我们称这种情况为弱反射。在弱反射情况下,组织界面与超声换能器之间多次反射的问题可以忽略。然而,在某些界面(例如组织-空气)上,存在着很强的反射。这将导致界面与超声换能器之间形成多次反射,造成超声图像中的伪象。

在早期的超声仪器中,仪器显示的黑白灰度基本上只能表现出器官或病变组织的轮廓,即形成强反射的界面。此时,镜像反射是最有意义的信息。在现代的超声仪器中,因为仪器具有大的动态范围,并能显示很多不同的灰度等级,所以散射式反射信号(即各向同性的散射回波)变成了重要的信息。基于这一事实,在下面的讨论中将假设被探查组织为弱反射的

各向同性的散射子阵列 $R(x,y,z)$，(x,y,z) 为三维空间坐标系。这样的假设可以简化系统分析中的数学表达式，但所得出的基本结论对镜像反射情况也是适用的。

表 5-3　不同组织界面的反射率

界面两边的组织	反射率	界面两边的组织	反射率
脑-颅骨	0.66	肌肉-血	0.03
脂肪-骨	0.69	肌肉-肾	0.03
脂肪-血	0.08	肌肉-肝	0.01
脂肪-肾	0.08	软组织-水（均值）	0.05
脂肪-肌肉	0.10	软组织-空气	0.9991
脂肪-肝	0.09	软组织-PZT5 晶体	0.89

5.2　脉冲回波式超声成像系统

如图 5-2 所示是一个基本的脉冲回波成像系统。

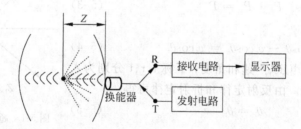

图 5-2　基本的脉冲回波成像系统

在图 5-2 中，当开关倒向发射位置 T 时，脉冲波电压 $p(t)$ 将激励换能器。换能器将电信号转换成超声波向人体内发射，传播方向如图中实线所示。发射结束后，转换开关立即倒向接收器 R 端。当超声波遇到人体组织中的声阻抗不连续点时，就会形成反射波，如图中虚线所示。这一回波信号经过同一个换能器转换成电信号后进入信号接收电路。回波信号经过放大、增益补偿、包络检测等一系列处理过程后送往显示器显示。

再作如下假设：

（1）换能器表面直径远大于发射声波的波长。在这种情况下，超声在人体中传播时的衍射几乎可以忽略。于是可以认为在人体的不同深度处，超声束的尺寸都接近换能器表面的尺寸。

（2）超声波以同样的传播速度 c 穿过衰减系数相同的人体组织。

（3）被探查物为各向同性的弱反射子阵列，其反射率为 $R(x,y,z)$。在此弱反射的假设下，二次反射可以忽略。

基于上述假设，接收信号 $e(t)$ 可表示为

$$e(t) = K \left| \iiint \frac{e^{-2\alpha z}}{z} R(x,y,z) S(x,y) \tilde{p}\left(t - \frac{2z}{c}\right) \mathrm{d}x \mathrm{d}y \mathrm{d}z \right| \tag{5-9}$$

式中，K 为常数；$e^{-2\alpha z}$ 为经过来回距离 $2z$ 后的衰减；$1/z$ 为在深度 z 处由各向同性散射所造成的超声波幅度衰减因子；$R(x,y,z)$ 为被探查物体的反射率（此处假设它是与入射超声

束的角度无关的标量)。

这一假设对下列两种情况是精确的:

(1) 被探查物体的结构远小于超声波波长时,它对超声波的反射接近于各向同性的散射。

(2) 物体具有较大的反射面,但其界面粗糙度的均方根值与超声波波长相当。

对于那些相对平滑的大界面,由于发生明显的镜象反射,上述假设就不够精确了。这时的反射在很大程度上取决于超声波的入射角。这种现象应当做矢量问题来描述。

式(5-9)中,$S(x,y)$ 为由换能器表面特性决定的分布函数。准确地说,式(5-9)中应包含 $S(x,y)$ 的二次项。因为在发射时,它是换能器横向声照射函数;而在接收时是换能器横向接收灵敏度函数。但是,在简化的情况下,假定在换能器表面积内 $S(x,y)$ 的值为 1;其他地方为零。因此,在式(5-9)中只出现 $S(x,y)$ 的一次项。

式(5-9)中,$\tilde{p}\left(t-\dfrac{2z}{c}\right)$ 为接收的脉冲信号。与发射时刻相比,它的出现时刻在时间上经过 $2z/c$ 的延时(表示接收来自深度 z 处的回波信息);它的幅度是发射脉冲 $p(t)$ 与换能器及检测线路中线性处理器的冲激响应的卷积。

最后,式(5-9)中的绝对值符号表示所显示的信号是经过包络检测后的信号,它与相位无关。

为了进一步简化式(5-9),我们还假设:发射脉冲 $p(t)$ 很窄,这表明它在传播过程中所占据的深度范围很小。也就是说,系统具有很好的轴向分辨率。如果把 $\tilde{p}\left(t-\dfrac{2z}{c}\right)$ 看成一个 δ 函数,就可以令积分号内的 $\dfrac{e^{-2\alpha z}}{z}$ 这一项中的 $z=\dfrac{ct}{2}$ (即 $t=\dfrac{2z}{c}$),并将其移到积分号外,如下式

$$e(t) = K \left| \dfrac{e^{-\alpha ct}}{ct/2} \iiint R(x,y,z) \cdot S(x,y) \cdot \tilde{p}\left(t-\dfrac{2z}{c}\right) dxdydz \right| \tag{5-10}$$

考虑到几乎所有的超声成像系统都包含一个时间增益补偿电路来补偿超声波在传播中的衰减和衍射所造成的损失,因此补偿后的输出 $e_c(t)$ 应该是原来的输出 $e(t)$ 乘一个时变的增益函数 $g(t)$。选择 $g(t)=ct \cdot e^{\alpha ct}$,于是经过补偿后的输出为

$$e_c(t) = g(t) \cdot e(t) = ct \cdot e^{\alpha ct} \cdot e(t) \tag{5-11}$$

或

$$e_c(t) = K \left| \iiint R(x,y,z) \cdot S(x,y) \cdot \tilde{p}\left(t-\dfrac{2z}{c}\right) dxdydz \right| \tag{5-12}$$

上式可用于超声成像系统的分析。

目前在临床中使用的超声仪器有 A 型、B 型、M 型与 C 型等不同的工作模式。下面,我们将逐一介绍这几种工作模式。

5.2.1 A 型

A 型显示是超声诊断仪中最基本的一种显示方式。荧光屏上的横坐标代表超声波的传播时间,相当于深度;纵坐标代表回波信号的幅度。根据回波信号出现的位置可以确定

病灶在人体组织中的深度、大小等。图 5-3 所示是 A 型仪器在检查脑中线偏移时显示的波形图。这是 A 型仪器的一个典型应用。

在现代超声诊断仪中，A 型回波信号将与其他图像与信号一起显示在标准的显示器上。

5.2.2 B 型

B 型扫描仪的工作原理与 A 型仪器基本上是相同的。设想用某种方法将换能器很快地在一个平面中沿某一直线移动（见图 5-4）。在移动的过程中，换能器在不同的位置上发射超声脉冲，并接收相应的回波信号。用回波信号的幅度调制显示器的灰度，并按扫描线逐行显示随深度变化的回波信号，就可以构成一幅人体断面的图像。这就是 B 型成像的原理。

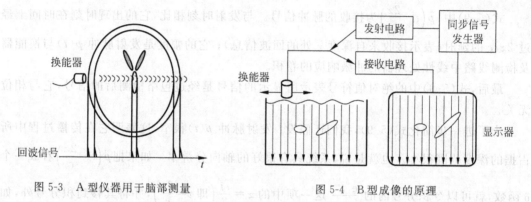

图 5-3　A 型仪器用于脑部测量　　　　图 5-4　B 型成像的原理

在 B 型超声诊断仪刚问世时，曾有人用手持探头作平移运动来实现断层扫描。在现代仪器中，探头被固定不动，采用机械或电子的方法来移动声束。这样做不仅同样可以达到扫查断面的目的，而且还使扫描的速度大大地提高了。按照声束移动的不同方式，常见的 B 型仪器一般可分为线性扫描（声束平移扫描）和扇形扫描（声束呈扇形分布）两种。所用的探头又可分为线阵、凸阵、相控阵与机械扇扫探头等。图 5-5 中示意了各种不同的扫描方式和所使用的探头。

线阵探头是由许多小换能器阵元排成直线组成。在电子线路的控制下换能器阵元一个一个接力式地发射和接收超声波，从而完成扫查过程。所得图像中的扫描线是均匀分布的。它的缺点是探头的几何尺寸限制了它可以探查的范围。例如，在体外探查心脏时，超声束只能从肋骨间的缝隙进入体内，这种情况下采用线阵探头就不合适了。此时采用扇形扫描是比较适宜的。

机械式扇形扫描探头的换能器晶片由一个机械装置控制作摆动。在摆动的过程中换能器在不同的角度上发射超声波来实现扫描，扫描线一般都是等角度地均匀排列。机械式扫描的探头中只有一个换能器晶片，因此这种系统的发射与接收电路比较简单（只需设计一个通道）。但是，由于机械运动带来的振动与不稳定性将影响图像的质量。凸阵探头的换能器阵元均匀排列在一个圆弧上。与线阵探头相比，凸阵探头的扫查范围显然变大了。设计不同圆弧半径的凸阵探头可满足不同的应用场合。圆弧半径大的探头用于探查腹部；圆弧半径小的探头就可以用来探查心脏。

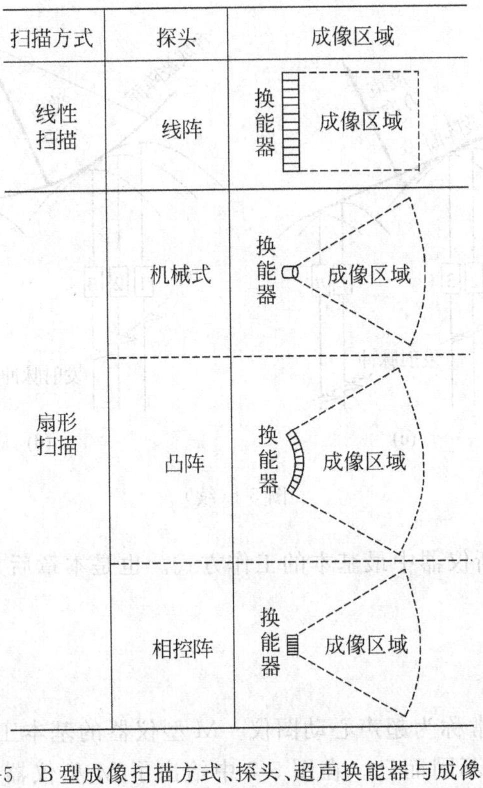

扫描方式	探头	成像区域
线性扫描	线阵	换能器 成像区域
扇形扫描	机械式	换能器 成像区域
扇形扫描	凸阵	换能器 成像区域
扇形扫描	相控阵	换能器 成像区域

图 5-5　B 型成像扫描方式、探头、超声换能器与成像区域

此外，还可以用电子线路控制的方法来实现扇形扫描，这就是所谓的相控阵探头，其详细的工作原理参见图 5-6。

电子相控阵探头也是由多个阵元组成的。如果同时给各阵元加上激励脉冲，则多阵元探头与单晶片换能器的效果是一样的，多阵元发射后叠加起来的波束方向垂直于换能器表面，如图 5-6(a)所示。如果控制到达各阵元的激励脉冲依次相差一个固定的时间，则叠加后波束的方向与探头表面的法线方向之间就存在一个偏转角（见图 5-6(b)）。这就是相控阵探头实现扇形扫描的基本原理。调整各阵元激励的延迟时间，除了可改变声束的指向外（见图 5-6(c)），还可实现声束的聚焦，如图 5-6(d)所示。

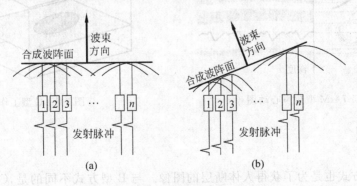

图 5-6　相控阵系统
(a) 波束方向垂直于换能器表面；(b) 波束方向向左偏转；(c) 波束方向向右偏转；(d) 同时实现波束偏转与聚焦

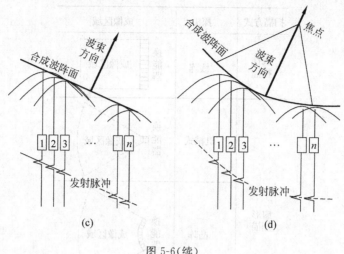

图 5-6(续)

B 型成像是超声诊断仪器中最基本的工作方式。也是本章后几节中讨论的重点。

5.2.3 M 型

M 型超声诊断仪通常称为超声心动图仪。M 型仪器的基本工作原理与 A 型仪器也是一样的,只是显示的方法不同而已。在图 5-7 中给出了 M 型仪器探查心脏时的典型应用。图的左半部分是心脏的剖面图及探头和声束位置的示意图;右半部分是显示的 M 型心动图,其横坐标是时间轴,纵坐标从上至下与超声回波信号的时间(即深度)对应。也就是说,在 M 型显示中,纵向的每一条线都是一次 A 型探查信号,图中的灰度表示回波信号的大小。于是,横向沿时间轴展开后就可以看到超声扫查线上脏器运动的情况。图 5-7 描述了多个心动周期中各反射界面的运动情况。人们可以清楚地了解二尖瓣开放与关闭的情况。

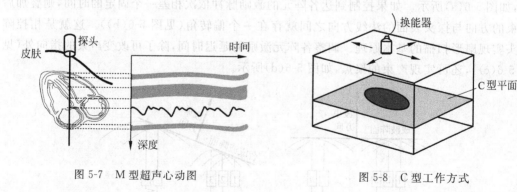

图 5-7 M 型超声心动图　　　　图 5-8 C 型工作方式

5.2.4 C 型

C 型工作方式也是为了获得人体断层的图像。与 B 型方式不同的是,C 型扫描得到的图像不是简单的超声束扫描的断层平面,而是距离换能器某一指定深度处的与超声束垂直的平面,如图 5-8 所示。

一般地说，单纯为了实现 C 型扫描时，所需的数据采集时间是比较长的。因为对每次发射后返回的超声信号，系统只是在一个很短的时间里开启接收电路来采集指定深度处的信息。为了构成一幅 C 型图像，必须不断移动扫描线并重复上述过程。这样做当然是很费时的，也很难获得实时的图像。也许正是这个原因，在现有的超声诊断仪中较少配置 C 型工作方式。但是，在一些高档的三维成像系统中，系统的大容量存储器中保存着完整的三维图像数据，此时要实现 C 型图像显示是很容易的。

5.2.5 多普勒血流测量

血流测量是超声诊断仪中的一项重要功能。血流测量一般是指测定血管或心脏中某个位置上的血流速度，包括大小与方向。再通过一定的计算可以得出血流的平均流速、脉动指数、阻力指数等指标供临床诊断参考。

超声多普勒方法测量血流的基本原理是：由探头对着血管发射一频率为 f_0 的超声波，血管内运动的红血球产生的后向散射信号就会出现多普勒频偏，如图 5-9 所示。

根据多普勒原理，多普勒频偏 f_D 的大小可用下式来计算：

$$f_D = \frac{2v\cos\theta}{c}f_0 \tag{5-13}$$

式中，c 为超声波在人体中的传播速度；v 为红血球运动的速度；θ 为声束与流速 v 之间的夹角。

当血球运动的方向朝向探头时(定义为正向流)，多普勒频偏为正；当血球运动的方向背离探头时(定义为反向流)，多普勒频偏为负。由于血管中血球运动的方向与速度各不相同，接收到的回波信号实际上是如图 5-10 所示的窄带随机信号。

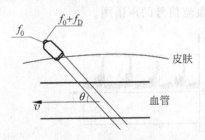

图 5-9 多普勒血流测量的基本原理

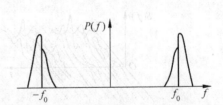

图 5-10 超声多普勒回波信号的频谱

图 5-11 所示是一个具有声谱图输出的多普勒血流仪的原理方框图。

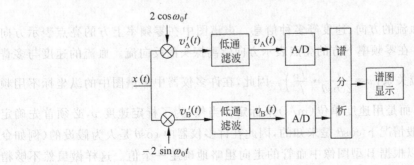

图 5-11 多普勒血流测量的原理方框图

接收到的回波信号经过放大后可表示为

$$x(t) = A(t) \cdot \cos[\omega_0 t + \phi(t)] \tag{5-14}$$

式中，$A(t)$、$\phi(t)$ 分别为慢变的幅度与相位信号；角频率 $\omega_0 = 2\pi f_0$。

把 $x(t)$ 分成两路分别与 $2\cos\omega_0 t$ 和 $-2\sin\omega_0 t$ 相乘，并用低通滤波器滤除其高频成分，可得上通道的输出为

$$\begin{cases} v'_A(t) = A(t)\cos[\omega_0 t + \phi(t)] \cdot 2\cos\omega_0 t \\ v_A(t) = A(t)\cos\phi(t) \end{cases} \tag{5-15}$$

同理可得下通道的输出为

$$v_B(t) = A(t)\sin\phi(t) \tag{5-16}$$

可以证明，$v_A(t)$、$v_B(t)$ 就是窄带血流信号 $x(t)$ 的两个正交分量。把 $v_A(t)$ 与 $v_B(t)$ 合成复值信号 $v(t) = v_A(t) + jv_B(t)$，就得到了 $x(t)$ 的复数包络函数 $\widetilde{A}(t)$：

$$\begin{aligned} v(t) &= v_A(t) + jv_B(t) = A(t)\cos\phi(t) + jA(t)\sin\phi(t) \\ &= A(t) \cdot e^{j\phi(t)} = \widetilde{A}(t) \end{aligned} \tag{5-17}$$

$\widetilde{A}(t)$ 功率谱中大于 0 的频率成分表示正向流；小于 0 的频率成分表示反向流。

连续不断地采集多普勒血流信号并计算其功率谱，就能得到不同时刻血流信号的功率谱。可以在一个三维坐标系中描述随时间变化的血流信号功率谱，如图 5-12(a) 所示，横坐标代表时间，纵坐标代表频率，高度坐标表示相应的功率谱值。每一次功率谱计算的结果在这个三维坐标系中表现为一条沿频率轴分布的功率谱密度函数。在显视器上显示血流信号的动态功率谱图时，横坐标代表时间，纵坐标代表频率，功率谱计算值的大小用平面中像素不同的灰度值来表示，如图 5-12(b) 所示。这就是血流信号的声谱图。

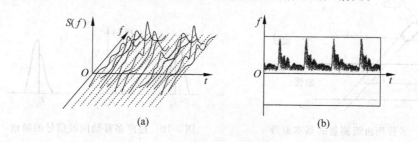

图 5-12 声谱图
(a) 三维坐标系中的声谱图；(b) 二维平面中显示的声谱图

声谱图中包含血流的方向、速度等多种信息。声谱图中在零频率上方的亮点表示方向指向探头的正向流；在零频率下方的亮点表示方向背离探头的反向流。血流的速度与多普勒频偏有确定的对应关系 $\left(v = \dfrac{c}{2\cos\theta} \cdot \dfrac{f_D}{f_0}\right)$。因此，在许多仪器中声谱图中的纵坐标不用频率单位(Hz)来标定，而是用速度单位(m/s)来标定。当然，为了标定速度 v，必须首先确定 $\cos\theta$。但是，由于一般情况下 $\cos\theta$ 是未知的，因此在许多仪器中 $\cos\theta$ 是人为假设的(例如令 $\cos\theta = 0.5$)，或者可以根据 B 型图像中血管的走向粗略地确定一个值。这样做虽然不够精确，但是用速度标定毕竟比用频率标定更符合医生的习惯。

血流测量有两种基本的模式,即连续波方式与脉冲波方式。连续波方式是指探头发射连续的超声波,只要被声束照射到的血流都能对回波信号产生影响。换句话说,连续波血流测量不能提供距离信息。为了测定不同深度的血流速度,可以采用脉冲波方式。在脉冲波超声血流测量系统中,发射的信号不是连续的正弦波,而是按一定频率重复的短脉冲群。它在体内形成一个小小的采样体积。只要在接收电路中设计一个延时后短暂开启的"距离选通"环节,就可以接收指定深度处的血流信息。

5.3 B型超声成像系统中的若干关键技术

对于任何一种医学成像系统而言,临床诊断的有效性都首先取决于图像的质量。本节将围绕提高超声图像的质量问题介绍超声成像系统中采用的若干关键技术。在评价图像质量的诸多因素中,空间分辨率是一项最基本的指标。较高的空间分辨率是观察病灶细节的前提条件。因此,在讨论超声图像质量的时候,有关超声图像空间分辨率的问题将作为讨论的重点。

在形成超声图像的整个过程中,将必不可少地涉及超声换能器及相应的发射与接收电路、图像的变换、处理及显示等环节。下面我们将逐一讨论这些问题。

5.3.1 换能器与波束形成技术

1. 换能器

换能器的性能及其工作模式将直接影响超声图像的分辨率。以圆片式换能器为例,用一个窄脉冲激励时,由于换能器的频带有限,发射的超声波信号实际上是一个拖着"尾巴"的持续一定时间的信号,如图5-13(a)所示。另外,由于换能器表面具有一定的面积,致使声束具有一定的尺寸。于是,发射的超声波从整体上看好像是一颗子弹,在超声成像系统中称为采样体积,参见图5-13(b)。很显然,采样体积的长度(它与发射频率及换能器的带宽有关)将决定系统的轴向分辨率;采样体积的宽度将决定系统的侧向分辨率。

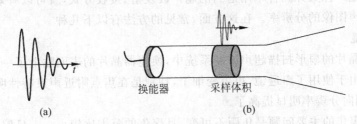

图 5-13 超声成像系统中的采样体积
(a) 发射信号;(b) 发射脉冲的空间模式

为了提高系统的分辨率,有必要研究超声波在人体中传播时声束的形态,或称为声场。以圆片式超声换能器为例,发射源的表面可以看成由无数个小发射源组成,每个小发射源都发出一个均匀的球面子波,各子波互相干涉便形成了超声束。如果 I_0 是换能器表面的声

强，I_z 是沿中心轴上距离换能器 z 处的声强，应用惠更斯原理可以得出

$$\frac{I_z}{I_0} = \sin^2\left\{\left(\frac{\pi}{\lambda}\right)\left[(a^2+z^2)^{1/2} - z\right]\right\} \tag{5-18}$$

式中，a 为换能器圆片的半径；λ 为超声波的波长。图 5-14 是上式所描述声场的一个示意图。从图中可以看出，在靠近换能器的一个区域中，沿中心轴方向声强出现振荡。这种振荡一直要持续到出现最后一个极大值（位于深度轴的 $z_{\max}$ 位置上）为止。通常把 $z_{\max}$ 之内的区域称为近场（或 Fresnel 区）。在出现了最后一个极大点之后，声强将随着距离的增加而减弱。这个区域被称为远场（或 Frauhofer 区）。

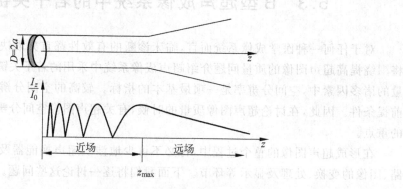

图 5-14 圆片型换能器的超声场

近似计算可得

$$z_{\max} = a^2/\lambda \tag{5-19}$$

从宏观上看，近场区内的声束大致是圆柱体形状。在远场区声束将发散。图 5-15 中所示的发散角 θ 近似可表为

$$\theta = \arcsin(0.61\lambda/a) \tag{5-20}$$

从式(5-19)及式(5-20)可以看出，换能器直径愈大或工作频率愈高（相当于波长减小），则近场区的长度愈大，同时，远场区发散的程度愈小。反之，则有近场区长度变短，伴之出现较大的声束发散。这个重要的结论可以用图 5-15 来形象地描绘。

精心设计超声探头并配合采用适当的超声波发射、接收方式，就可以有效地改善声场的特性以提高超声图像的分辨率。在这方面，常见的方法有以下几种。

(1) 声透镜

在许多单晶片的扇形扫描超声诊断系统中，换能器晶片的表面贴上了一个声透镜，用于实现声聚焦。由于使用了声透镜，声束变细了，特别是在焦点附近声束特性明显改善。也就是说，系统的侧向分辨率明显提高了。

用声透镜聚焦的主要问题是焦距不可变，且聚焦的范围比较小。一旦偏离了聚焦区域，系统的分辨率就变差了。

(2) 一维电子聚焦

电子聚焦方式可人为地改变聚焦深度。以一维相控阵为例（见图 5-16），只要人为改变延迟时间就能改变焦距的长度。因此，对于不同的探查深度可以用不同延迟线设置来获得探查区域内的高分辨率，见图 5-16。

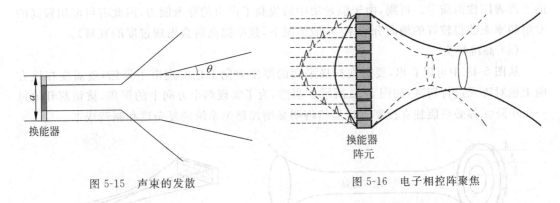

图 5-15　声束的发散　　　　　图 5-16　电子相控阵聚焦

在相控阵的接收系统中,每个阵元的输出先经过延迟线后再相加在一起作为回波信号的输出。适当设置延迟线的延迟时间(中间阵元的延迟时间长,两边阵元的延迟时间短),就能获得指定深度处的信息。由于回波信号由近至远陆续到达换能器,因此可以在整个接收过程中不断调整延迟线的设置以获得全程聚焦的效果。这就是所谓的"动态聚焦"。

(3) 动态孔径

由图 5-16 可看出,小孔径换能器在近场的声束较细,但在远场声束发散却较严重;而大孔径换能器虽然在近场的声束较粗,但远场的发散较小,其声束特性在远场甚至优于小孔径换能器。由此可以设想,在探查较浅部位时采用小孔径,而在深部检查时采用大孔径,这就是动态孔径的概念。电子线阵或相控阵都可以采用动态孔径技术,图 5-17 是它的示意图。

(4) 环阵技术

图 5-17 所示的一维电子聚焦方法只解决了沿换能器阵元排列方向上的聚焦问题,而不能解决与之垂直方向上的聚焦问题。或者说,被扫查的平面可能是比较厚的(见图 5-18),这也将使图像产生模糊。

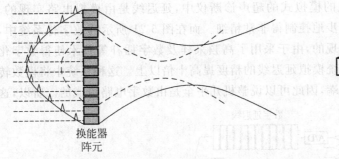
图 5-17　动态孔径

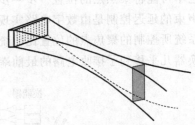
图 5-18　一维电子聚焦存在的问题

环阵技术可以解决一维电子聚焦中存在的问题。环阵探头由若干个环形阵元构成,每个阵元都配有延迟线。在发射时可设置不同的延迟时间来获得指定深度处的高分辨率。在接收时,同样可采取动态聚焦与动态孔径技术来实现全程聚焦。图 5-19 给出了环阵探头全程聚焦的声束特性。由于环阵探头实现的是二维聚焦,因此它的聚焦效果明显地优于一维聚焦。另外,由于超声能量集中在细长的聚焦区域中,因此提高了回波的信噪比,这也将有助于改善图像的质量。再则,由于能量集中后提高了声束的穿透能力,因此有可能用较高的发射频率来获得较好的轴向分辨率(一般情况下,频率提高后会出现过度的衰减)。

(5) 高维探头

从图 5-19 中可以看出,要想在扫描平面的厚度方向上也实现电子聚焦,就需要在该方向上也对阵元进行切割,如图 5-20 所示。当然,为了实现两个方向上的聚焦,被切割开的每一个小阵元都必须能独立控制。这显然将明显增加整个系统的复杂度和制造成本。

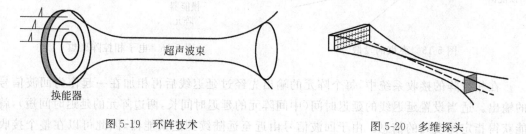

图 5-19　环阵技术　　　　　　　图 5-20　多维探头

(6) 动态频率扫描

超声波在人体组织中的衰减是与其频率的高低有关的。因此,虽然提高发射频率可以改善轴向分辨率,但是却影响了可探查的深度。

动态频率扫描技术可以在一定程度上缓解上述矛盾。它的基本做法是:对于较浅的探查区域采用较高的发射频率以获得较高的轴向分辨率;对于较深的部位才适当降低发射频率以保证一定的探查深度;最后,将采集到的不同深度处的图像"拼"在一起构成完整的图像。

动态频率扫描在实现中的难点是必须采用多频率或宽频带探头。

2. 波束形成技术

当采用电子聚焦工作模式时,要想获得较好的聚焦效果,必须在发射与接收的前端电路中精心设计延迟线电路。在传统的模拟式的超声诊断仪中,延迟线是由模拟电路实现的。它不可能将聚焦点的位置一步一步地控制得非常精细。而在图 5-21 所示的数字化系统中,声束的延迟控制是由数字电路实现的,由于采用了高频采样及数字插补等技术使得数字化系统所控制的聚焦点的位置比传统模拟延迟线的精度提高十倍以上。这种系统中将模数转换器几乎移到了接收电路的最前端,因此可以说整机几乎全是由数字电路组成的。所以,这

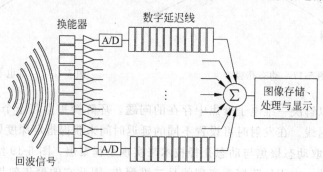

图 5-21　全数字化超声诊断仪系统构成

样的系统也称为全数字化系统。全数字化超声诊断仪具有图像质量好、系统可靠、易于升级换代等优点。它的最主要技术特征就是数字式的声束形成技术。

在超声诊断设备中图像分辨率应包括三方面的含义：空间分辨率、时间分辨率和对比度分辨率。与传统的超声诊断设备相比，全数字化超声诊断设备在上述几项分辨率指标上有了明显的提高，从而使整个图像的质量有了明显的提高。

(1) 空间分辨率的改善

空间分辨率是指仪器所能分辨的两个目标间的最小距离。空间分辨率愈高就愈有可能区分细小的病灶。

前面已经介绍了提高空间分辨率的许多方法。实际上要想通过改善波束形态来改善空间分辨率就要实现从近场到远场精细地控制波束聚焦，而且应尽量缩短焦点移动的步距。由于全数字化超声诊断系统采用了数字式声束形成技术，可以精细地控制聚焦点的位置，它的图像具有很高的空间分辨率。这是传统的模拟系统所无法比拟的。

(2) 时间分辨率的提高

时间分辨率决定了仪器的动态性能。这项指标在观察心脏活动及检测血流速度时是很重要的。

在全数字化的系统中，各个阵元接收到的回波信号经过放大后立即就被数字化了，波束方向与聚焦点的控制都是通过数字延迟线来完成的。因此，在一次发射后，同一组阵元接收的回波信号可以同时送到几组不同的延迟线电路中，通过不同的延迟处理后，就可获得几个不同方向的回波信息。这样，就有可能提高整个系统的帧频，也就是系统的时间分辨率。

(3) 对比度分辨率的提高

对比度分辨率是指区分不同的回波强度的能力。改善对比度分辨率的重要措施是抑制超声束的旁瓣。一方面可以通过对各个通道的回波信号在处理时加以不同的权重来达到抑制旁瓣的目的；另一方面实现高精度的波束形成也是十分重要的。全数字化系统在完成高精度波束形成的同时对回波信号作不同的加权处理，从而使系统获得较高的对比度分辨率。

由于全数字化超声诊断仪在声束形成过程中采用了数字延迟线，获得了从近场到远场的全程均匀的高分辨率图像。可以说，全数字化系统是当今超声诊断仪最高水平的代表，也是今后技术发展的一个重要趋势。

5.3.2 数字扫描变换器

超声回波信号经过5.3.1节讨论的接收前端（换能器与波束形成环节）后，被送入图像处理单元与显示器。本节要介绍的数字扫描变换器（digital scan converter，DSC）就是超声图像处理中的重要一环。

早期的B型超声诊断仪是将接收到的回波信号按照与探头扫描方式一致的格式直接送阴极射线管调灰显示，以此产生被查部位的图像。这样的图像除了闪烁严重外，扫描线间隙大、不连续且图像灰度等级不足等因素也给观察带来不便，更谈不上对图像进行冻结及必要的后处理。

数字扫描变换器的"变换"二字主要包括两个含义：一是扫描格式的变换，二是扫描速度的变换。DSC部件主要由图像存储器及相应的坐标变换电路组成，它位于信号接收电路与图像显示器之间,如图 5-22 所示。

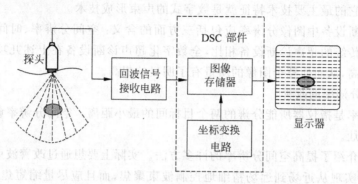

图 5-22　具有 DSC 功能的 B 超显像仪系统方框图

极坐标形式的扇扫超声回波信号以某种格式写入图像存储器,然后按标准的图像显示制式读出送显示器显示。由于采用标准显示器作为超声图像的显示装置,它具有亮度高、动态范围宽、显示面积大等优点,同时也有利于超声成像系统显示与记录装置的标准化。另一方面,回波信号以较慢的速度写入图像存储器,却可以用较高的速度读出并显示。在这个过程中不仅完成了扫描制式的变换,而且也解决了图像闪烁的问题。更有意义的是现代电子技术可以很容易地将存储器中的图像冻结并进行各种各样的图像后处理工作。

线阵扫查方式的 DSC 原理比较简单。线阵探头中的阵元按顺序发射和接收超声波。这些超声扫查线对应图像存储器的列地址,每条扫查线上的样本点对应图像存储器的行地址,采样值按列依次写入图像存储器的行地址,显示时按行依次从存储器中读出数据。扇形扫描方式的 DSC 比较复杂,它是本节讨论的重点。

B 型超声成像中的扇形扫描方式是令超声探头从某一顶点向外呈扇面状地发射超声脉冲和接收回波信号。这种扫查方式的回波信号是极坐标形式的。图 5-23 给出了这种极坐标形式的采样点与光栅扫描显示像素间的位置关系。

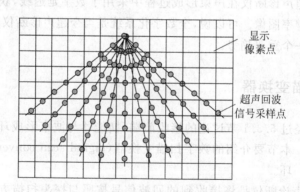

图 5-23　回波信号采样点与显示像素点之间的位置关系

从图 5-23 可见,信号样本点与显示像素点的位置并不一一对应,相邻扇形扫查线之间还有很多空缺的显示像素有待填充,这种现象在远场尤为明显。因此,DSC 设计要解决的两个主要问题是坐标变换及数据插补。

就实现坐标变换而言,根据电路结构的不同 DSC 可分为大图像存储器方案和小图像存储器方案两类。图 5-24(a)、(b)分别是这两种方案的示意图。

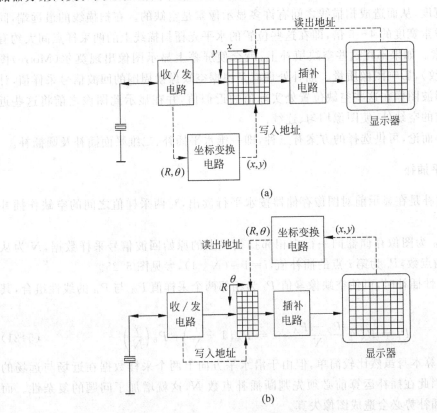

图 5-24　两种 DSC 方案
(a) 大图像存储器方案；(b) 小图像存储器方案
——数据流走向；-----地址线

大图像存储器方案比较直观。坐标变换电路完成从极坐标(R,θ)到直角坐标(x,y)的变换,回波数据按照给出的(x,y)地址写入一个与显示像素一一对应的图像存储器(一般为 512×512 单元)中,然后在视频同步信号的控制下逐行读取图像存储器,将数据送监视器显示(其间要经过一个插补电路)。大图像存储器方案存在一些固有的缺陷：其一是所占用的存储器容量大(例如 512×512),但冗余单元多,实际上图像存储器中有一部分单元始终是空着的;其二,采用这种结构时图像后处理的灵活性较差,一旦图像冻结后,就不易再将显示图像作左右移动或放大缩小等操作;再则,插补电路也难实现高精度的二维平面插补。

在小图像存储器方案中,存储器中保存的是最原始的极坐标形式的数据,其容量一般只有 128×512 单元(128 条扫查线,每线 512 个样本点)。在光栅扫描过程中,监视器上每个显示像素的灰度可以根据此像素的(x,y)坐标通过坐标变换电路找到其相应的极坐标(R,θ),然后从图像存储器的相应位置上读出数据并显示(其间当然也要经过插补运算)。这种小图像存储器方案所需的存储器容量一般只是大图像存储器方案的 1/4。而且由于它保留了全部原始回波数据,使得数据插补环节能获得较高的精度,操作的灵活性也较大。

未经插补而直接显示的图像在扫查线之间有较大的间隙,使得图像不均匀、不连续,图像质量欠佳。这是由于扫查线较稀疏时,离开圆心较远处相邻扫描线之间的距离会大于一个显示像素的宽度,从而造成扫描线之间有许多显示像素是空缺的。在扫描线的最远端,间距有可能大于像素宽度的4~5倍,即在这些位置的水平光栅扫描线上的两采样点间大约有4~5个空缺像素。如果不将这些空缺填补上,就会使屏幕上显示图像出现莫尔(Moire)图案(或称莫尔条纹),影响图像质量。插补处理就是根据空缺像素周围的回波信号采样值,计算出二维超声回波图像在这些空缺位置处实际值的近似值,并在显示此图像之前将这些近似值插入到相应的空缺处,使图像均匀、连续。

就数据插补而论,可供选择的方案有三种,即一维水平插补、二维平面插补及圆插补。

1. 一维水平插补

一维水平插补是在显示前对图像存储器按水平行读出,对两采样值之间的空缺作插补运算。

若 P_A 和 P_B 为图像存储器同一行中相邻扫查线上的原始回波信号采样数据,N 为从 P_A 至 P_B 的间隔点数,P_i 为第 i 点的插补值,$i=1\sim(N-1)$,参见图5-25。

在做一维线性插补时,可使空缺像素值 P_i 为相邻两个采样值 P_A 与 P_B 的线性组合,其运算公式为

$$P_i = P_A + \frac{P_B - P_A}{N} \cdot i = P_A\left(1 - \frac{i}{N}\right) + P_B\left(\frac{i}{N}\right) \tag{5-21}$$

一维插补运算本身虽然比较简单,但由于沿水平方向上两个采样数据在近场与远场的间隔并不一样,因此在插补运算前必须先判断插补点数 N,这就增加了问题的复杂性。而且,简单的一维插补势必会造成图像失真。

2. 二维平面插补

对于二维图像,更好的插补方法应是平面二维插补。假设扇形图像上超声扫查线按等角增量 $\Delta\theta$ 均匀分布,扫查线上的采样点按等间隔 Δr 均匀分布,与显示像素 Z 最近邻的四个样本值分别为 $P_{i,j}$、$P_{i,j+1}$、$P_{i+1,j}$ 和 $P_{i+1,j+1}$,见图5-26。

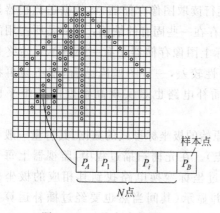

图5-25 一维水平插补方法

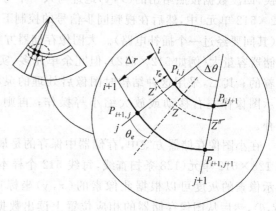

图5-26 二维平面插补方法

扇面中的二维平面插补可以分别由模方向与角度方向两次一维线性插补来完成。模方向的插补运算如下：

$$Z' = P_{i,j}\left(1 - \frac{r_e}{\Delta r}\right) + P_{i+1,j} \cdot \frac{r_e}{\Delta r} \tag{5-22}$$

$$Z'' = P_{i,j+1}\left(1 - \frac{r_e}{\Delta r}\right) + P_{i+1,j+1} \cdot \frac{r_e}{\Delta r} \tag{5-23}$$

式中，Z' 与 Z'' 两点位于相邻的两条超声扫查线上且具有与显示像素 Z 相同的模；r_e 为待插值的 Z 点相对于 $P_{i,j}$ 点在模方向上的偏差。

完成模方向插补后再作一次角度方向的线性插补。运算公式如下：

$$Z = Z'\left(1 - \frac{\theta_e}{\Delta\theta}\right) + Z'' \cdot \frac{\theta_e}{\Delta\theta} \tag{5-24}$$

式中，θ_e 为 Z 点相对于 $P_{i,j}$ 点在角度方向上的偏差。

二维插补运算比较严格，是目前实用算法中最好的方法，但运算过程比较繁琐，实现时硬件电路也比较复杂，一般适用于高档机的 DSC 系统中。

3. 圆插补

认真分析扇形扫描超声图像中采样点的分布状况，可以发现，沿模方向的采样数据是比较密集的，只是沿圆弧方向上采样数据间存在较大间距，特别是在远场。因此，可以放弃模方向上的数据插补，只进行圆弧方向（或称角度方向）上的插补，这就是圆插补，见图 5-27。

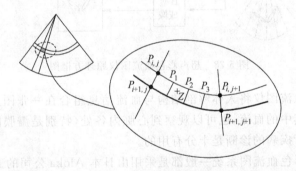

图 5-27 圆插补方法

圆插补的基本原则是以原采样数据为基础，沿圆弧方向进行一维插补。假设 $P_{i,j}$、$P_{i,j+1}$ 为相邻采样线上具有相同采样半径的两个样本点，可以按照线性插补原则求出其间若干点的插补数据。图 5-27 中，在这两点间插补了三个点，即 $P_2 = \dfrac{P_{i,j} + P_{i,j+1}}{2}$，$P_1 = \dfrac{P_{i,j} + P_2}{2}$，$P_3 = \dfrac{P_2 + P_{i,j+1}}{2}$。

设想把以最近邻四个点（$P_{i,j}$、$P_{i,j+1}$、$P_{i+1,j}$、$P_{i+1,j+1}$）组成的扇区分成四个均匀的小扇区。在图像显示过程中，显示像素落在哪个小扇区中，就取该小扇区左上方的插补数据值作为其显示的灰度值。例如，图中显示像素 Z 的灰度值取为 P_1 的灰度值。这就是圆插补的含义。

圆插补方法避免了一维水平插补造成的图像横向失真，也避免了二维插补的复杂运算，以一维插补的计算量，获得了近似二维的插补效果。

5.4 超声彩色血流图

超声血流测量的发展经历了从连续波（continuous wave，CW）多普勒血流测量，到脉冲波（pulsed-wave，PW）多普勒血流测量，再到彩色血流图（color flow mapping，CFM）的过程。

图 5-28 给出了彩色血流图仪的原理方框图。图中的下半部分是 B 型成像的通道，该通道输出的是反映人体解剖结构的二维 B 型图像。图中的上半部分是血流测量的通道。在彩色血流图仪中，血流测量通道输出的结果也是一幅二维图像。与 B 型图像不同的是，该二维图像反映的是二维平面中各点处的血流信息：凡是指向探头的血流用红颜色来表示；凡是背离探头的血流用蓝颜色来表示。不管是何种颜色，其色彩愈明亮则表示血流的速度愈大。上、下两个通道的输出最后合成在一张图上，形成彩色血流图。

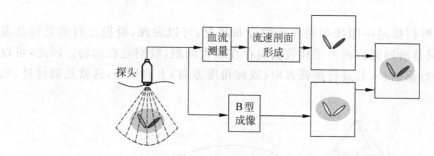

图 5-28 超声彩色血流图仪原理方框图

由于超声彩色血流图仪将人体解剖结构与血流信息组合在一张图上，医生可以清晰地看到血管的位置及其中的血流，也可以观察到心脏内各处（特别是瓣膜附近）的血流方向与速度。这对于心血管疾病的诊断是十分有用的。

目前商品化的彩色血流图系统一般都是采用由日本 Aloka 公司的 Kasai 等人提出的自相关技术。由于这种方法的本质是检测多普勒频偏，因此在学术论文中亦称此方法为多普勒彩色血流图（Doppler color flow mapping）。也有公司推出了基于时域互相关方法的彩色血流图仪，它具有传统多普勒方法所不具备的许多特点。这类检测方法在论文中称为时域彩色血流图（time domain color flow mapping）。下面，我们将分别介绍这两种超声彩色血流图成像系统。

5.4.1 多普勒彩色血流图

从式(5-17)可知，对复数包络信号作频谱分析，就可以得出有关血流速度的信息。假设复数包络函数 $\tilde{A}(t)$ 的频谱为 $P(\omega)$，那么它的平均频率 $\bar{\omega}$ 可表示为

$$\bar{\omega} = \frac{\int_{-\infty}^{\infty} \omega P(\omega) \mathrm{d}\omega}{\int_{-\infty}^{\infty} P(\omega) \mathrm{d}\omega} \tag{5-25}$$

与平均频率对应的平均流速 $\bar{v}$ 就可以表示为

$$\bar{v} = \frac{c}{2\cos\theta} \cdot \frac{\bar{\omega}}{\omega_0} \tag{5-26}$$

上式是根据多普勒原理得出的(参考式(5-13))。式中,c 为超声波在人体中的传播速度;ω_0 为发射信号的角频率;θ 为超声束与流速 v 之间的夹角。

由于频谱中不同的频率分量是与不同的流速方向及大小对应的。因此,频谱 $P(\omega)$ 的方差可反映血液中紊流的情况,它也是临床诊断中的一个重要指标。

假定频谱的标准偏差为 σ,则其方差 σ^2 可表示为

$$\sigma^2 = \frac{\int_{-\infty}^{\infty} (\omega - \bar{\omega})^2 P(\omega) \mathrm{d}\omega}{\int_{-\infty}^{\infty} P(\omega) \mathrm{d}\omega} = \overline{\omega^2} - (\bar{\omega})^2 \tag{5-27}$$

当然,直接用式(5-25)与式(5-27)计算平均流速与方差是很麻烦的。一种可能的方法是先计算血流信号的自相关函数 $R(\tau)$,由自相关函数推出相应的功率谱及所要求的平均频率和方差。

根据 Wirner-Khinchine 定理可知

$$R(\tau) = \int_{-\infty}^{\infty} P(\omega) \mathrm{e}^{\mathrm{j}\omega\tau} \mathrm{d}\omega \tag{5-28}$$

也就是说,自相关函数与其功率谱之间为一傅里叶变换对。根据傅里叶变换的性质,可得出 $R(\tau)$ 的一阶导数 $\dot{R}(\tau)$ 与二阶导数 $\ddot{R}(\tau)$ 的傅里叶变换分别为 $\mathrm{j}\omega P(\omega)$ 与 $-\omega^2 P(\omega)$,即

$$\dot{R}(\tau) = \int_{-\infty}^{\infty} \mathrm{j}\omega P(\omega) \mathrm{e}^{\mathrm{j}\omega\tau} \mathrm{d}\omega \tag{5-29}$$

$$\ddot{R}(\tau) = \int_{-\infty}^{\infty} -\omega^2 P(\omega) \mathrm{e}^{\mathrm{j}\omega\tau} \mathrm{d}\omega \tag{5-30}$$

由式(5-28)~式(5-30)可得

$$R(0) = \int_{-\infty}^{\infty} P(\omega) \mathrm{d}\omega \tag{5-31}$$

$$\dot{R}(0) = \int_{-\infty}^{\infty} \mathrm{j}\omega P(\omega) \mathrm{d}\omega \tag{5-32}$$

$$\ddot{R}(0) = \int_{-\infty}^{\infty} -\omega^2 P(\omega) \mathrm{d}\omega \tag{5-33}$$

将式(5-31)~式(5-33)代入式(5-25)、式(5-27)可得

$$\bar{\omega} = -\mathrm{j}\frac{\dot{R}(0)}{R(0)} \tag{5-34}$$

$$\sigma^2 = \left\{\frac{\dot{R}(0)}{R(0)}\right\}^2 - \frac{\ddot{R}(0)}{R(0)} \tag{5-35}$$

由于式(5-34)、式(5-35)的直接计算仍然是十分费时的,因此在实际的成像系统中,上述两项的计算仍须作进一步的简化。

假设

$$R(\tau) = |R(\tau)| e^{j\varphi(\tau)} = A(\tau) e^{j\varphi(\tau)} \tag{5-36}$$

因为 $\rho(\omega)$ 是实函数，所以式中 $A(\tau)$ 为偶函数，$\phi(\tau)$ 为奇函数。进一步可得自相关函数的一阶导数

$$\dot{R}(\tau) = [\dot{A}(\tau) + jA(\tau)\dot{\phi}(\tau)] \cdot e^{j\phi(\tau)} \tag{5-37}$$

于是有

$$\dot{R}(0) = jA(0) \cdot \dot{\phi}(0) \tag{5-38}$$
$$R(0) = A(0) \tag{5-39}$$

将以上两式代入式(5-34)，得

$$\bar{\omega} = \dot{\phi}(0) \approx \{\phi(T) - \phi(0)\}/T \tag{5-40}$$

式中，T 为两次发射的间隔时间。

对式(5-37)再作一次微分并令 $\tau=0$ 可得出

$$\ddot{R}(0) = -[\dot{\phi}(0)]^2 A(0) + \ddot{A}(0) \tag{5-41}$$

从式(5-25)、式(5-38)、式(5-39)及式(5-41)可得

$$\sigma^2 = -\ddot{A}(0)/A(0) \tag{5-42}$$

为了计算 $\ddot{A}(0)$ 与 $A(0)$，可将 $A(\tau)$ 做泰勒展开。考虑到 $A(\tau)$ 是偶函数，所以

$$A(\tau) = A(0) + \frac{\tau^2}{2}\ddot{A}(0) + \cdots \tag{5-43}$$

忽略式(5-43)中第三项之后的所有项，利用式(5-41)及式(5-42)，并令其中的 $\tau=T$，可得

$$\sigma^2 \approx \frac{2}{T^2}\left\{1 - \frac{A(\tau)}{A(0)}\right\} = \frac{2}{T^2}\left\{1 - \frac{|R(T)|}{R(0)}\right\} \tag{5-44}$$

式(5-40)及式(5-44)就是目前绝大多数彩色血流图仪中所采用的计算公式。

图 5-29 所示是商品化彩色血流图仪中血流测量部分的原理方框图。回波信号经过正交相位检测与低通滤波后分两路输出两个正交分量。这两个分量经过 A/D 转换后合成为复数信号 $z(t) = v_A + jv_B$（即复数包络函数 $\widetilde{A}(t)$），并由自相关器根据式(5-40)与式(5-44)计算出 $z(t)$ 的自相关函数。

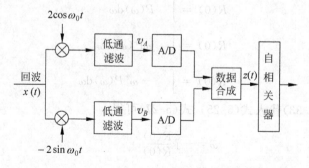

图 5-29 多普勒彩色血流图仪原理方框图

在商品化的仪器中，为了计算自相关函数，探头要在同一位置上作多次发射(例如 7～10 次)，第 i 次发射后记录的信号记为 $z_i(t)$。在计算某一深度的血流速度时，可在每次发射

后，取出延迟一个固定时刻 t_0 的信号，记作 $z_i(t_0)$。计算 $R(T)$ 时只要两两地取出相邻两次回波信号在 t_0 时刻的值作共轭相乘，然后再作平均得到自相关函数。图 5-30 是上述运算的示意图。

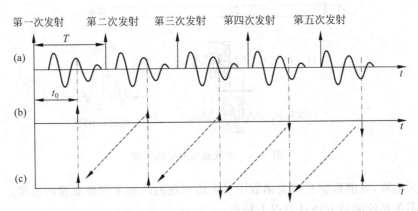

图 5-30 自相关运算示意图

图 5-30 中假定两次发射间的时间间隔为 T，图 5-30(a)表示各次发射及其回波信号，图 5-30(b)表示延迟于发射时间 t_0 的采样序列，图 5-30(c)是图 5-30(b)信号左移 $T(s)$ 后的情况。这样做是为了把相邻两次发射后的回波信号 $z_{i-1}(t_0)$ 与 $z_i(t_0)$ 在上下两张图中对齐，以后运算时只要把图 5-30(b)序列与图 5-30(c)序列的对应点作共轭相乘并取其和。这种"位移—相乘—求和"的做法与信号处理中的自相关函数计算过程是一致的。因此，这种血流估计方法称为自相关技术。

上述自相关运算过程的解析表达式可写成如下形式：

$$R(t_0/T) = \frac{1}{M-1} \sum_{i=2}^{M} z_i(t_0) \cdot z_{i-1}^*(t_0) = x(t_0) + \mathrm{j}y(t_0) \tag{5-45}$$

式中，$R(t_0/T)$ 为取出 t_0 时刻的序列信号，而计算的自相关函数的延迟时间是 T。之后，只要求出自相关函数 $R(t_0/T)$ 的相位 $\phi(t_0) = \arctan[y(t_0)/x(t_0)]$ 及其代表的相位变化率 $\Delta\phi(t_0)/T$，就可以得到与 t_0 时刻对应的深度处的血流速度的估计 $v(t_0) = (c/2\omega_0)(\Delta\phi(t_0)/T)$。只要使 t_0 在 $0 \sim T$ 间变化，就可以估得不同深度的血流信息。此外，根据式(5-45)还可以计算出相关函数的模 $|R(t_0/T)| = \sqrt{x^2(t_0) + y^2(t_0)}$，再代入式(5-44)就可以得出血流信号的方差 σ^2。

从以上分析可见，脉冲多普勒血流测量与彩色血流图中的血流估计方法本质上是一样的。它们所处理的信号都是回波信号的复数包络。两者只是从不同的角度来描述血流信号的功率谱：前者给出的是某一采样体积中血流信号的完整的谱图 $P(\omega)$；后者给出的则是 $P(\omega)$ 的平均频率，但却是全平面中各个点上血流的信息。

5.4.2 时域彩色血流图

如图 5-31 所示是时域彩色血流图测量方法的示意图。它的基本做法是：在发射一次超声脉冲后，根据所需的采样深度截取一小段时间信号。对两次发射后同一深度的回波信

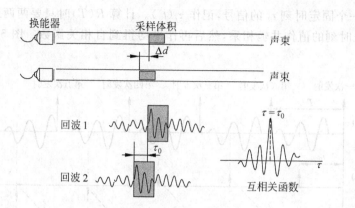

图 5-31　时域血流测量的原理

号作互相关运算,就能根据互相关函数中最大值出现的时刻来判断血流的速度。

时域彩色血流测量方法具有以下特点：

(1) 传统的多普勒血流测量方法是检测回波信号的频偏或相位差。由于超声波在人体中的衰减是与频率有关的,还由于一些不可预测的与组织结构有关的因素的影响,往往造成频率测量中的误差。时域处理方法是一种非多普勒血流测量方法,它与信号的频率基本无关,因此可以获得较高的测量精度。

(2) 从理论上讲,采用时域血流测量方法时,在经过两次发射后就可以测出血流的速度(参见图 5-31)。因此,与传统的多普勒血流测量相比,时域血流测量方法可以得到较高的帧频。这在超声血流图仪中是很重要的一项指标。

(3) 在二维血流图的测量中,改善了轴向与侧向的分辨率。这是因为采用时域处理可以发射持续时间更短的脉冲,从而提高轴向分辨率;又由于时域处理可获得较高的帧频,因此与传统的多普勒血流测量方法相比较,在同样的帧频下,时域处理可采用更高的发射线密度,也就是说提高了侧向的分辨率。

(4) 时域处理方法是一种直接的血流测量方法。时域互相关的计算量比频域处理的计算量要小。

5.5　超声成像中的新方法

近年来,超声成像技术的发展不仅表现在对传统成像方式性能上不断的改进,还表现在推出了许多新的成像方式,例如谐波成像、编码激励成像、扩展视野成像、组织多普勒成像等。本节中将逐一介绍这些新的成像方式与功能。

5.5.1　谐波成像

在声压较高的情况下,超声波在人体组织中的传播速度将随着传播的深度发生变化。下式给出了这种变化关系：

$$c(z) = c_0 + \left(1 + \frac{B}{2A}\right) \cdot u(z) \tag{5-46}$$

式中，c_0 为超声波在介质中传播的平均速度；$c(z)$ 为超声波在深度 z 处的传播速度；$u(z)$ 为深度 z 处粒子移动的速度；$\left(1+\dfrac{B}{2A}\right)$ 为表征非线性程度的项。上式表明，在不同深度 z 点上的超声波速度 $c(z)$ 并不是恒定的，它被粒子移动速度 $u(z)$ 和非线性系数修正了。这一过程表现为在超声波传播的路径上，当声压为正时，介质质元移动的速度是正的（即沿超声波传播方向移动），声速也随之增大；而当声压为负时，介质质元移动的速度是负的（即向换能器方向移动），声速也随之减小。由此可见，在超声波传播的一个周期中声速并不是恒定不变的。这就造成发射的正弦波在传播过程中出现了畸变。这种畸变会随着传播深度的增加而更加严重，如图 5-32 所示。这种波形的畸变必然会滋生谐波成分。如图 5-32 中的幅度谱所示，当发射的正弦波的频率为 f_0（称为基波或一次谐波）时，畸变的波形中将出现二次谐波 $2f_0$、三次谐波 $3f_0$ 等成分。随着超声波传播深度的增加，波形的畸变越来越严重，由此造成的谐波成分也会相应地增加。

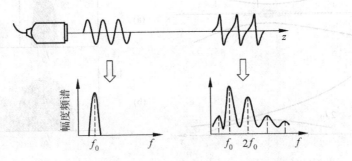

图 5-32 超声波传播过程中的非线性失真造成波形畸变

利用谐波信息来实现成像的方式就是谐波成像。谐波成像又可以分为组织谐波成像和造影剂谐波成像两种。

1. 组织谐波成像

组织谐波成像是有别于使用超声造影剂的一种自然谐波成像。近年来，组织结构谐波成像很快发展起来并成为结构成像的另一种标准模式。

由于三次谐波以上的成分已经非常微弱，因此在目前的成像系统中，通常采用二次谐波来成像。二次谐波成分的幅度 A_2 可以用下式来表示：

$$A_2 = \left(1+\dfrac{B}{2A}\right) \cdot \left(\dfrac{\pi f}{\rho c^3}\right) \cdot z \cdot p^2 \tag{5-47}$$

式中，$\left(1+\dfrac{B}{2A}\right)$ 为表征非线性程度的项；f 为频率；ρ 为介质的密度；c 为超声波在人体中的传播速度；p 为声压。

图 5-33 示意了基波及二次谐波传播中所覆盖的区域（见图 5-33(a)）和大致的幅度曲线（见图 5-33(b)）。由于波形的畸变是在超声波传播的过程中产生并积累起来的效应，因此在靠近换能器的区域并不能发现明显的二次谐波成分。随着深度的增加，二次谐波的成分逐渐增加，它的幅度与声压的二次方成正比。随着深度的进一步增加，由于超声波的基波成分本身在传播过程中的衰减，到达一定深度后其声压明显减弱，此时也就不能再产生二次谐

波了。

为了有效地从回波信号中恢复出二次谐波成分,可以采用以下两种方法。

(1) 谐波频段滤波的方法

在理想的情况下,如果发射的基波信号频带控制得比较窄,则由此产生的二次谐波成分与基波成分之间就会分开处在各自的频段上,如图 5-34(a)所示。在这种情况下,就可以设计一个高通滤波器来滤除基波成分而取出二次谐波成分。但是如果发射基波信号的频带比较宽(通常情况下,发射脉冲的持续时间越短,则其对应的频带越宽),则其产生的二次谐波成分就可能与基波频段发生重叠,如图 5-34(b)所示。一旦发生这种情况,就会影响二次谐波成分的检测效果。

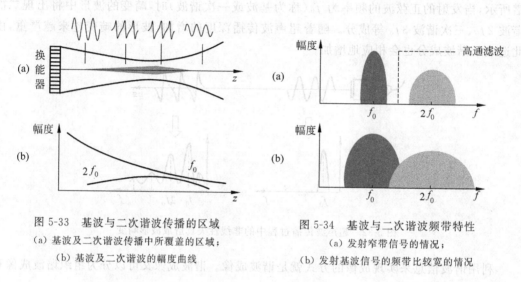

图 5-33 基波与二次谐波传播的区域
(a) 基波及二次谐波传播中所覆盖的区域;
(b) 基波及二次谐波的幅度曲线

图 5-34 基波与二次谐波频带特性
(a) 发射窄带信号的情况;
(b) 发射基波信号的频带比较宽的情况

很显然,发射脉冲的持续时间会影响其频带的宽度。持续时间越短,则相应的频带越宽。但是,如果为了获得较窄的频带而延长发射脉冲的持续时间,则由此会带来轴向分辨率的损失。因此,两者之间需要协调考虑。

(2) 发射脉冲相位反转的方法

采用发射脉冲相位反转方法的时候需要在一条扫描线上连续发射两次,并将两次收到的回波信号相加后形成一条扫描线信号。在先后两次的发射中,两个发射信号的频率一致但相位相差 180°。如果超声波在传播的过程中不出现非线性畸变,则回波信号相加后的幅度接近为零,如图 5-35(a)所示。但正是由于传播过程中的非线性畸变,使得两次回波信号的波形产生不一致,如图 5-35(b)所示。此时再将回波信号相加时在基波成分相互抵消的同时将保留明显的谐波成分。从图 5-35(b)可以看到,相加后波形的频率比发射信号的频率提高了一倍,这就是我们希望的谐波成分。

与使用滤波器的方法相比,由于相位反转方法避免了滤波的环节,因此对发射脉冲带宽的要求就放宽了。换言之,系统可以发送持续时间更短的窄脉冲以提高轴向的空间分辨率而无需顾虑由此产生较宽频带所带来的问题。当然,相位反转方法的弊端也是明显的。由于每条扫描线需要发射两次,因此使得数据采集的时间变长,这也容易引入运动带来的伪像。

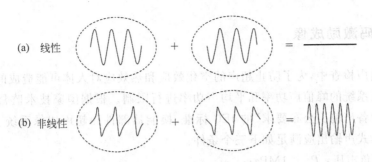

图 5-35 发射脉冲相位反转方法
(a) 无非线性畸变的情况；(b) 出现非线性畸变的情况

2. 造影剂谐波成像

超声造影剂的使用是医学超声成像中的一项重要的技术进步。使用造影剂的基本目的是通过改变所在组织的声学特性（散射子、衰减或声速等）来改善图像的质量。早期造影剂的使用大多只是通过提升组织的反射特性来增强图像的对比度。近年来，随着此项技术的飞快发展，超声造影剂的使用已经成为临床上对组织或脏器生理功能评价的重要方法。

超声造影剂的种类很多，大致可以分为无气的微泡、胶囊式充气微泡、胶状的悬浮微粒、乳状液体和水溶液。

血管造影在临床上应用最广泛。当造影剂经静脉被注入体内后，由于微泡的直径很小（约 3~5μm），它可以通过肺循环到达左右心室腔直至全身血管。一方面，血液中悬浮的大量造影剂微粒极大增强了背向散射信号，使得由血液产生的回波信号显著增强。另一方面，造影剂微泡在声压的作用下产生"膨胀—压缩—再膨胀—再压缩"的复杂运动，由此形成的非线性背向散射中产生了丰富的二次谐波。有报道称，造影剂产生的二次谐波比人体自然组织谐波的幅度强 1000~4000 倍，它极大地改善了深部成像的效果。更重要的是，造影剂所到之处的组织与周围无造影剂组织之间形成了强烈的反差。由此，临床医生可以清晰地观察到脏器的生理功能。

总起来说，谐波成像的主要优势有以下几方面：

(1) 由于所接收的高频谐波分量的衰减只是在回程中发生，也就是说，其衰减比通常情况下小了一半。因此，此项技术有可能获得人体较深部位的细腻图像。

(2) 由于接收的目标信号中不包含系统的基波频率成分，因此，谐波成像模式可有效地避免基波成分在发射与传播过程中不可避免产生的各种伪像（如声场中的旁瓣带来的影响等）。

(3) 由于多种来源的噪声被抑制，二次图像中的对比分辨率被增强，图像边缘的形态更突出。

(4) 因为只有在较高声压处才能诱导出二次谐波，因此二次谐波只有在基波声束的中央部分才比较明显（如图 5-34(a)所示）。这可以等效地被认为二次谐波对应的声束是比较狭窄的，由此也就使得二次谐波图像具有较高的空间分辨率。

需要指出的是，谐波成像对探头技术提出了更高的要求。因为系统工作在从基波到谐波的一个很宽的频带范围中，因此，要实现谐波成像必须使用宽频带的探头。

5.5.2 编码激励成像

在医学超声检查中,为了防止超声的空化效应和热效应对人体可能造成的伤害,需要对医学超声成像系统的峰值声功率和平均声功率进行限制。根据国家技术监督局执行的"医用诊断超声设备声输出公布要求"的 IEC 标准,换能器部件和超声成像系统主机配套组合的所有工作模式声输出应满足如下三个条件:

(1) 峰值负声压:$P_- < 1\text{MPa}$;

(2) 波束声强:$I_{ob} < 20\text{mW/cm}^2$(时间平均声功率除以输出超声波束面积);

(3) 空间峰值时间平均值声强:$I_{spta} < 100\text{mW/cm}^2$。

在传统的脉冲回波成像系统中,为了提高轴向分辨率,通常采用单脉冲激励的方法,并希望发射的超声脉冲尽可能窄(见图 5-36(a)),因此超声发射信号的占空比非常小,在发射超声的峰值声功率接近最大允许值的情况下,实际的平均声功率往往不到最大允许值的1%。增加发射脉冲的长度可以在不超过安全功率的情况下提高信噪比,但简单地加长发射脉冲会影响轴向分辨率。应用于雷达系统中的编码激励技术能够在不增加峰值发射功率的前提下,显著提高平均发射功率,提高系统的信噪比,并且保持系统分辨率不受损失。受此启发,Newhouse 在 1974 年提出了基于白噪编码的超声成像和多普勒测量系统,首次将编码激励技术引入医学超声成像中。

1. 编码激励成像的基本原理

传统的单脉冲激励超声成像系统中,探头中的换能器晶片受脉冲激励发射超声波,图像的轴向分辨率取决于换能器的脉冲响应。在编码激励成像系统中,采用持续时间较长的编码信号激励换能器。激励信号可以是一串长脉冲序列,如 Barker 码,也可以是持续一定时间的连续信号,如线性调频(chirp)信号。激励信号的持续时间远长于传感器的脉冲响应时间,因而可以增加信号携带能量,提高信号的平均声功率。

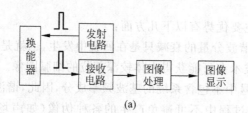

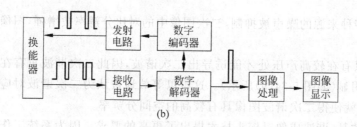

图 5-36 编码激励成像原理
(a) 传统超声成像系统;(b) 编码激励超声成像系统

采用编码激励时,探查空间中散射子产生的回波信号也是一长串信号。为了取得和传统单脉冲激励相近的轴向分辨率,需要对接收的回波信号进行脉冲压缩,或称解码(见图 5-36(b))。最简单的脉冲压缩方法是匹配滤波法。当匹配滤波的脉冲压缩不能够满足成像要求时,根据激励的编码序列的不同,可以设计不同的非匹配滤波器来进行脉冲压缩。

从图 5-36 中可以看到,编码激励成像与传统的脉冲激励成像系统的不同之处在于:①发射电路采用编码序列激励,发射信号为一串长脉冲序列,必要时还需要对发射编码进行调制;②回波的信号处理流程中需要增加脉冲压缩环节,以得到与单脉冲激励情况下宽度相近但是幅度远高的压缩脉冲信号。

以下从信号处理流程的模型来分析编码激励的原理。设所用编码激励序列为 $e(t)$,探头冲激响应为 $p(t)$,并且认为发射与接收的冲激响应相同,声场中的声波反射分布函数为 $u(t)$,脉冲压缩所用滤波器冲激响应为 $e'(t)$,则经过脉冲压缩后的超声回波信号 $r(t)$ 为

$$r(t) = e(t) * p(t) * u(t) * p(t) * e'(t) \tag{5-48}$$

由于卷积运算为线性运算,有

$$r(t) = [e(t) * e'(t)] * p(t) * u(t) * p(t) \tag{5-49}$$

在理想情况下,如果 $e(t) * e'(t) = \delta(t)$,则

$$r(t) = \delta(t) * p(t) * u(t) * p(t) \tag{5-50}$$

即脉冲压缩信号 $r(t)$ 相当于单脉冲激励的效果。

编码激励系统的主要优点是:在峰值负声压一致的前提下,脉冲压缩信号的信噪比远高于传统单脉冲激励回波信号的信噪比,信噪比增加值正比于编码长脉冲的时宽-带宽(time-bandwidth,TB)积。

在医学超声系统中,超声信号的带宽由超声探头的带宽决定。设探头带宽为 B,对于单脉冲激励,由信号处理基本原理可知,时宽-带宽积最小的信号是高斯包络的余弦调制信号,$TB=1$。编码激励系统的发射脉冲不是简单的正弦波形,而是通过对发射脉冲的频率或者相位进行编码调制的方式,增加了发射脉冲的总时长,而脉冲的带宽仍然保持不变。设发射编码脉冲的时长为 T_γ,回波信号中噪声的功率谱密度为 N_0,则在带宽 B 内的噪声总功率为 $N_0 B$。设回波信号在总时长 T_γ 内的平均功率为 S,则信噪比增益等于匹配滤波输出信号的 SNR_{output} 与输入回波信号的 SNR_{input} 之比为

$$SNR_{gain} = \frac{SNR_{output}}{SNR_{input}} = \frac{ST_\gamma/N_0}{S/(N_0 B)} = T_\gamma B \tag{5-51}$$

即信噪比增益 SNR_{gain} 等于发射脉冲的时宽-带宽积 TB。

在实际应用中,通常并不能得到像冲激函数形式的脉冲压缩效果,而是会在中央高幅度脉冲周围残余一些杂波。中央高幅度脉冲的包络称为主瓣(mainlobe),其宽度(-6dB 点间距)称为主瓣宽度(mainlobe width);周围那些杂波称为距离旁瓣(range sidelobe),衡量其相对主瓣大小的指标叫距离旁瓣水平(range sidelobe level,RSLL)。主瓣宽度、RSLL 和信噪比增益是衡量脉冲压缩效果的三个重要指标。

2. 编码激励超声成像中的编码与解码方法

编码激励超声成像中的关键技术是激励信号的编码设计与接收系统中解码(或称为脉冲压缩)环节的设计。目前在超声成像系统中常用的编码信号有 chirp 信号、Golay 互补序

列对和 Barker 码。其中 Golay 互补序列对和 Barker 码为二进制编码序列,此类编码信号容易产生且发射电路也比较简单;chirp 信号则是一种频率调制信号,其产生和发射的过程相对比较复杂。此外,chirp 信号和 Barker 码在每条扫查线上只需发射一次就可以;但采用 Golay 互补序列对在每一条扫描线上需要发射两次,这就带来帧频下降和受组织运动影响的问题。

(1) chirp 信号和伪 chirp 信号

基于线性调频序列(通常称为 chirp 信号)的编码激励系统在雷达中有广泛的应用。医学超声中编码激励使用的 chirp 信号定义为

$$c(t) = \cos\left[2\pi\left(f_0 - \frac{B}{2}\right)t + \frac{\alpha}{2}t^2\right] \quad (5-52)$$

式中,f_0 为 chirp 信号的中心频率,通常选用探头的中心频率;B 为 chirp 信号的频率调制范围;α 为线性调频的斜率。α 与 chirp 信号持续时间 T_γ 之间的关系为

$$\alpha = \frac{2\pi B}{T_\gamma} \quad (5-53)$$

chirp 信号也可以复解析信号的形式表示为

$$c(t) = w_0(t)e^{j(\omega_0 t + \mu t^2/2)} \quad (5-54)$$

式中,ω_0 为探头中心频率的圆频率形式,$w_0(t)$ 为调制 chirp 信号复包络的窗函数,μ 为频率变化的速率,

$$\mu = \frac{\Delta\omega}{\Delta T} \quad (5-55)$$

chirp 信号的频谱比较平坦,近似于白噪。因此,其自相关函数比较接近 δ 函数。因此,chirp 信号用于编码激励成像时,有可能取得比较理想的脉冲压缩效果。

相应地,伪 chirp 信号的定义为

$$e(t) = \text{sign}[e^{j(\omega_0 t + \mu t^2/2)}] \quad (5-56)$$

式中,sign 为符号函数。图 5-37 是 chirp 信号和伪 chirp 信号的波形示意图。

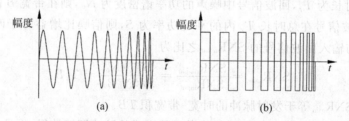

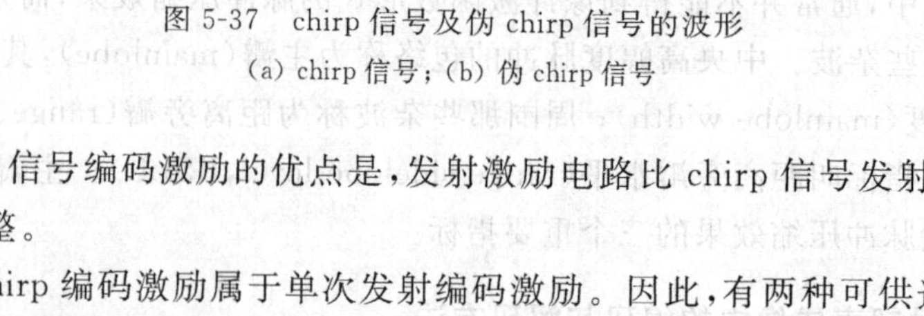

图 5-37 chirp 信号及伪 chirp 信号的波形
(a) chirp 信号;(b) 伪 chirp 信号

采用伪 chirp 信号编码激励的优点是,发射激励电路比 chirp 信号发射激励电路简单,而且参数易于调整。

chirp 和伪 chirp 编码激励属于单次发射编码激励。因此,有两种可供选择的脉冲压缩方法:一是在解调前进行脉冲压缩;二是在解调后进行脉冲压缩。图 5-38(a)、(b) 分别是这两种方法的示意图。

图 5-38(a) 所示的解调前脉冲压缩方法是在探头接收到回波信号后,首先对回波信号进

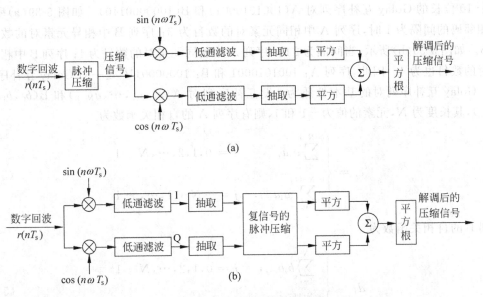

图 5-38 chirp 信号编码激励的脉冲压缩示意图
(a) 解调前脉冲压缩;(b) 解调后脉冲压缩

行脉冲压缩,然后再用常规的信号处理方法对压缩信号进行解调并最终成像。而图 5-38(b)所示的方法则不同,系统首先对回波信号进行双正交解调,得到 I、Q 两路信号,对 I、Q 两路信号进行抽取后,再进行复信号的脉冲压缩。

chirp 信号及伪 chirp 信号编码激励时存在脉冲压缩的距离旁瓣较高的问题。但是通过使用窗函数调整激励波形、对匹配滤波器加窗、根据系统通带特性设计新的脉冲压缩滤波器等方法,可以获得令人满意的脉冲压缩效果,因而基于 chirp 信号的编码激励技术得到较快的发展。

(2) Golay 互补序列对

Golay 互补序列对的自相关函数是理想的 δ 函数,应用于编码激励的超声系统中,可以完全抑制由于脉冲压缩造成的距离旁瓣的产生。Golay 互补序列对容易产生,参数修改灵活,发射电路相对简单,因而成为编码激励超声成像中的又一个合适的选择。

Golay 互补序列对是一对由两种元素构成的等长、有限序列,它要求在任何给定间隔下一个序列中的相同元素对的个数等于另一个序列中的相异元素对的个数。图 5-39 所示为

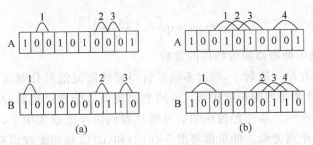

图 5-39 10 位长度 Golay 互补序列对
(a) 间隔为 1 时的元素对;(b) 间隔为 2 时的元素对

一个10位长的Golay互补序列对A(1001010001)和B(1000000110)。如图5-39(a)所示，当相邻码的间隔为1时，序列A中相同元素对的数目为3；序列B中相异元素对的数目也为3。如图5-39(b)所示，当间隔为2时，序列A中相同元素对的数目为4；序列B中相异元素对的数目也为4。因此，序列A：1001010001和B：1000000110是一对Golay互补序列。

Golay互补序列对的基本性质为：设互补序列对$A(a_0, a_1, \cdots, a_{N-1})$和$B(b_0, b_1, \cdots, b_{N-1})$，其长度为$N$，元素的值为$-1$和$1$，则有序列A的自相关函数为

$$c_j = \begin{cases} \sum_{i=j}^{i=N-1} a_i a_{i-j}, & j=0,1,2,\cdots,N-1 \\ \sum_{i=0}^{i=N-1+j} a_i a_{i-j}, & j=-N+1,\cdots,-1 \end{cases} \quad (5\text{-}57)$$

序列B的自相关函数为

$$d_j = \begin{cases} \sum_{i=j}^{i=N-1} b_i b_{i-j}, & j=0,1,2,\cdots,N-1 \\ \sum_{i=0}^{i=N-1+j} b_i b_{i-j}, & j=-N+1,\cdots,-1 \end{cases} \quad (5\text{-}58)$$

由此可得

$$\begin{cases} c_j + d_j = 2N, & j=0 \\ c_j + d_j = 0, & j \neq 0 \end{cases} \quad (5\text{-}59)$$

由上式可知，如果我们分别用Golay互补序列$a(n), b(n), n=0, \cdots, N-1$，两次激励换能器，然后将两次接收到的回波信号分别与$a(n), b(n)$做互相关后求和，就可以在不影响主瓣宽度的情况下完全消除距离旁瓣，取得非常好的脉冲压缩效果。图5-40是这一方法的一次仿真计算的结果。

在仿真计算中取发射激励为长度$N=128$、元素为-1和1的Golay互补序列对。单码脉宽为$t_\Delta=25\text{ns}$，编码总长$T_r=3.2\mu\text{s}$，回波信号的采样率为$f_s=40\text{MHz}$。探头的中心频率$f_0=10\text{MHz}$，相对带宽为$\eta=40\%$。仿真的超声换能器的冲激响应为包络调制的余弦信号，即

$$p(t) = g(t)\cos(2\pi f_0 t + \theta) \quad (5\text{-}60)$$

式中，f_0为换能器的中心频率；$g(t)$为超声换能器冲击响应的包络，为便于仿真，设$g(t)$为如下钟形脉冲：

$$g(t) = \exp\left[-\left(\frac{2\pi f_0 t}{\sigma}\right)^2\right] \quad (5\text{-}61)$$

式中，σ为一个取决于换能器频带特性的常数。

假设声场中存在单一散射子，两次不同发射得到的回波信号分别如图5-40(a)和(b)所示，其长度与发射脉冲序列的长度相当。这两个回波信号分别经过脉冲压缩计算后的波形如图5-40(c)和(d)所示。虽然经过压缩后可明显看到信号能量集中了，但在尖峰脉冲的左右却存在较明显的距离旁瓣。如果再将图5-40(c)和(d)信号相加就得到了如图5-40(e)所示的波形，显然，图中压缩脉冲的距离旁瓣峰值远低于图5-40(c)和(d)中的两个压缩脉冲的距离旁瓣峰值。可见，采用Golay互补序列对发射两次后接收的回波信号只要经过适当的

处理,就能得到与单一窄脉冲发射时一样的效果,即保持了很高的距离分辨率。所不同的是,由于发射了长脉冲,激励信号的能量增加,使得穿透深度和回波信号的信噪比明显提升。图 5-40(f)是图 5-40(e)的包络信号,它将直接用于成像。

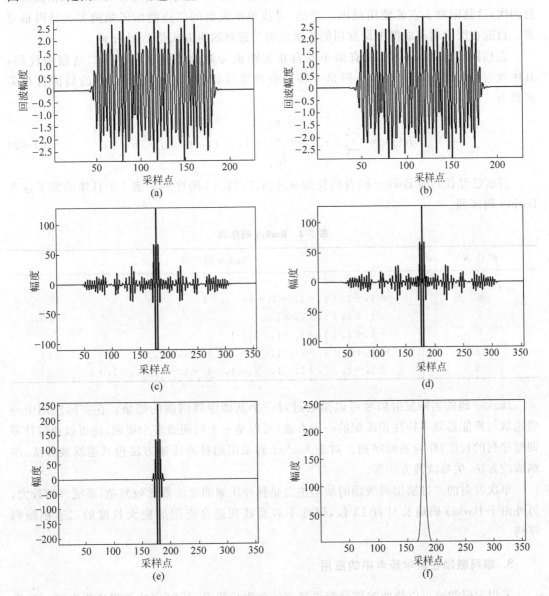

图 5-40 Golay 互补序列对脉冲压缩的仿真计算结果
(a) 序列 A 的回波信号;(b) 序列 B 的回波信号;(c) 序列 A 回波信号压缩后的脉冲;(d) 序列 B 回波信号压缩后的脉冲;
(e) A 和 B 压缩脉冲求和的结果;(f) 求和后压缩脉冲的包络

当发射激励的 Golay 互补序列对的元素为 +1 和 0 时,发射和脉冲压缩过程的实现比元素为 +1 和 -1 时简单,但脉冲压缩效果不及元素为 +1 和 -1 时的情况。

需要提到的是,采用 Golay 互补序列对编码激励时由于每条扫描线需要两次发射,系统帧频降低了一半,同时也使脉冲压缩效果受到组织运动的严重影响,不宜在血流测量系统中

(3) Barker 码

二进制编码激励实现起来比较简单,但是由于 Golay 互补序列对需要在每条扫描线发射两次,这就限制了它的使用范围。于是,寻找单次发射的二进制编码激励方式显得很重要。目前在医学超声成像中最常用的单次发射二进制编码方式是 Barker 码。

在相同长度的编码中,具有最小的自相关距离旁瓣的二进制码称为二进制最优码,其中就包括 Barker 码。Barker 码是一种具有特殊规律的二进制编码。它的局部自相关函数为

$$R(j) = \sum_{i=1}^{n-j} x_i x_{i+j} = \begin{cases} n, & j=0 \\ 0, +1, -1, & 0<j<n \\ 0, & j \geq n \end{cases} \quad (5-62)$$

目前已经找到的 Barker 码有码长为 3、4、5、7、11、13 的序列。表 5-4 具体给出了这些 Barker 码序列。

表 5-4 Barker 码序列

码长 N	Barker 码序列
3	+1,+1,-1
4	+1,+1,+1,-1; +1,+1,-1,+1
5	+1,+1,+1,-1,+1
7	+1,+1,+1,-1,-1,+1,-1
11	+1,+1,+1,-1,-1,-1,+1,-1,-1,+1,-1
13	+1,+1,+1,+1,+1,-1,-1,+1,+1,-1,+1,-1,+1

Barker 码的实际发射信号可以是通过对一个基础序列调制的结果。在实际应用中一般选取与换能器频率特性相匹配的一段方波(可以是一个周期或多个周期,还可以通过补零调整序列的长度)作为基础序列。对于 Barker 码采用的脉冲压缩方法包括逆滤波方法、维纳滤波方法、尖峰滤波方法等。

单次发射的二进制编码激励的缺陷主要是脉冲压缩的滤波器比较复杂,系统开销较大,另外由于 Barker 码最长只有 13 位,因此不容易找到适合应用的更大长度的二进制编码序列。

3. 编码激励在医学超声中的应用

采用编码激励可以使回波信号获得显著的信噪比提升,所得到的信噪比提升可以用来增强图像质量、增加探查深度或者弥补其他一些技术带来的信噪比损失,比如便携式超声中降低发射电压带来的信噪比损失,或者彩超及三维成像中采用稀疏发射孔径带来的信噪比损失。目前医学超声中的编码激励主要研究方向包括传统 B 型成像与谐波成像、多普勒血流测量、彩色超声血流图以及三维成像等方面。

由于经过编码的长脉冲具有较高的平均声功率,因此可以降低发射的峰值声功率而仍然保持较高的 SNR,在使用造影剂的谐波成像应用中,降低峰值声功率可以避免破坏造影剂微泡,因此编码激励在谐波成像领域具有较好的应用前景。在彩色超声血流图以及实时

三维成像方面,为了提高系统帧频,人们提出了稀疏发射孔径成像的方法,通过一次发射可以同时获得多条扫描线的回波信号数据,这样通过减少每帧图像的发射次数可以大大提高帧频,但是由此带来的缺点是图像信噪比的降低。采用编码激励可以在一定程度上补偿信噪比损失,因而在彩色超声血流图以及实时三维成像方面也具有较好的应用前景。此外,编码激励还在组织衰减测量、组织弹性成像等研究方面得到了很好的应用。

5.5.3 扩展视野成像

由于超声成像自身的特点,使得常规实时超声只能为临床提供观察视野很小的图像,这就限制了医生对体内脏器和病变的观察。为了获得体内的全景图像,一种被称为扩展视野超声成像(extended field-of-view ultrasound imaging,EFOV)的技术被提了出来,并被成功地应用到临床。

扩展视野超声成像技术又叫做大视野超声成像技术,它通过对常规超声成像中移动探头时所生成的一系列图像的实时配准,找出相邻两帧图像间像素点的坐标及灰度变换关系,再对经过配准后的图像数据进行存储和显示,从而生成一幅观察视野更大的图像。

1. 扩展视野成像的原理与方法

现有的扩展视野超声成像系统都是在常规超声成像系统的基础上开发出来的。当探头在扫查平面移动时,即可以得到一组被成像组织的图像,由于是连续扫查,所以相邻图像之间有很大的部分是重叠的。如果能够得到相邻图像间的空间坐标变换关系,那么就可以将这些图像进行拼接,从而得到探头扫查时所经过的组织的大范围断面图像。

对于扩展视野超声成像系统来说,其核心问题是寻找两幅图像的空间相对位置关系。早期的扩展视野超声成像是利用固定在人体或成像设备上的定位装置,通过物理方法(例如基于声学、光学或电磁学的方法)确定不同时刻所成图像的空间位置,为后续的图像拼接提供所需的变换信息。这种利用固定在被成像者身上的物理装置来获取成像序列间的空间位置关系的实现方式有着明显的不足。首先,额外的物理装置造成了成像时被成像者的不适,而移动定位装置也给医生增加了工作量。其次,物理装置的存在也增加了仪器的成本。更为重要的是物理定位装置很容易受到外界电磁干扰而影响定位的精度,从而造成最终成像结果的失真和严重误差。

近年来,由于数字超声成像系统的日趋完善,使得基于图像特征配准来实现扩展视野超声成像的技术获得了广泛的关注和应用。基于图像特征的配准来实现扩展视野超声成像的方法利用图像自身所包含的信息,包括图像中的灰度、梯度等底层信息和边缘、结构等高层的信息,通过数字图像处理来获得相邻图像间的空间位置变换关系,作为最终图像拼接的依据。

如图5-41所示,在进行扩展视野超声成像时,医生将超声探头在扫查平面上沿水平方向以缓慢的速度移动,就可以采集得到被成像组织的一系列超声图像。由于是对被成像组织的连续成像,所以成像过程中只要适当地控制探头的移动速度,采集到的相邻图像之间就会有大部分是重合的。对这些图像做图像配准和拼接,就可以得到一幅在二维探查平面上沿探头移动方向扩展了观察视野的图像。

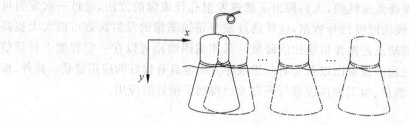

图 5-41 扩展视野超声成像示意图

对于扩展视野超声成像来说，通过图像配准找出相邻两帧图像之间的空间坐标关系是最为关键的一步。要做图像配准必须首先确定图像序列之间的空间变换模型，再在变换模型的基础上确定具体的图像配准方法。

两幅图像 $A(x_1,y_1)$ 和 $B(x_2,y_2)$ 的配准，就是寻找一个映射关系：

$$P：(x_1,y_1) \to (x_2,y_2)$$

使得图像 A 中的每一个像素点在图像 B 中都有唯一的一个像素点与之相对应，并且这两点应对应同一解剖位置。这样的映射关系 P 通常表现为一组连续的空间变换。如果整幅图像应用相同的变换，则这种变换是全局变换；否则，就是局部变换。

2. 扩展视野成像的临床应用

由于扩展视野超声成像对于常规视野超声成像不足之处的改善，它在临床诊断中得到了广泛的应用。扩展视野超声成像技术在甲状腺、乳房、颈部多发淋巴结等肿物的诊断方面有较大的应用价值。例如对于甲状腺，扩展视野超声成像能够对左右甲状腺做全景显示，从而可用于双侧甲状腺的横断和纵断扫查和各径线的准确测量，以便于对其病变进行客观而准确的判断。扩展视野超声成像在腹部的应用也非常广泛，它可以用于对肝脏、胆囊和胆道系统、胰腺肿物、肾脏、脾脏、膀胱和前列腺等组织的诊断，得到这些组织的全景图像和与周围组织之间的关系，作为对常规超声成像的一个补充。值得一提的是，扩展视野超声成像技术在产科临床应用范围非常广泛。它适合于妊娠子宫，尤其是中晚期正常与异常妊娠子宫和胎儿、胎盘等宫内结构完整断层的图像显示和客观记录。扩展视野超声成像技术对于实时超声难以用图像表达的许多情形（诸如双胎和多胎妊娠、正常和异常胎位的诊断、羊水过多或过少的判断，胎盘的定位和测量、各种胎盘疾病包括胎盘肿瘤）的全景评价等，具有独到的诊断价值。

5.5.4 组织多普勒成像

彩色血流图成像是将 B 型成像与血流图合成在一张图中。在对心脏断面成像中，相当静止的心肌部分在图中是 B 型黑白图像，而心腔内运动的血流则根据其流速的方向与大小分别用红色或蓝色来编码并显示。实际上，心肌组织并不是真的处于静止状态，它在心脏跳动的过程中也存在周期性的运动，只不过运动的速度不如腔内的血流那么快。由于心肌组织运动的情况直接与人体心功能相关，因此，近年来在不少的超声诊断仪中加入了反映组织运动的组织多普勒成像(tissue doppler imaging, TDI)。

组织多普勒成像提供组织运动的图像。它的依据与多普勒血流测量的原理是一样的。只不过血流的速度较大（最高的流速可达到每秒几米），而组织运动的速度较低（正常心肌收缩的速度为 6~24cm/s，心肌缺血时就更低）。因此，在仪器设计时，如果要测量多普勒血流信号，就应该设计一个高通滤波器将血管壁或组织低速运动引起的低频（但幅度可能是比较大的）信号滤除，而保留频偏较大（往往幅度较低）的血流信号，如图 5-42(a)所示。但是，如果要测量室壁运动引起的多普勒信号，就应该保留高振幅的低频信号，而把高频低幅度的血流多普勒信号滤除，如图 5-42(b)所示。更进一步，根据组织运动的速度还可以求出组织运动的加速度。此类关于组织速度与加速度的图像在心功能的评价中有很重要的价值。

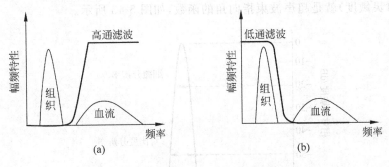

图 5-42　多普勒血流及组织运动测量的对比
(a) 血流测量；(b) 组织运动测量

TDI 技术可用于提取组织运动速度、加速度和反射能量三方面的信息。由于这些信息反映了心肌收缩功能和血流灌注情况，可望作为评价心肌存活的工具。

5.6　超声成像系统的评价

评价图像的质量就是用一些客观的技术指标来评定某种成像技术的效果。为了评价超声图像的质量，可采用以下几个参数作为图像质量评定的标准：

(1) 细微分辨率：指清晰地区分细微组织的能力。

(2) 对比清晰度：指有明亮反射物存在的情况下，鉴别组织类型及看清细微结构的能力。

(3) 全场均匀性：在整个显示范围内都能提供较好的细节分辨率与对比清晰度的能力。因为在一般的超声仪器中，只是在声束聚焦的区域才有较高的分辨率，而在偏离聚焦区的远场和近场的分辨率都较差，这是全场均匀性差的一个典型例子。

为了确定以上参数，可采用以下几种方法。

(1) 人体组织仿真模块

人体组织仿真模块是用凝胶体物质组成的。超声波在其中的传播速度及衰减特性都与在人体组织中的情况类似。模块中还掺入浓度均匀的颗粒散射体用来模拟肝脏实体。对于不同的测试目的，模块的设计各不相同。例如，为测试成像系统的空间分辨率，可在仿块的不同位置埋入一些细尼龙线（靶线），线间保持不同的距离。

仿真模块为超声成像系统提供了一种客观且非常直观的测试方法，它可用于评价成像系统的细微分辨率和均匀性。一个好的成像系统应该在侧向与轴向都具有良好的分辨率。这种良好的系统在对模块测试时,显示的图像中不仅可以区分出相隔很近的反射体,而且在靶线存在的位置上图像呈大致圆形的光点,而不是水平或弧形的线条。反之,较差的系统则无上述测试结果。另外,如果系统的均匀性很好,那么在不同深度处光点的大小应保持大致相同。

（2）波束曲线测绘法

波束曲线测绘法是在一个水池里固定一个探头,在探头下面人为地移动一个非常小的反射体（如一个针尖）,移动的轨迹是以探头为轴心、一定距离为半径的圆弧。这样测得的信号强度（相对灵敏度）就是超声波束指向角的函数,如图 5-43 所示。

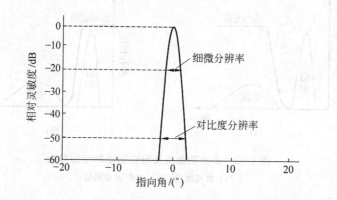

图 5-43　波束曲线测绘图

很显然,如果声束能被很好地聚焦,那么在波束曲线测绘图上只在一个较小的角度上有回波信号,偏离这个小角度后检测信号的强度就明显下降。一般采用 -20dB 处的波束宽度来评价系统的细微分辨率,因为波束的宽度与回波图像中光点的尺寸相当。波束宽度愈大,则光点愈大,细微分辨率也就愈低。

另外,-50dB 处的波束宽度常被用来作为对比清晰度的测量标准,因为它表明在有强反射情况下鉴别细微组织次能力。

（3）波束剖面图法

波束曲线测绘法给出了某一特定圆弧半径（即深度）下的声束特性。如果在一系列不同圆弧半径（即不同深度）处测出一簇波束曲线,这样一簇曲线就能用来评价系统的均匀性。为了能直观地表现波束特性随深度的变化,可以绘制一张 -20dB 处波束宽度随深度变化的曲线图,如图 5-44 所示,称为波束剖面图。

一条理想的波束剖面图曲线应该是接近水平轴的一条较平直的曲线。因为曲线上的点愈接近水平轴表明细微分辨率愈高;而一条较平直的曲线则说明了系统有较好的均匀性。图 5-42 中给出的是某超声诊断仪机械扇形扫描探头的声束特性及另一台相控阵超声诊断仪的波束特性,从中可以看出不同的性能

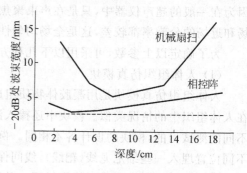

图 5-44　波束剖面图

情况。

在最近10年中,医学超声诊断设备中引入了大量的新技术,使图像质量与仪器功能都有了明显的提高。诊断的方式从单纯的经皮式发展出腔内、血管内的成像;诊断的部位从主要看体内的脏器发展到高分辨率的眼科及特高频率的皮肤成像;图像的显示从二维发展到三维;成像参数从单纯的声阻抗分布图发展出声衰减系数、声速、散射系数等多种参数;由于电子技术与计算机技术发展而诞生的全数字化超声诊断系统使超声诊断设备又进入了一个崭新的时代。目前,超声诊断系统已成为医学影像学中的一个最活跃的分支之一。

第 6 章

磁共振成像系统

1945 年美国学者 Felix Bloch 和 Edward Purcell 首先发现了核磁共振现象(nuclear magnetic resonance,NMR),从此产生了核磁共振谱学这门科学。它在广泛的学科领域中已迅速发展成为对物质的最有效的非破坏性分析方法之一。不过,核磁共振作为一种成像方法的应用则经历了一个较长的发展过程。1973 年,Paul. C. Lauterbur 第一个作了仿真模块的二维核磁共振图像。之后,又有人对小物体如柠檬和青椒成像,直至 20 世纪 70 年代后期,对人体成像才获得成功。核磁共振成像系统也称为磁共振成像(magnetic resonance imaging,MRI)系统。

与 X-CT 一样,磁共振图像也是通过计算机处理后产生的图像。所不同的是,在 X-CT 中,图中每个像素的数值代表的是人体组织中某一个体素对 X 射线的衰减。而在磁共振图像中,每个像素的值代表的是从某个体素来的磁共振信号的强度,这个磁共振信号的强度与共振核子的密度及两个化学参数——弛豫时间 T_1 与 T_2 有关。

磁共振成像的突出优点是:对人体无创伤、无电离辐射、安全;可以较容易地获得人体组织不同断面(横截面、冠状面、矢状面)的图像;图像分辨率也比较高。此外,它还可以在不注射造影剂的情况下显示血管影像。特别值得提到的是,近年来磁共振成像在脑科学研究中发挥着越来越重要的作用。磁共振成像也从主要以结构成像为主发展到了以功能成像为特色的功能磁共振成像(functional magnetic resonance imaging,fMRI)新模式。

本章首先要介绍磁共振的基本原理,然后介绍磁共振信号的采集与成像方法。

6.1 磁共振成像的物理基础

6.1.1 磁共振现象

对于磁共振现象的解释可以基于经典力学的概念,也可以根据量子力学的理论,下面分别从这两个角度来解释磁共振现象。

1. 经典力学观点

原子核一般都包含高速旋转的中子和质子,因为它们自旋且具有质量,因此它们具有角动量。因为质子是带正电的,它的自旋将产生一个小小的磁场,称为磁矩。虽然中子是电中性的,但是在它的体积内各电荷分量的分布是不均匀的。因此,当它自旋时,也能产生磁矩。

当原子核中含有奇数个中子或奇数个质子或两个都为奇数时,这个原子核本身就存在一个净自旋。要想产生磁共振现象,所观察样本的原子核必须具有净自旋。氢的主要同位素——质子在人体中丰度大,而且它的磁矩便于检测,因此,用它来获得磁共振图像是很合适的。

图 6-1(a)所示为一个质子自旋时的情况,它产生的磁矩相当于微小磁棒产生的磁场一样(见图 6-1(b))。

当自旋的质子置入一个外加的磁场 B_0 时,它就会绕着磁场方向进动(见图 6-2(a)),就好像一个旋转的陀螺在地球引力场的作用下绕垂直方向进动一样(见图 6-2(b))。

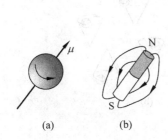
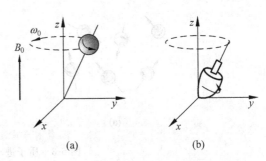

图 6-1 质子的自旋
(a) 自旋的质子;(b) 自旋质子产生的磁矩

图 6-2 质子的进动
(a) 质子在主磁场中的进动;(b) 陀螺在重力场中进动

进动的角频率由著名的拉莫尔(Larmor)定理给出

$$\omega_0 = \gamma B_0 \tag{6-1}$$

式中,γ 为核的旋磁比,它定义为磁矩与自旋角动量之比;B_0 为外加磁场的强度。在计算时,如果磁场强度采用 T(特[斯拉])为单位,则旋磁比 γ 的单位应该是 rad/(s·T),这样计算出来的角频率的单位就是 rad/s。不过,在许多情况下,为了便于计算,我们希望直接获得标量频率 f(MHz)。为此,我们另外定义了一个旋磁比 γ,它的单位是 MHz/T,于是用下式就可以直接计算出进动频率的标量值:

$$f_0 = \gamma B_0 \tag{6-2}$$

式中,旋磁比 γ 的单位是 MHz/T,磁场强度 B_0 的单位是 T,进动频率 f_0 的单位是 MHz。

对比式(6-1)和式(6-2),可知有如下关系

$$\gamma = \gamma/2\pi \tag{6-3}$$

表 6-1 给出了几种用于诊断的核素的相对丰度、相对检测灵敏度及其旋磁比。

表 6-1 若干核素的相对丰度

核素	相对丰度/%	相对检测灵敏度*	旋磁比 $\gamma = \gamma/2\pi/(MHz/T)$
^1H	99.98	1	42.58
^{13}C	1.11	0.016	10.71
^{19}F	100	0.830	40.05
^{23}Na	100	0.093	11.26
^{31}P	100	6.6×10^{-2}	17.23
^{39}K	93.1	5.08×10^{-4}	1.99

* 在恒定磁场下对同等数量的核子检测。

从表 6-1 及式(6-2)可以看出,如果外加磁场的强度是一样的,氢原子核(即质子)的进动角频率要高得多。当我们研究一个样本时,所涉及的不是一个质子,而是一大群质子,或叫做质子的"集"。图 6-3(a)所示的就是一群质子在没有外加磁场作用时自旋的情况,箭头所指是磁矩的方向,现在它们的指向是随机的。当它们被置入一个外加的磁场后,所有的质子将绕 z 轴(外加磁场的方向)进动,其倾斜角都是一样的。但是,质子在外加磁场作用下,有两种可能指向,即平行(或称自旋向上)和反向平行(或称自旋向下),这两种状态分别对应于高、低能两种状态。当它们刚刚被放入磁场的那一刻,有一半的质子绕 +z 轴进动,另一半质子绕 -z 轴进动,如图 6-3(b)所示。

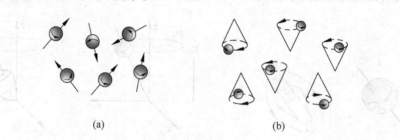

图 6-3 质子进动的方向

(a) 没有外加磁场作用时自旋质子产生的磁矩的指向是随机的;(b) 接入外加磁场后产生的自旋向上和自旋向下现象

这两组分别绕 +z 和 -z 轴进动的质子可以用两个相对的顶点都在原点的圆锥体表示。在这种表示方法中,上锥体表示自旋向上的质子,下锥体表示自旋向下的质子。作为个别的质子会在两个锥体中上下翻动,但是,总的效果可以看成是两个相对的圆锥体。

在放入外磁场后开始的一段时间里,有一部分质子翻动到上锥体(即较低能量的锥体)中。这样,从平均的效果看,在上锥体中进动的质子将多于在下锥体中进动的质子,如图 6-4(b)所示。这时所处的状态称为部分磁化(partial magnetization)。在过了较长的一段时间后,就有更多的质子翻动到上锥体中,最后达到一个平衡状态,如图 6-4(c)所示,这时称为完全磁化(complete magnetization)。

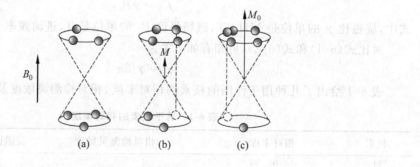

图 6-4 磁化现象

(a) $t=0s$ 时进动质子在上下锥体中的数量相等;(b) $t=0.5s$ 时产生部分磁化现象;(c) $t=1.0s$ 时完全磁化现象

必须注意的是,不管是在上锥体中还是在下锥体中进动的质子,它们的磁矩的指向是不一样的。也就是说,它们的相位是不一致的。这些相位随机的磁矩的和,或者说进动的平均效果,可以表为一个与 +z 轴同相的磁化向量 M。最终达到平衡状态时此磁化向量的值记

作 M_0。在生物体组织中,一般要经过几秒才能达到平衡状态。

磁化是一个群体现象,它比单个质子表现出的特征更为重要。可以这样说,一群质子在磁场作用下的结果可以简单地认为是出现了一个与 z 轴同相的磁化向量。尽管个体的质子是围绕 z 轴进动的,但是由于它们在进动圆周上的位置是随机的,所以,总的平均的磁化向量可以认为不存在进动。

在观察的样本磁化后,如果再对它施加一个与主磁场垂直的交变磁场,当这个交变磁场的频率与进动频率一致时,原来处于随机相位的进动质子将趋向于同相,如图 6-5(a)所示。这种同相的现象称为相位相干现象。当质子的进动相位完全一致时就发生了共振现象,常称为核磁共振现象或磁共振现象。发生共振时,质子大量吸收交变场的能量,同时向外辐射能量,这就是用于磁共振成像的信号。在研究人体成像时,这个交变场的频率一般都在射频的范围里,因此通常称这个交变磁场为射频场或射频信号。

当进动的质子在射频场的作用下出现相位相干时,净磁化向量 M_0 将偏离 z 轴,并绕着 z 轴以共振频率进动。此时的磁化向量可以分解为一个 z 方向的垂直分量 M_z 与一个在平面上旋转的水平分量 M_{xy},见图 6-5(b)。

这时,如果在 x-y 平面内安放一个接收线圈,那么磁化向量绕 z 轴的旋转将在接收线圈中感生出一个与进动频率一致的正弦波信号,如图 6-6 所示。

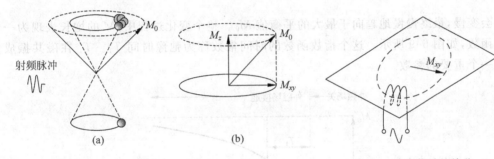

图 6-5 磁共振现象
(a) 质子进动中的相位相干现象;(b) 垂直和水平磁化分量的产生

图 6-6 感应信号的接收

2. 量子力学的观点

磁共振现象也可以用量子力学的观点来解释。在不存在外加磁场的情况下,自旋质子的指向是随机的,如图 6-7(a)所示。在它们刚被置入磁场时,它们像处于磁场中的小磁针一样将与外加磁场的方向对齐。所不同的是,自旋的质子将出现指北或指南两种指向,如图 6-7(b)所示。它表示顺磁场排列或逆磁场排列两种可能性。指北与指南的质子分别处在两个不同的能级上,如图 6-7(c)所示。处于较低能级上的质子比处于较高能级上的质子更稳定。当然,由于热效应,两个能级上的质子只是处于相对平衡的状态,它们之间的相互转移是始终存在的。

在开始加入外磁场的一瞬间,由于指南、指北质子的数量基本相同,所以净磁化相量为零,见图 6-8(a)。经过大约 1s 后,在外磁场的作用下,更多的质子将指北,于是产生了一个净磁化向量 M,如图 6-8(b)所示。这种现象称为磁化。

磁化的过程在开始时变化很快,即磁化向量 M 增加得很快。随着时间的推移,增长的

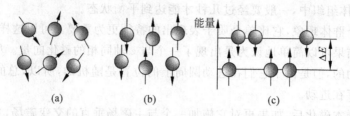

图 6-7 磁场中质子的指向

(a) 无外加磁场的情况下,自旋质子的指向是随机的;(b) 刚被置入磁场时,指北或指南的质子数量均衡;
(c) 指北与指南的质子分别处在两个不同的能级上

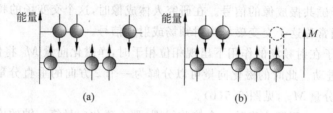

图 6-8 磁化过程

(a) $t=0s$ 时,指北或指南的质子数量是均衡的;(b) $t=1s$ 时产生了净磁化向量 M

速度会变慢,最终慢慢地趋向于最大的平衡值 M_0。整个变化过程中,M 的增长表现为一个指数函数,如图 6-9 所示。这个指数函数的时间常数称为弛豫时间 T_1。T_1 在磁共振成像中是一个重要的参数。

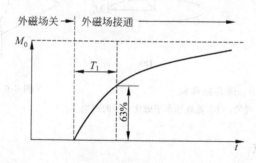

图 6-9 T_1 时间常数

当质子在两个能级间翻动时,它们的能量是来回转移的。质子从能级低的位置吸收能量后跃至较高能级,较高能级上的质子释放能量后来到较低能级上。处在平衡状态时,这是一种随机的热运动。运动所需的能量也可以由外部的射频场来提供。射频电磁波量子的能量与它们的频率有关,频率愈高,能量愈大。当外加射频电磁波量子的能量正好与指南、指北质子间的能量差相当时,它将引起质子在两个能级间迅速翻动,或者说发生了共振,见图 6-10。

产生共振所需的射频信号的频率是与外加磁场的强度有关的,如图 6-11(a) 所示。指南和指北的质子间的能量差随着外加磁场的强度的增大而增大。所以,当外加磁场的强度增加时,指北的质子翻动到指南位置时所需吸收的能量也相应增大,这时产生共振所需的射频信号的频率或能量也愈大,如图 6-11(b) 所示。

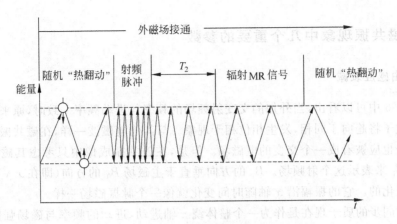

图 6-10 磁共振现象与时间常数 T_2

只要用来激励的射频场的频率和能量是合适的,就能产生共振。在这个短时间的射频脉冲激励后,质子将继续辐射同样频率的射频能量。这个信号将被检测,并用于磁共振成像。不过,辐射的射频信号很快会衰减,这种衰减也呈指数特性,时间常数称为 T_2 或自旋-自旋弛豫时间。它也是磁共振成像中的一个重要参数。

用量子力学观点分析磁共振现象时,指南和指北质子间的能量差取决于外加磁场的强度 B_0 和它自身的磁矩 μ。根据量子力学理论,这个能量差可由下式计算:

$$\Delta E = 2\mu B_0 \tag{6-4}$$

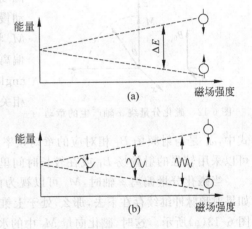

图 6-11 磁场强度与共振频率间的关系
(a) 能量差与外磁场强度的关系;(b) 产生共振所需的射频信号的频率与外磁场强度的关系

因为外加射频波光子的能量可以表示为 $h\nu$,其中 h 为普朗克常数,ν 为射频电磁波的频率。因此,共振发生的条件是:指南和指北质子间的能量差等于射频电磁波光子的能量,即

$$\Delta E = 2\mu B_0 = h\nu \tag{6-5}$$

在满足上述条件时,质子与射频场之间就会发生能量的共振交换。也就是说,低能态的质子吸收射频波一个光子的能量而移动到高能态,高能态的质子受激发射一个光子而下降到低能态。从式(6-5)可得

$$\nu = (2\mu/h) \cdot B_0 \tag{6-6}$$

式中,$2\mu/h$ 为常数,可见共振频率与磁场强度 B_0 间存在线性关系。把式(6-6)左边表示为角频率的形式,可得

$$\omega = 2\pi\nu = (4\pi\mu/h) \cdot B_0 = [\mu/(h/4\pi)] \cdot B_0 \tag{6-7}$$

式中,$\mu/(h/4\pi)$ 就是定义的旋磁比 γ。所以,从量子力学观点推导出的共振关系式(6-7)与从经典力学推导出来的关系式(6-1)是完全一致的。

6.1.2 磁共振现象中几个重要的参数

1. 自由感应衰减

从图 6-5 中可以看出,当外加的交变射频场的频率与进动频率一致时,原来处于随机相位的进动质子将趋向于同相,发生相位相干现象。与其他电磁波一样,在磁共振成像中所用的射频信号也应被看成一个交变的电磁场。但是,在磁共振成像中只考虑其磁场分量。我们用向量 B_1 来表示这个射频场。B_1 的方向垂直于主磁场 B_0 的方向(即在 x-y 平面中),而且是不断变化的。它的振幅沿 x 轴随时间变化就像一个脉振磁场一样。

相位被同步的质子现在是作为一个整体绕 z 轴进动,进动的频率与磁场强度 B_0 有关。与此类似的是,磁化向量也要绕射频场 B_1(即旋转的 x 轴)进动。不过,因为射频场 B_1 比主

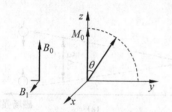

图 6-12 磁化分量绕 x 轴产生的章动

磁场要弱得多,所以磁化向量绕 B_1 进动比绕 B_0 进动慢得多,结果出现了绕 x 轴的章动,即净磁化向量 M_0 将偏离垂直的 z 方向。如图 6-12 所示,磁化分量偏离 z 轴的角度 θ 称为章动角,或偏转角(flip angle),它与射频场的强度 B_1 及射频场存续的时间 τ 相关,可以通过下式来计算:

$$\theta = \omega_1 \cdot \tau = \gamma B_1 \cdot \tau \tag{6-8}$$

式中,ω_1 是与射频场 B_1 相对应的章动频率。从式(6-8)可以看出,要想得到较大的偏转角,可以采用较强的射频场 B_1 或在较长时间里持续施加射频场。

当磁化分量偏离 z 轴时,M_0 可以视为由一个垂直分量 M_z 与一个水平分量 M_{xy} 构成。如果射频脉冲继续存在下去,那么,处于上锥体中的质子倒向下锥体中的可能性就会增加,如图 6-13(a)所示。这时,磁化向量 M_0 中的水平分量将逐渐增大,而垂直分量将逐渐变小。在射频场持续到一定时间时,M_0 中的垂直分量将减为零,而只存在一个水平分量。也就是说,此时在上、下锥体中的质子数量相等。这时的净磁化向量已经从 z 轴转了 90°,并在 x-y 平面上旋转,如图 6-13(b)所示。使 M_0 偏转 90°所需要的射频信号通常被称为 90°射频脉冲。通过共振把射频能量转移到观察样本中去,这个现象就表现在使一部分处于低能的质子转向高能并最终得到一个横向的磁化向量。使磁化向量绕 x 轴旋转 90°的射频信号称为 90°射频脉冲;持续时间或幅度为 90°脉冲两倍的射频信号称为 180°射频脉冲,它将使磁化向量

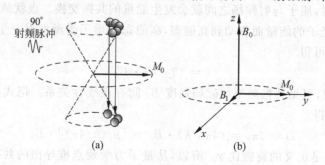

图 6-13 90°射频脉冲

(a) 90°射频脉冲作用下产生水平磁化分量 M_0;(b) 主磁场与射频场的关系

倒转 180°。

在射频脉冲存在期间，磁化向量在快速地绕 z 轴进动的同时，慢慢地绕 x 轴旋转，如图 6-14(a) 所示。为了更清晰地表示这种复杂的运动，可以把图 6-14(a) 重画成图 6-14(b)。这时，只画出了磁化向量绕 z 轴进动的起始位置，或者可以把它等效地看成存在一个速度为进动角频率的绕 z 轴旋转的参考系。这样，与参考系同频率旋转的 B_1 和磁化分量 M 就处于相对静止的状态，只有 M 缓慢地倒向 x-y 平面。

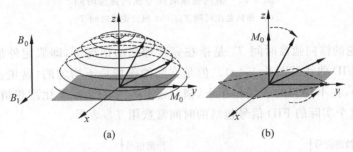

图 6-14 绕 z 轴旋转的参考系
(a) 固定坐标系；(b) 旋转坐标系

在一个 90°脉冲过后，磁化向量在旋转参考系中就转到了沿 y 轴的方向。这时，如图 6-6 所示的接收线圈中将感生出电势。

当射频场消失后，质子的相位相干现象也将逐渐消失。同时，磁化向量就慢慢地回到主磁场的方向。随着横向磁化向量的减弱，接收线圈中感应信号的强度也将逐渐减弱。这种衰减现象称为自由感应衰减（free induction decay, FID），如图 6-15 所示。

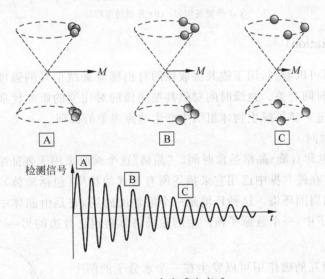

图 6-15 自由感应衰减

横向磁化分量 M_{xy} 很快将衰减至零；而纵向分量 M_z 则是缓慢地回到它的原始位置，两者都按指数规律变化。横向分量 M_{xy} 衰减的时间常数称为横向弛豫时间 T_2，纵向分量增长的时间常数称为纵向弛豫时间 T_1，见图 6-16。不同化学物质的 T_1 与 T_2 的大小是不一样的。

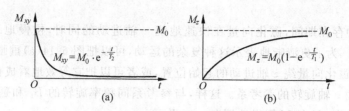

图 6-16 横向弛豫时间与纵向弛豫时间
(a) 横向弛豫时间 T_2；(b) 纵向弛豫时间 T_1

前面所讨论的横向弛豫时间 T_2 是指在完全理想的情况下，即假定外加磁场是绝对均匀的。这时的 FID 曲线见图 6-17(a)。但是实际的磁场是不均匀的（这里主要是指外加磁场的不均匀性），在不均匀的磁场作用下，横向磁化向量的衰减要比理想情况下快得多，见图 6-17(b)。这个实际的 FID 信号包络的时间常数用 T_2^* 表示。

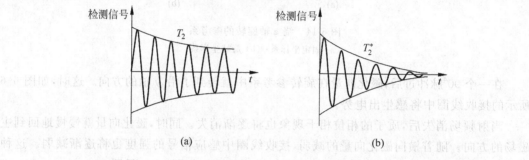

图 6-17 外磁场均匀或不均匀情况下的 T_2
(a) 外磁场均匀；(b) 外磁场不均匀

2. 弛豫（relexation）

从前面的分析可以看到，用于磁共振成像的自由感应衰减信号的强度不仅与质子的密度有关，还与弛豫时间有关。弛豫时间对磁共振图像的对比度的影响比质子密度的影响还大。为此，有必要进一步了解生物体组织中产生弛豫现象的机理。

(1) T_1 弛豫时间

T_1 弛豫时间也称自旋-晶格弛豫时间。"晶格"这个词原来用于表征结构相对稳定的固体（特别是晶体）。在磁共振中已用它来描述所有形式的物质（包括流体）。一般来说，晶格是指围绕着质子的周围环境。这种环境是一个波动的磁场，它是由晶体中的质子波动造成的。例如，在水分子中，一个氢原子核产生的磁场将影响到它旁边的另一个质子，如图 6-18 所示。

这种质子间相互的磁作用可以发生在一个水分子的两个质子间，也可以发生在紧挨着的两个分子间。在晶格中原子的运动可以简化为旋转与平移两种，如图 6-19 所示。由于分子的热运动，晶格内在的磁场就会发生变化。正是由于这个波动的内磁场引起了弛豫。

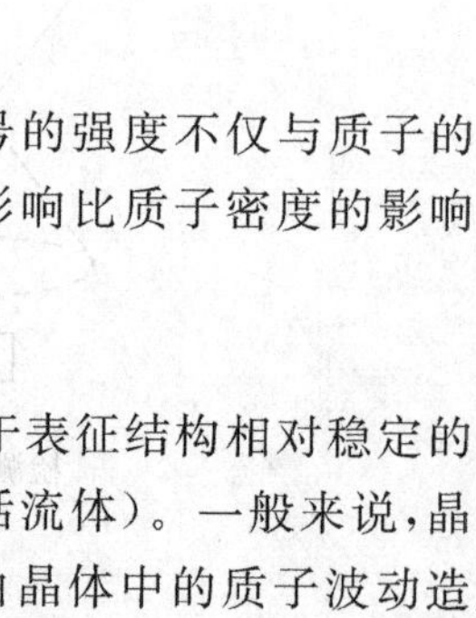

被观察的样本在射频场的作用下，其中的一些质子将吸

图 6-18 质子周围的磁场

收射频场的能量从低能位置跃迁到高能位置。当外加射频场消失后,一些质子将把能量释放到晶格中而回到低能态。这个过程就叫做自旋-晶格弛豫,见图6-20。激励这个弛豫过程的射频场就是前面提到的自旋质子在晶格中运动造成的。

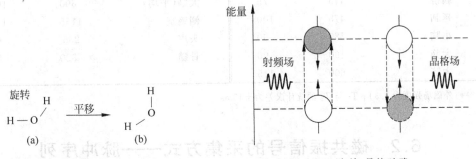

图6-19 原子运动时的旋转与平移　　　　图6-20 自旋-晶格弛豫

晶格场的频率愈接近于拉莫尔频率,弛豫的效率就愈高。也就是说,晶格场波动的频率与质子进动的频率一致时,在高能位上的质子能量就愈容易转移到晶格中去。

分子旋转或平移的平均速度是与分子的大小有关的。在小分子(例如水)中,这种重新定向的变化速率比在较大分子(例如类脂类)中要高。大分子(例如蛋白质或DNA)翻动得很慢。在典型的磁共振成像磁场强度下,中等大小分子(如类脂类)的旋转频率接近拉莫尔进动频率,其弛豫效率较高;而翻动频率较高的水分子与翻动频率较低的大分子的弛豫效率就较低。由于进动频率是与外磁场的强度成正比的,因此弛豫时间也与外磁场强度有关。

有效的弛豫就相当于具有较短的 T_1 弛豫时间;相反地,低效率的弛豫就相当于具有一个较大的 T_1 弛豫时间。例如,在脂肪中,T_1 大概是几百毫秒的数量级;而在纯水中 T_1 大约为3s。弛豫速度(即弛豫时间的倒数)是与晶格场在共振频率 ω_0 处的强度直接有关的。因此,共振频率改变后,弛豫速率也会改变。

正是因为 T_1 的大小与外加磁场强度有关,因此,当提出 T_1 值时,必须指明测试时的外加磁场强度。当外加磁场强度在 0.1～0.5T 之间时,软组织中 T_1 弛豫时间为 300～700ms。表6.2列出了头颅及其内部组织的弛豫时间,测试时的外磁场强度为 0.3T。

(2) T_2 弛豫时间

T_2 弛豫时间也称为自旋-自旋弛豫时间。它的大小代表了横向磁化向量消失的速率。横向磁化向量的消失是由于质子进动的相位相干现象消失。在外加的射频场消失后,质子进动时的相位相干现象之所以会消失,是因为实际上所有的质子并不是严格地按同一频率进动的。应该说,只有在外磁场是绝对均匀而且不存在内在磁场的情况下,质子才可能有完全相同的进动频率,相位相干的现象也才有可能一直维持下去。但是,实际上由于外磁场不可能是理想均匀的,而且在组织内部还存在一个内在磁场。因此,质子进动的频率略有差异。正是这个差异,使得在外加射频场消失后相位相干现象随之消失并同时带来了横向磁化向量消失的现象。实验证明,T_2 的大小主要与质子处于相对稳定时的内磁场有关。在生物体组织中 T_2 的典型值是 50～150ms,见表6-2。

总之,T_1 弛豫过程是质子能量向晶格释放的过程;而 T_2 弛豫过程不向晶格释放能量,它只是质子进动时的相位相干现象消失的过程。

表 6-2 部分人体组织的 T_1 和 T_2 ms

感兴趣的部位	T_1	T_2	感兴趣的部位	T_1	T_2
胼胝体	380	80	大脑	710	100
脑桥	445	75	大脑(平均)	600	100
延脑	475	100	侧脑室	1155	145
小脑	585	90	头皮	235	60
大脑	490	90	骨髓	320	80
大脑	600	115			

* 外磁场强度为 0.3T；T_1 与 T_2 的统计误差为 ±15ms。

6.2 磁共振信号的采集方式——脉冲序列

脉冲序列(pulse sequence)是指在磁共振成像过程中施加的射频脉冲的序列信号。用射频信号激励样本后产生的横向磁化向量将最终决定磁共振信号的强度。不同形式的脉冲激励还将直接影响磁共振图像的灰度、对比度等指标。本节将着重介绍三种不同的脉冲序列。

6.2.1 部分饱和序列

部分饱和(partial saturation)序列是由一系列时间间隔相等的 90°射频脉冲组成的，如图 6-21 所示。使用重复的脉冲信号激励可提高接收信号的信噪比,改善图像质量。

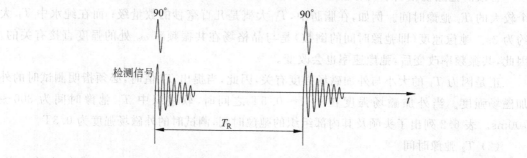

图 6-21 90°射频脉冲信号

这种部分饱和序列是磁共振成像中使用的最简单的脉冲序列。有时也称为重复的自由感应衰减。数据采集是紧跟着每个 90°脉冲后进行的。这个脉冲序列的时序可缩写为

$$(90° - T_R)_n$$

其中,T_R 是脉冲重复的时间;n 是脉冲重复的次数。如果增加 n,则可以得到更多次数的磁共振信号,当然同时也将增加整个数据采集的时间。

在用部分饱和序列激励时,第一个 90°射频脉冲将把轴向的磁化向量 M_z 转到横向平面 x-y 中。所以,第一个检测到的 FID 信号的起始值为 M_0。在第一和第二个 90°射频脉冲间隔时间 T_R 内,纵向磁化向量 M_z 将逐渐得到恢复,恢复的速率与时间常数 T_1 有关,见图 6-22。

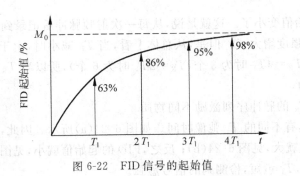

图 6-22　FID 信号的起始值

对于某一个特定的时间常数 T_1，根据图 6-22 所示关系可以找到经过 T_R 时间后纵向磁化向量的恢复值，也就是第二个 FID 检测信号的起始值 FID_0，即

$$FID_0 = M_0(1 - e^{-T_R/T_1}) \tag{6-9}$$

FID 的起始值决定了检测到的信号的强度。所以，部分饱和序列激励情况下的检测信号的强度可表示为

$$I \propto N(H)(1 - e^{-T_R/T_1}) \tag{6-10}$$

式中，$N(H)$ 为样本中的质子密度。很显然，只要 T_R 不是远大于 T_1，那么在经过一个脉冲重复时间 T_R 后，纵向磁化向量都只可能得到部分恢复。这就是部分饱和的含义。

下面具体讨论一些在部分饱和序列激励情况下成像中的问题。

(1) 对于某一特定物质，改变 T_R

对于某一特定物质而言，它具有自身的 T_1 与 T_2 弛豫时间。如果选择 $T_R = 4T_1$，那么，从图 6-22 中可知，经过 T_R 后可以恢复到最大值的 98%，也就是说 FID 信号起始值很大，见图 6-23(a)。取 $T_R = 3T_1$ 和 $T_R = 2T_1$ 的情况分别示于图 6-23(b) 和 (c) 中。可以看到这时

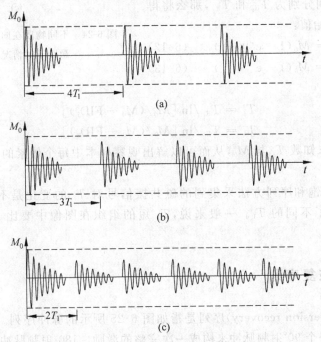

图 6-23　T_R 不同时 FID 信号的起始值

的 FID 信号的起始值变小了。这就是说,从每一次射频脉冲后记录到的信号看,随着 T_R 的增大,这个信号的强度增大了。但是,从总体上看,当 T_R 减小时,由于采集信号的次数多了(如图 6-23 所示,$T_R=4T_1$ 时为 3 个,$T_R=2T_1$ 时为 6 个),所以当 T_R 减小时总的信号强度还是有可能增大的。

(2) 用相同 T_R 的脉冲序列激励不同物质

不同的物质具有不同的 T_1 弛豫时间。如图 6-24(a)所示。因此,对于 T_1 较短的物质,FID 信号的起始值就大,见图 6-24(b);反之,FID 的起始值就小,见图 6-24(c)。也就是说,同样 T_R 的情况下,T_1 愈短,检测到的信号愈强。

(3) 当 $T_R \gg T_1$ 时

当 $T_R \gg T_1$ 时,$e^{-T_R/T_1} \to 0$。于是,式(6-10)变成

$$I \propto N(H) \tag{6-11}$$

也就是说,这时的检测信号强度不再与组织的 T_1 弛豫时间有关,而仅仅与样本中的质子密度有关。

(4) T_R 对图像对比度的影响

T_R 改变时,将改变纵向磁化向量恢复的程度。因此,将最终影响到检测信号的强度,也将影响图像的对比度。

(5) T_1 图像

如果用两个重复时间不同的序列来成像,设它们的重复时间分别为 T_{R_1} 和 T_{R_2},那么将得到不同的 FID 起始值:

$$\text{FID}_1 = M_0(1-e^{-T_{R_1}/T_1}) \tag{6-12}$$
$$\text{FID}_2 = M_0(1-e^{-T_{R_2}/T_1}) \tag{6-13}$$

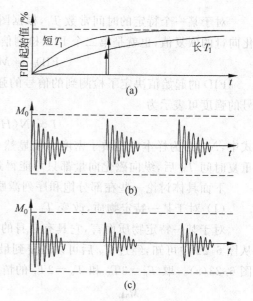

图 6-24 不同物质在同样 T_R 脉冲序列激励下的情况

上两式可改写为

$$T_1 = T_{R_1}/\ln[M_0/(M_0-\text{FID}_1)] \tag{6-14}$$
$$T_1 = T_{R_2}/\ln[M_0/(M_0-\text{FID}_2)] \tag{6-15}$$

上两式中含两个未知数 T_1 与 M_0,从而可以解出观察样本中每个体素的 T_1 值并构成一幅 T_1 值的图像。

总之,用部分饱和序列方法采集到的磁共振信号对 T_2 的变化是不敏感的。所成像中不同灰度表示了不同的 T_1。一般来说,T_1 短的组织在图像中要比 T_1 长的组织显得更亮。

6.2.2 倒转恢复序列

倒转恢复(inversion recovery)序列是指如图 6-25 所示的脉冲序列。它是在一个 180°射频脉冲后紧跟一个 90°射频脉冲来构成一次完整的激励。180°射频脉冲与 90°射频脉冲间的时间间隔为 T_I,每组脉冲间的时间间隔为 T_R。这个脉冲序列的时序可缩写为

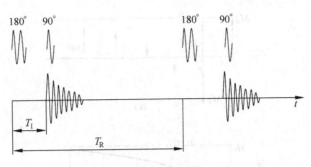

图 6-25 倒转恢复脉冲序列

$$(180° - T_I - 90° - T)_n$$

其中，$T = T_R - T_I$。

一开始施加一个180°射频脉冲时，磁化向量M就将向下倒转180°，如图6-26所示。

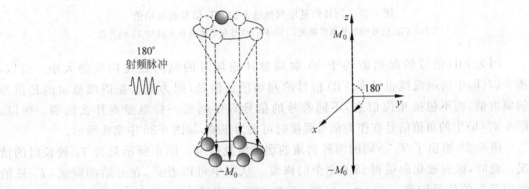

图 6-26 180°射频脉冲

在这个过程中，一部分上锥体（低能位置）中的质子倒向下锥体（高能位置）。但是，质子并没有在相同的相位上进动。每个在随机相位上进动的质子只是绕x轴旋转了180°。因此，在这个磁化过程结束时并不存在横向磁化分量M_{xy}，也就不能检测到磁共振信号。

在180°射频脉冲结束后，沿z轴的磁化向量将以T_1弛豫时间恢复。这是一个纯粹的纵向磁化向量的恢复过程，它的起始值为$-M_0$，时间常数为T_1。当$t = 0.69T_1$时，磁化向量达到零值，然后继续恢复出现正值，直至M_0，见图6-27。

为了能测到磁共振信号，在施加180°脉冲的T_I时间后再加上一个90°射频脉冲，就可以测得FID信号。而FID信号的起始值就是T_I时刻的纵向磁化向量的大小，即

$$FID_0 = M_0(1 - 2e^{-T_I/T_1} + e^{-T_R/T_1}) \tag{6-16}$$

式中，第一个指数项表明FID_0与T_I的关系，即FID_0的大小与经过T_I时间后纵向磁化向量恢复值之间的关系；第二个指数项是在经过若干个脉冲组后出现的。这是因为如果在T_R时间内纵向磁化向量不能完全恢复的话，FID_0的大小就与T_R有关。正如在部分饱和序列激励时的情况一样。

在倒转恢复序列激励的情况下，所检测到的MR信号的强度I可表示为

$$I \propto N(H)(1 - 2e^{-T_I/T_1} + e^{-T_R/T_1}) \tag{6-17}$$

式中，$N(H)$为样本的质子密度。

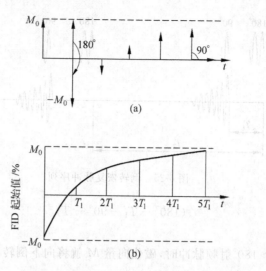

图 6-27 倒转恢复序列激励下的 FID 信号的起始值
(a) FID 信号的起始值的幅度；(b) FID 信号起始值与弛豫时间 T_1 的关系

因为 FID 信号的起始值等于 90°射频脉冲施加时的纵向磁化向量的大小。所以，图 6-27(b) 中所示曲线也就是 FID 信号的起始值。但是，因为磁共振图像显示的是信号的幅度值，而不包括相位信息，不同符号的信号只要幅度一样就没有什么区别。所以，图 6-27(b) 中的负值信号在作为信号强度时可表为正值，如图 6-28 中实线所示。

图 6-29 给出了 T_1 不同的两种物质的倒转恢复信号。图中所示是当 T_R 较长时的情况。此时，纵向磁化向量得到了完全的恢复。从图中可以看到，在开始的时候，T_1 长的组织产生的信号较强。在 $t=t_1$ 时刻，两者的强度相等。而当 $t>t_1$ 时，T_1 较小的组织产生的信号变得比 T_1 长的组织要大。这种强度翻转的现象是在 X-CT 成像系统中所没有的。

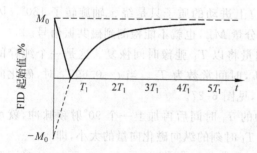

图 6-28 FID 信号起始值的幅度

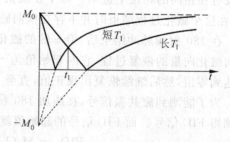

图 6-29 T_1 不同的两种物质的倒转恢复信号

与部分饱和序列激励时的情况一样，为了提高信噪比，必须用射频脉冲重复激励许多次。在这种情况下，如果 T_R 足够长，那么，检测的信号强度就如图 6-29 所示。但是，如果 T_R 比较短，以至于 T_1 较长的组织在 T_R 时间内来不及完全恢复到最大值 M_0，这样，在下一个脉冲到来时的起始磁化向量的值就较小，最终检测到的信号强度如图 6-30 所示。

从图 6-30 可以看到，一般情况下，T_1 较短的组织信号较强。但是，在 $t_1<t<t_2$ 范围内，情况正好相反。还要注意的是，在这个区域中，整个信号的幅度较小，所以相应的信噪比

较低。在这一区域中所成的像不仅出现了与一般情况相反的信号强度,而且会因为信噪比较低而在图像中出现噪声。

此外,还值得提到的是,在图 6-28 中可以看到在纵向磁化分量从 $-M_0$ 向 M_0 恢复的过程中必定有一个过零点时刻,这个时刻点称为零点(null point)。很显然,如果在出现零点的时刻施加 90°射频脉冲,则无法测量到磁共振信号。由此可知,如果我们想在图像中抑制某种物质(如脂肪)的表现,就可以选择该物质信号过零点的时刻施加 90°射频脉冲。

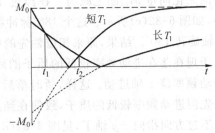

图 6-30　T_R 较短时的倒转恢复信号

综上所述,倒转恢复序列是用重复的 90°—180°脉冲来激励。与部分饱和序列对比,采用倒转恢复序列激励时图像对 T_1 的变化更敏感。此外,这种序列对不同物质的成像时有可能呈现更大的对比度,甚至完全抑制某种物质在图像中显示。

6.2.3　自旋回波序列

自旋回波(spin echo)序列是磁共振成像中最常用的一种脉冲序列,它是由一个 90°射频脉冲紧跟着一个 180°脉冲组成的,如图 6-31 所示。其中,90°射频脉冲与 180°射频脉冲之间的时间间隔为 T_1',90°射频脉冲与 180°射频脉冲后出现峰值时刻的时间间隔为 T_E(T_E 为 2 倍 T_1' 的长度),一次完整的(90°—180°)序列持续的时间为 T_R。

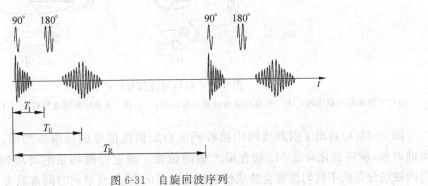

图 6-31　自旋回波序列

前面已经讨论过,在一个 90°脉冲过后,由于外加磁场的非均匀性,质子进动的相位相干现象很快就消失了。自旋回波序列中紧跟在 90°后的 180°脉冲就是为了把相位相干的现象重新恢复出来,使得最后检测到的信号较少受外加磁场非均匀性的影响。

自旋回波序列的作用过程如下:先对观察样本加一个沿 x 轴的 90°射频脉冲,结果将使磁化向量 M_0 绕 x 轴转 90°,即指向 y 轴方向,如图 6-32(a)所示。当这个 90°脉冲过后,磁化向量将继续绕 z 轴进动。但是,由于外磁场的微小的不均匀性,使得有的质子处于强度稍高的磁场中,而另一些则处于强度稍低的磁场中。于是,处于强度稍高的磁场中的那部分质子的进动频率将略大于处于较弱磁场中的那部分质子的进动频率。从总体上看,由于外加磁场的不均匀性,质子进动的相位相干的现象就要逐步消失。那些进动频率较低的质子将落在进动频率高的质子的后面,如图 6-32(b)所示。很显然,随着相位相干现象的消失,总的横向磁化向量 M_{xy} 随之减弱。在经过 $T_E/2$ 时间后,我们对观察样本加上一个 180°射频脉冲,如图 6-32(c)所示。这个 180°脉冲将在图 6-32(b)的基础上使各个进动质子的磁矩都绕 x 轴旋转 180°。结果,原来相位领先的质子现在变成落后的了。也就是说,进动频率较高的质子现在落在进动频率较低的质子的后面。但是,180°射频脉冲过后质子仍然以它原来的进动频率绕 z 轴进动。这样,暂时落后的但进动频率较高的质子将逐渐赶上那些相位暂时领先但进动频率较低的质子,致使在经过 $T_E/2$ 时间后,横向磁化向量 M_{xy} 又一次建立起来,只不过方向指向 $-y$ 轴了,见图 6-32(d)。也就是说,在 $t=T_E$ 时刻,沿着 $-y$ 轴方向又一次出现相位相干的现象,并因此在射频线圈中感应出一个电压极大值。这个感应信号称为自旋回波信号。

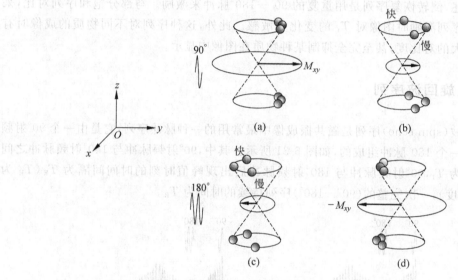

图 6-32 自旋回波信号的产生

(a) 90°视频脉冲结束时;(b) 90°视频脉冲过后一段时间;(c) 180°视频脉冲刚施加时;(d) 自旋回波信号产生

图 6-33(a)画出了射频线圈中接收到的自旋回波信号的包络波形图。在 90°脉冲刚结束的时候,横向磁化向量 M_{xy} 处在最大值的位置。假定外磁场是绝对均匀的,那么,由于物质内磁场分布的不均匀性也会造成横向磁化向量的衰减,衰减的时间常数为 T_2,见图 6-33(a) 上虚线所示。由于实际的外磁场是不均匀的,这种不均匀性造成横向磁化向量以很快的速率衰减,见图 6-33(a)中的实线所示,其衰减的时间常数为 T_2^*,它是实际的 FID 信号。这个衰减过程也就是在图 6-33(a)中所看到的磁化向量 M_{xy} 变小的过程。在其后的 180°脉冲结束后,由于外磁场的不均匀性仍然继续存在,因此,横向磁化向量 M_{xy} 得到了部分恢复,并逐步达到第二次峰值。从图 6-33(a)可以看到第一个峰值与第二个峰值的位置关于 180°射频脉冲出现的时刻是对称的,这就好像声波遇到墙壁发生反射一样。所以称这一现象为自旋回波。不过,必须注意到的是,这里所说的恢复只能恢复那部分由于外磁场的不均匀性造成的相位相干的损失(因为外磁场的不均匀性是固定的),而不能恢复由于物质内部磁场随机的波动所造成的相干损失。所以,自旋回波的峰值大小取决于 T_2 衰减曲线。图 6-33(b)所示的是当外磁场的不均匀性更烈时的情况。这时,在 90°脉冲过后,横向磁化向量将衰减得

更快,自旋回波信号的宽度也将变窄。当观察样本的 T_2 较小时,在 90°脉冲过后的最开始的衰减基本上还主要由外磁场的不均匀性决定,但是,自旋回波信号的幅度却明显下降了,见图 6-33(c)。

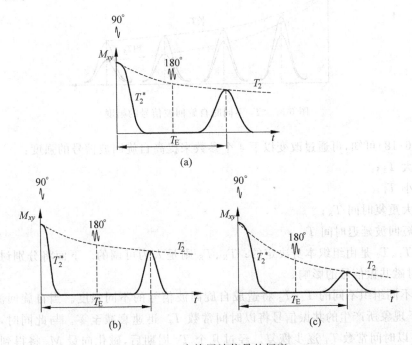

图 6-33　自旋回波信号的幅度
(a) 射频线圈中接收到的自旋回波信号的包络波形图;(b) 外磁场的不均匀性更强时的情况;
(c) 观察样本的 T_2 较小时的情况

如上所说,横向磁化向量 M_{xy} 的衰减是由于外加磁场与内磁场的不均匀性造成的。外磁场的不均匀性造成 M_{xy} 很快地衰减,而内磁场的不均匀性造成的衰减则较慢。另外,外磁场将决定自旋回波的宽度,而内磁场则决定自旋回波的高度。当 $T_1 \ll T_R$ 时,所检测到的信号可表示为

$$I \propto N(H)(1 - e^{-T_R/T_1}) e^{-T_E/T_2} \tag{6-18}$$

在自旋回波产生之后(见图 6-32(d)),由于外磁场的不均匀性,横向磁化向量将再次很快衰减。这时,如果再加上一些间隔为 T_E 的 180°脉冲,那么类似的相位相干重建过程又会重复出现,如图 6-34 所示。

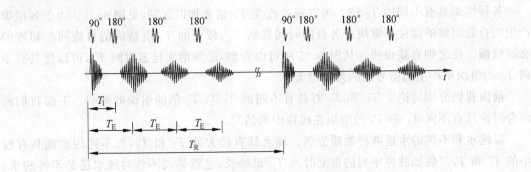

图 6-34　相位相干重建过程中的信号波形

显然，在多个自旋回波的情况下，各回波的幅度同样受到 T_2 的约束，如图 6-35 所示。

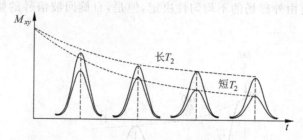

图 6-35 T_2 不同时自旋回波信号的幅度

从式(6-18)可知，可通过改变以下 4 个参数来提高自旋回波信号的强度：

① 增大 T_2；
② 减小 T_1；
③ 增大重复时间 T_R；
④ 缩短回波延迟时间 T_E。

其中，T_1、T_2 是由组织本身决定的；T_R、T_E 则是人为可调的。下面将分别讨论这些参数变化时对磁共振信号的影响。

首先，不同组织不同的 T_1、T_2 将造成自旋回波信号的不同强度。当自旋回波产生后，由相位相干现象所产生的共振信号将以时间常数 T_2^* 迅速衰减至零。与此同时，纵向磁化向量 M_z 将以时间常数 T_1 逐步恢复。经过几个 T_1 周期后，磁化向量 M_z 将得到恢复。同时，第二个自旋回波序列($90°-T_E/2-180°$)将出现。实际上，为了提高信噪比，往往要记录若干次自旋回波信号进行平均。如果紧跟着的自旋回波序列在磁化向量 M_z 还没有完全恢复时就出现了，那么在自旋回波开始出现时的 M_z 将小于 M_0，此时，所形成的自旋回波信号的强度也将减弱，就好像在部分饱和序列激励时发生的情况一样。

再则，时间间隔 T_R 和 T_E 在自旋回波成像中显然是很重要的。因为，M_z 的恢复取决于时间常数 T_1，所以，选择不同的 T_R 可以用来区别不同的 T_1。在图 6-36(a)中画出了不同 T_1 值情况下纵向磁化向量恢复的曲线。如果自旋回波序列以时间间隔 T_R 重复，那么，T_1 较小的组织中 M_z 将比 T_1 较大的组织明显大。如果假定两种组织的 T_2 和质子的密度相同，那么较短 T_1 组织将产生较强的信号，见图 6-36(b)。如果延长重复时间 T_{R_1} 至 T_{R_2}，那么从图 6-36(c)中可见，尽管两种组织产生的信号都增大了，但是，两者之间的差别却缩小了。

各种组织具有不同的 T_2 值。可以通过改变 T_E 值来加以区别，见图 6-35。由于各组织产生的自旋回波的幅度都取决于各自的时间常数 T_2，较大的 T_2 所造成的自旋回波幅度的衰减较慢。反之则衰减很快。从图 6-35 中可以看到，适当增大延迟时间 T_E，可以使具有不同 T_2 的组织所产生的信号间的差别增大。

前面我们分别讨论了 T_R 和 T_E 对具有不同的 T_1 与 T_2 值的组织的影响。下面我们将综合讨论具有不同 T_1 和 T_2 的组织在成像中的情况。

以纯水和不纯的水这两种物质为例。纯水具有较大的 T_1 和 T_2，而不纯的水则具有较小的 T_1 和 T_2。假如脉冲序列的重复时间 T_R 足够长，也就是说不管对纯水还是不纯的水，M_z 都可以得到充分的恢复。这样，两者的 MR 信号的起始值都为 M_0，如图 6-37(a)所示。

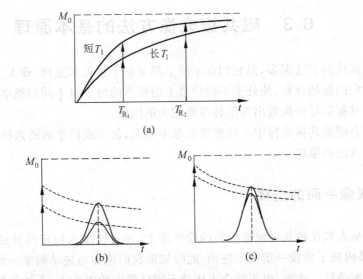

图 6-36 不同 T_1 的组织在不同 T_R 情况下信号的强度
(a) 不同 T_1 值情况下纵向磁化向量恢复的曲线；(b) 与 T_{R_1} 对应的情况；(c) 与 T_{R_2} 对应的情况

在这种情况下，由于纯水的 T_2 大于不纯的水，所以纯水的信号明显大于不纯的水。但是，如果把 T_R 缩短到等于纯水（T_1 较长）的 T_1 值，那么经过 T_R 时间后，在纯水中磁化向量只能恢复到最大值的 63%。这时，自旋回波信号将出现复杂的情况。在纯水中信号的起始值较小（由于 T_1 较大），但是自旋回波信号的幅度却能维持较长的时间（由于 T_2 较大）；相反地，在不纯的水中，信号的起始值较大（由于 T_1 较小），但自旋回波信号的幅度衰减很快（由于 T_2 较小）。从图 6-37(b) 可看到信号相对幅度变化的情况，这将使最后成像中的灰度出现复杂情况。

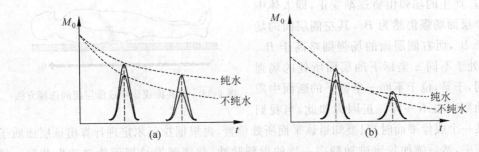

图 6-37 纯水与不纯水的 MR 信号比较
(a) T_R 足够长时的情况；(b) T_R 较短时的情况

在本节中讨论了磁共振成像中的射频脉冲序列。从观察样本的某一个体元中来的磁共振信号的强度是与其质子密度、T_1 弛豫时间与 T_2 弛豫时间有关的。但是，信号强度与这些参数的具体关系则是由所采用的脉冲序列来决定的。在本节中着重讨论了部分饱和、倒转恢复和自旋回波脉冲序列。不过在射频线圈中接收到的信号无非是两种，即自由感应衰减或自旋回波信号。其中，自旋回波信号可以同时提供 T_1 和 T_2 的信息。

6.3 磁共振成像方法的基本原理

磁共振成像的方法很多,但它们在本质上都是基于拉莫尔定理,即人为造成一个与空间位置一一对应的磁场分布,使处于不同位置上的样本的质子以不同的频率共振,这样就可以从测得的磁共振信号中恢复出与某种参数相关的图像。

本节将介绍磁共振成像中一些重要的基本概念,包括成像平面的选择、空间编码的概念及投影重建方法的原理。

6.3.1 成像平面的选择

设想让病人躺在磁共振成像设备的检查床上,并将他推入恒定的外磁场中。根据拉莫尔定理,人体内质子将按一定频率进动,此时如果我们施加与进动频率一致的射频场信号就能产生磁共振信号。然而,由于整个人体处于同样强度的磁场下,人体各部位的共振频率是完全一样的,于是当我们用一个接收线圈接收来自人体的磁共振信号时,得到的是来自整个人体的信号。换言之,我们并不能分辨出来自人体不同层面的信号。

为了要获得来自某一特定层面的磁共振信号,通常都采用施加梯度场的方法。如图 6-38 所示,先将受试者置于均匀外磁场 B_0 下,当我们希望获得与 z 轴垂直的横断面(图中人体上深色阴影部位)的信息时,可以沿 z 轴方向施加一个梯度场 G_z(单位为 mT/m),使得不同 z 坐标下的层面处于不同的场强下。在图 6-38 中,梯度场 G_z 产生的场强由负逐渐变正,即人体中部有一个层面场强仍然为 B_0,其左侧层面的场强略低于 B_0,而右侧层面的场强则略高于 B_0。很显然,处于不同 z 坐标下的层面所处的场强略为不同,于是,位于不同 z 坐标下的断面中质子的进动频率也不一样。正因为如此,当我们

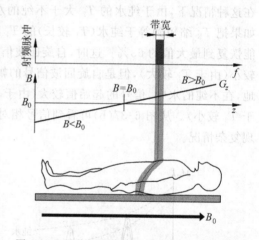

图 6-38 磁共振成像中成像层面的选择方法

要选择某一个成像平面时,只要知道该平面所处位置,再根据拉莫尔定理计算出该层面质子的进动频率,然后施加与该进动频率一致的射频脉冲,就能激发该层面使之产生共振。显然,由于是有选择性地施加射频脉冲,它并不会对其他非成像平面产生影响。

从理论上讲,如果施加的射频脉冲具有单一频率成分,则在磁共振成像中被激发起的层面将为无限薄。然而,在工程实践中,由于射频脉冲存在的时间十分短暂,因此它在频域中存在一定的带宽。很显然,这个具有一定带宽的射频脉冲信号将激发起有一定厚度的成像平面。射频信号的带宽越大,则被激发的成像平面越厚。它们两者之间的关系是

$$层厚 = \frac{射频信号带宽}{\gamma G_z} \tag{6-19}$$

由式(6-19)可见,可以通过两种不同的方法来改变成像平面的厚度。

(1) 改变射频脉冲的带宽

增大带宽会增大成像平面的厚度,反之则会减小成像平面的厚度。参见图 6-39(a),当梯度场 G_z 的斜率固定的时候,如果射频脉冲的持续时间比较短,与之对应的带宽比较大,则所选择的层面就比较厚;反之,如果射频脉冲的持续时间比较长,与之对应的带宽比较小,则所选择的层面就比较薄。

(2) 改变梯度场的斜率

增大斜率会减小成像平面的厚度,反之则会增加成像平面的厚度。参见图 6-39(b),在射频脉冲信号的频带不变的情况下,如果梯度场 G_z 的斜率比较小,则所选择的层面就比较厚;反之,如果增大梯度场 G_z 的斜率,则所选择的层面就比较薄。

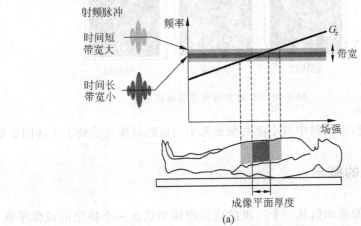

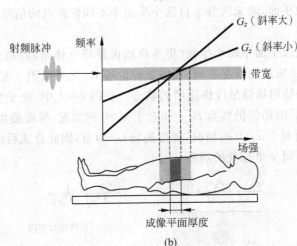

图 6-39 磁共振成像中成像层面厚度的选择

(a) 改变射频脉冲的带宽将改变成像层面的厚度;(b) 改变梯度场的斜率将改变成像层面的厚度

值得提到的是,在磁共振成像系统中可以灵活地在不同的方向上选择成像平面。只要在不同的方向上施加梯度场,就可以得到不同方向的成像层面。从图 6-40 中可以看到,在 x 方向或 y 方向或 z 方向施加梯度场,就可以得到人体的横断面、矢状面和冠状面。

在工程实践中,所发射的射频脉冲的带宽不可能无限窄,所施加的梯度场的斜率也不可

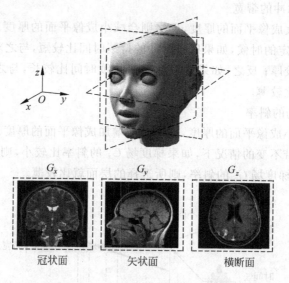

图 6-40　不同方向成像层面的选择

能无限量地增加,因此,在实践中减小磁共振成像中层面的厚度也受到了上述因素的影响。

6.3.2　空间编码的概念

从 6.3 节中已经知道如何从一个三维的成像物体中选出一个特定的成像平面。但是,对于这个特定的成像平面,尚未区分来自这个平面中不同像素点的信号。换言之,尚未获得平面中的空间信息。

为了获得来自成像平面中每个像素(更准确地说是每个体素)的信息,需要采用空间编码的方法。以图 6-41 所示的情况为例,在施加恒定场 B_0 之外又沿 x 轴方向施加了一个梯度磁场 G_x,造成沿 x 轴的场强呈线性递增的状态。在图 6-41 中,处于坐标 $x=0$ 处的梯度场强为零,于是合成后的场强仍然为 B_0。而对于 $x>0$ 的情况,梯度磁场 G_x 为正,合成后的场强将略高于 B_0;而对于 $x<0$ 的情况,梯度磁场 G_x 为负,因此合成后的场强将略低于 B_0。可以用下式来表示不同 x 坐标处的场强:

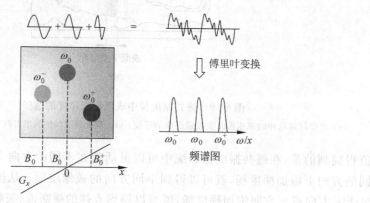

图 6-41　x 方向的梯度场

$$B(x) = B_0 + xG_x \qquad (6\text{-}20)$$

根据拉莫尔定理，由于进动频率与磁场强度成正比，于是就使得处于不同 x 坐标下的质子将以不同的频率进动。如下式所示：

$$\omega(x) = \gamma(B_0 + xG_x) \qquad (6\text{-}21)$$

从式(6-20)可知，处于坐标 $x=0$ 处的场强为 B_0，其对应的进动频率为 ω_0。而对于 $x>0$ 的情况，合成后的场强将略高于 B_0，于是质子进动的频率也将大于 ω_0；而对于 $x<0$ 的情况，由于合成后的场强将略低于 B_0，于是质子进动的频率也将小于 ω_0。上述情况说明，施加梯度场可以造成不同空间位置的质子按不同的频率进动，这就实现了所谓的"空间编码"。

实施空间编码后，接收线圈中收到的信号是多种频率成分的合成。在图 6-41 的示意图中，收到的信号包含 ω_0^-、ω_0 和 ω_0^+ 三种不同的频率成分。如果对接收到的信号做傅里叶变换，就可以在相应的频谱中发现这 3 种频率成分。这些成分的幅度大小与样本中的质子密度等因素有关。

6.3.3 投影重建方法

正如在 X-CT 重建技术中已经讨论过的那样，一个物体的某一种参数的二维图像可以从这个参数的一系列不同角度的一维投影数据中重建。类似的方法可以用到磁共振成像中。

从图 6-41 中，可以看到不同 x 坐标下的质子以与所处位置的梯度场相对应的频率共振。如果将接收到的信号做傅里叶变换，就可以认定：某一频率分量上信号的强弱代表着空间具有相同 x 坐标的某一直线上所有共振信号的总和，它与 X-CT 中的投影数据是相当的。

与 X-CT 重建类似，为了得到一个二维图像，必须获得不同方向上的投影数据。这意味着磁共振成像中，要在不同的方向上对样本施加梯度场。图 6-42 所示是在不同的投影角下分别施加梯度场 G_{θ_1} 和 G_{θ_2} 后对记录数据做傅里叶变换后的结果，这就相当于在不同角度上获得了一维投影数据。从原理上讲，只要在不同角度下获得足够多的投影数据，就可以采用与 X-CT 重建中类似的算法重建出原始的二维磁共振图像。与 X-CT 不同的只是以频率域中的数据代替了 X-CT 中的空间投影数据。

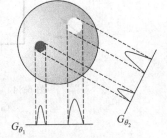

图 6-42 投影数据的采集

虽然投影重建方法具有计算过程简单，可以沿用 X-CT 已有算法等优点，但也存在明显的缺陷，主要的问题是梯度场的控制复杂，成像结果对运动伪像和磁场的不均匀性较敏感。

6.4 傅里叶变换法

在目前商品化的磁共振成像设备中，图像的重建都采用傅里叶变换法。傅里叶变换在图像重建过程中分为三个阶段，即选层激励、相位编码和数据读出。在这三个阶段中，所采用的梯度场时序如图 6-43 所示。为了便于解释,同时不失一般性,本节开始的部分假定的空间坐标系选择沿人体纵向坐标为 z 坐标方向;而成像平面则选择与 z 坐标垂直的人体横断面,这个成像平面的坐标系为 (x,y),如图 6-43(a)所示。

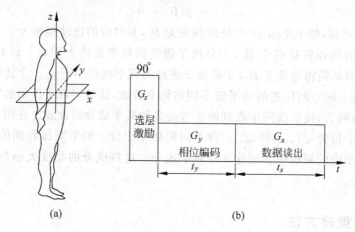

图 6-43 二维傅里叶变换法中施加梯度场的时序

在激励选层阶段,先施加一个沿 z 方向的梯度场 G_z。这样,沿 z 轴的每一个横向平面都有自身的磁场强度值(见图 6-44(a))。依据 6.3.1 节中提到的层面选择的方法,梯度 G_z 存续期间施加适当的 90°射频脉冲,就可以选择一个特定的成像平面。之后,要在 y 方向上施加梯度场 G_y(见图 6-44(b)),其存续的时间为 t_y,这个阶段被称为相位编码阶段。最后,在 x 方向上施加梯度场 G_x(见图 6-44(c)),其存续的时间为 t_x,这个阶段被称为数据读出阶段。

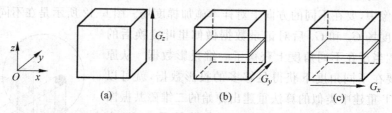

图 6-44 二维傅里叶变换法数据采集过程中的三个阶段
(a) 激励(选层);(b) 相位编码;(c) 数据读出

6.4.1 层面选择激励

在 6.3.1 节中已经介绍了层面选择激励的方法,本节将结合具体的例子进一步讨论二维傅里叶变换法中的层面选择激励过程。

见图 6-45,将人体从脚到头的方向定义为 z 坐标轴的方向,并假定成像系统外加恒定磁场 B_0 的强度为 3T。在选层激励的过程中,将沿 z 轴方向施加梯度场 G_z。假定梯度场 G_z 在 $z=0$ 处为零,$z>0$ 位置处为正,在 $z<0$ 处为负。因此在 $z=0$ 处的场强将维持为 $B_0=3$T。假定人体高度为 1.6m,施加的线性梯度场强度为 250mT/m,则在头部最高的场

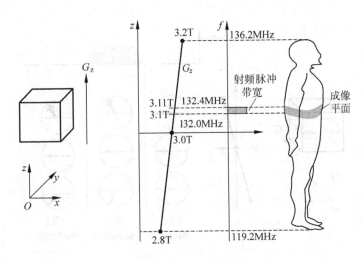

图 6-45 二维傅里叶变换法层面选择阶段

强为 $B_0 + \frac{1.6}{2} \times 250 = 3.2\text{T}$,脚部最低的场强为 $B_0 - \frac{1.6}{2} \times 250 = 2.8\text{T}$。根据拉莫尔定理,在从 $2.8 \sim 3.2\text{T}$ 范围内质子进动的频率范围是

$$f = \gamma B = 42.58\text{MHz/T} \times (2.8 \sim 3.2)\text{T}$$
$$= (119.2 \sim 136.2)\text{MHz}$$

为了选择一个特定的成像平面,需要选择适当频率的射频脉冲。在图 6-45 中,我们选择的成像平面落在场强为 $3.1 \sim 3.11\text{T}$ 的范围内,根据拉莫尔定理计算出的 90°射频脉冲的带宽为 0.4MHz 带宽,频率范围是在 $132.0 \sim 132.4\text{MHz}$ 的范围内,所得到的成像平面的厚度为

$$\Delta z = (3.11 - 3.1)\text{T}/(0.25\text{T/m}) = 0.04\text{m} = 4\text{cm}$$

在理想情况下,我们希望射频脉冲在频率域中的波形像标准矩形波一样规整,这样就能保证所选定层面不受邻近平面的干扰。实际上,与频域中的矩形波相对应的时域信号是一个持续时间无限长的 sinc 信号。如果对它进行截断,则对应的频域波形中会产生明显的"振铃"或"纹波"现象。也有的设备中采用在时域中类似高斯包络的射频脉冲,它在频域中的形态也呈高斯分布。具体采用什么样的波形要视其应用场合而定。

6.4.2 相位编码

选择横截面的梯度场结束后,在紧跟着的相位编码阶段中要给选出的平面施加一个短时的梯度场,这个梯度场可以是沿 y 方向或 x 方向。在图 6-46 中,选用梯度场 G_y,并让 $y=0$ 处梯度场的强度为零,$y>0$ 位置处为正,在 $y<0$ 处为负,整个区间呈线性增长。

当 6.4.1 节中介绍的层面选择激励过程结束的时候,成像平面中各像素都以相同的频率进动。实际上,在 90°射频脉冲存续期间,这种进动还保持着相同的相位。在图 6-46 中,我们用圆圈中的箭头方向表示处于不同 y 坐标下的像素中质子进动的相位。在图中,$t<t_1$ 时表示层面选择激励刚刚结束,相位编码尚未开始(图中称为相位编码前)。可以看到,处于

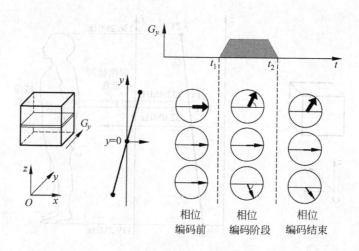

图 6-46 二维傅里叶变换法相位编码阶段

$y=0$、$y>0$ 和 $y<0$ 的质子进动的相位是一致的。从 $t=t_1$ 时刻开始,我们在 y 方向施加了梯度场 G_y。此时,位于 $y>0$ 处的质子因为所处的场强略高些,其相应的进动频率也略高;而位于 $y<0$ 处的质子因为所处的场强略低些,其相应的进动频率也略低。这样一来,在经过一段时间后(图中 $t_1 \sim t_2$ 期间),处于 $y>0$ 处进动质子的相位就会领先于处于 $y<0$ 处进动的质子(如图中相位编码阶段)。如果梯度场持续的时间为 t_y,则在相位编码阶段结束时坐标为 y 的质子进动的相位为

$$\phi(y) = \gamma(yG_y) \cdot t_y \tag{6-22}$$

需要特别指出的是,在相位编码阶段结束后,梯度场 G_y 就关断了。此时所有质子又回到原来(施加 G_y 之前)的频率上进动,所不同的是处于不同 y 坐标下的质子进动时保持了相位编码结束时的相位差。这就是相位编码的含义。不同质子进动的相位差一直保持下来,除非又有新的梯度场出现或由于 T_2 弛豫引起的磁共振信号的衰减。

从式(6-22)中可以看到,在相位编码结束时,不同 y 坐标下质子进动所具有的相位与所施加的梯度场 G_y 的斜率有关,当然也与 G_y 持续的时间 t_y 有关。梯度场 G_y 越陡,则在同样时间 t_y 内产生的相位差异就越大;t_y 持续时间越长,则在同样梯度场 G_y 下产生的相位差异也越大。

6.4.3 频率编码(数据读出)

当相位编码阶段结束即梯度场 G_y 关闭后,系统将马上加上梯度场 G_x,并同时开始数据记录(见图 6-47)。这个阶段要持续 t_x 时间。

正如在 6.3.2 节中有关空间编码的论述,施加梯度场 G_x 后,处于不同 x 坐标下的质子将按不同的频率开始进动,由此可以依据信号频率的差异来判断来自不同空间位置上的磁共振信号,这就实现了空间编码。因为是依据进动频率的差异来实现空间编码,所以这个过程称为频率编码(或数据读出)阶段。考虑到在数据读出阶段施加了 x 方向的梯度场,在不同的 x 坐标下所处的场强为 (xG_x),再根据拉莫尔定理,其进动的频率为 $\gamma(xG_x)$,由此可以

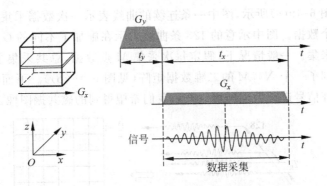

图 6-47　二维傅里叶变换法频率编码(数据读出)阶段

得到在经过 t_x 时刻后,不同 x 坐标下质子的进动相位是 $\gamma(xG_x) \cdot t_x$。

如前所述,在相位编码结束时,处于不同 y 坐标下质子进动所具有的相位为 $\phi(y) = \gamma(yG_y) \cdot t_y$(参见式(6-22))。当相位编码阶段结束后进入数据读出阶段时,尽管自旋的质子会以各自应有的频率继续进动,但是它们却没有"忘记"在相位编码中发生过的事,即保持了各自的与 y 坐标有关的相位信息。由此可以得出,在经过 t_y 和 t_x 时间后,处于 (x,y) 坐标处的质子进动的相位可以表示为

$$\phi(x,y) = \gamma(yG_y) \cdot t_y + \gamma(xG_x) \cdot t_x \tag{6-23}$$

式中,右边第一部分反映了在相位编码结束时产生的相位;第二部分则是在数据读出阶段形成的相位。

6.4.4　二维傅里叶变换法

前面介绍了二维傅里叶变换法重建图像的三个步骤:选层激励、相位编码和数据读出。在经过了这三个阶段后,获得一次数据采集的机会。然而,所记录的信号包含了来自整个成像平面的信息。所以,仅凭一次记录并不能确定来自每个不同体素的信息,换言之,我们无法从一次记录的信号来还原整个图像的信息。

为了重建成像断面的图像,这样的"选层激励-相位编码-数据读出"的过程还要重复下去,不过每次重复时在相位编码阶段中应使用不同大小的梯度场 G_y 或不同的 t_y。图 6-48 详细描述了这个过程。

图 6-48 中横轴均为时间轴,纵轴表示幅度。沿着起始点时间坐标,首先可看到在选层激励梯度 G_z 出现时,系统施加的射频脉冲(radiofrequency, RF)也同时出现。这就是前面提到的选层激励阶段。紧随其后出现的是相位编码梯度 G_y。与 G_y 出现时刻对应的每一条横线表示一次相位编码的过程,不同高度的横线表示不同大小的梯度。每调整一次 G_y 后完成一次数据的采集。如果要得到一幅 128×128 像素的图像,这样的过程要

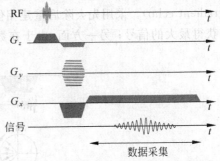

图 6-48　二维傅里叶变换法射频脉冲与梯度序列

重复 128 次。如图 6-49(a)所示，图中一条连续的曲线表示一次数据采集的结果，本例中假定每次采集 128 个数据。图中示意的 128 条曲线表示在施加了不同的 G_y 梯度场之后共进行了 128 次数据采集。一般情况下，假定每次采集 M 点数据，总共采集了 N 次，则在数据采集结束时就得到了一个 $N \times M$ 的二维数据矩阵（见图 6-49(b)）。下面将进一步说明，通过对这个二维矩阵信号进行处理即可以获得我们希望得到的磁共振图像。

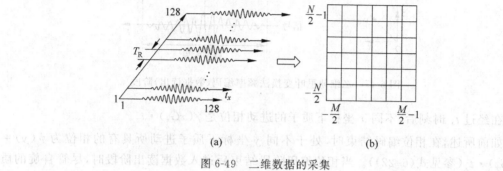

图 6-49 二维数据的采集

在图 6-48 中还需要说明的一个问题是：G_z 在出现了正向的梯度后又出现了反向的梯度；而 G_x 在出现正向梯度之前出现了一个反向梯度。所有这样的设计都与所谓的"去除相位一致"和"重建相位一致"的概念有关。以数据读出时所施加的梯度 G_x 为例，如图 6-50 所示，当开始施加一个负向梯度场的时候，由于梯度场的存在使得原本在同一相位上进动的质子出现了相位分散的现象，这是因为处于略高场强处的质子以较高的频率进动，处于略低场强处的质子则以较低的频率进动。经过一段时间后各自进动的相位自然就会出现差异。上述现象称为去除相位一致（dephasing）。相位一致去除的速度取决于梯度场的强度，即斜率。梯度场越陡，则去除的速度越快。在这个负向梯度场结束时，各质子所处的相位不仅取决于梯度场的强度，也取决于这个负向梯度场持续的时间。梯度场强度与其持续时间的乘积称为梯度矩（gradient moment）。之后，如果施加一个反向的梯度场（在图中为正向梯度场），原先处于较高场强下以较高速度进动的质子将落入较低场强，降低了进动的速度；反之，原先处于较低场强下以较低速度进动的质子将落入较高场强，提升了进动的速度。显然，这一反向梯度场的出现将使原本散开的相位又重新开始集聚起来。当这个反向梯度场产生的梯度矩等于先前负向梯度场产生的梯度矩时，将再次出现质子进动相位一致的情况。这一现象称为重建相位一致（rephasing）。经过相位重建后产生的信号称为梯度回波（gradient echo）。采用先去除后重建相位一致的方法一方面可以使得在数据采集的中心时刻获得最大的信号；另一方面，由于在数据采集的过程中包含相位重建和再一次去除的长

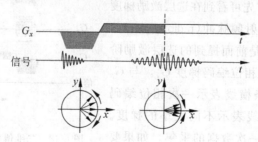

图 6-50 去除相位一致和重建相位一致示意

过程,从而有可能在更宽的时间范围里获得信号。在层面选择激励梯度 G_z 之后施加的反向梯度也是为了尽可能获得较大的磁共振信号。

从原理上看,磁共振线圈采集到的信号来自整个成像平面,其中的每一个像素对信号的贡献由它的幅度(可简单地认为由该像素中的质子密度决定)与相位来决定,此外还要考虑到数据采集过程中由于场强不均匀造成的衰减,因此,经过相位编码后读出的 FID 信号可表示为

$$s(t) = \iint \rho(x,y) \cdot \exp\left(\frac{-t}{T_2^*}\right) \cdot \exp[i(\gamma \cdot xG_x t + \gamma \cdot yG_y \tau)] dxdy \quad (6\text{-}24)$$

式中,被积函数中的第一项 $\rho(x,y)$ 是在坐标 (x,y) 处的自旋质子的密度,是用于成像的信息;第二项 $\exp\left(\frac{-t}{T_2^*}\right)$ 表示信号随时间的衰减;第三项中,$\gamma y G_y \tau$ 代表相位编码阶段产生的相位(τ 是相位编码持续的时间),$\gamma x G_x t$ 代表频率编码阶段产生的相位。

假定数据采集的时间间隔为 Δt,共采集了 M 点,用 m 表示第 m 个采样点;相位编码过程共重复了 N 次,每次持续时间为 τ,梯度的增量为 ΔG_y,则第 n 次相位编码时梯度场的强度为

$$G_y(n) = \Delta G_y \cdot n, \quad n = -\frac{N}{2} \sim \frac{N}{2} - 1 \quad (6\text{-}25)$$

再定义如下两个新的变量:

$$k_x = \gamma G_x \cdot \Delta t \cdot m \quad (6\text{-}26)$$

$$k_y = \gamma \Delta G_y \cdot n \cdot \tau \quad (6\text{-}27)$$

式中,采用旋磁比 γ 是为了使所定义的变量具有频率 Hz 的量纲。

将式(6-26)和式(6-27)代入式(6-24)的右边,此时式(6-24)左边的接收信号 $s(t)$ 可表示为变量 m 和 n 的函数,即 $S(m,n)$,于是可得

$$S(m,n) = \iint \rho(x,y) \cdot \exp\left(\frac{-t}{T_2^*}\right) \cdot \exp[2\pi i(x \cdot k_x + y \cdot k_y)] \cdot dxdy \quad (6\text{-}28)$$

实际上,函数 $S(m,n)$ 就是图 6-49 中所示的原始数据构成的二维矩阵。变量 n 的变化意味着相位编码梯度场的变化(见式(6-27)中的 $\Delta G_y \cdot n$);而变量 m 的变化则代表不同样本点的位置(见式(6-26)中的 $\Delta t \cdot m$)。

仔细考察式(6-28)的右边可以发现,如果暂时不考虑上式中与 T_2^* 相关的指数项,那么它表述的是二维函数 $\rho(x,y)$ 的傅里叶变换,其频率域的变量为 (k_x, k_y)。假定用符号 $S(k_x, k_y)$ 表示这个频率域中的函数,则式(6-28)可写为

$$S(m,n) = S(k_x, k_y) = \iint \rho(x,y) \cdot \exp\left(\frac{-t}{T_2^*}\right) \cdot \exp[2\pi i(x \cdot k_x + y \cdot k_y)] \cdot dxdy$$

$$(6\text{-}29)$$

从上式中可以看到,我们得到了一个具有空间频率性质的函数 $S(k_x, k_y)$,它与空间图像 $\rho(x,y)$ 构成了一个傅里叶变换对。而这个二维函数中各元素的值是在相位编码和频率编码过程中采集的原始数据 $S(m,n)$。只要对二维矩阵 $S(k_x, k_y)$ 做一次二维傅里叶反变换,就能得到所希望的磁共振图像 $\rho(x,y)$。这就是所谓二维傅里叶变换法成像的基本原理。

实际上,二维傅里叶变换表征的是图像空间函数与其对应的空间频率函数间的一种变换。在磁共振成像系统中,相位编码和频率编码的过程产生了一个与真实磁共振图像对应

的空间频率函数,一旦获得了这个函数的全部数据,则只要经过一次二维傅里叶反变换,就能得到原始的空间图像。

与投影重建法相比,二维傅里叶变换方法直接计算出每个体素的自旋质子的密度值而无需任何重建过程,这样做既节省了计算工作量,对磁场不均匀性的敏感程度也减弱了。另外,二维傅里叶变换成像方法还可以很容易地扩展成三维成像。

6.4.5 k 空间

前面已经介绍了采用二维傅里叶变换方法获得磁共振图像的过程,这个过程中通过相位编码和频率编码采集到的二维矩阵数据 $S(k_x, k_y)$ 就是本节要讨论的 k 空间。

1. 视野

首先要介绍一下有关视野(field of view,FOV)的概念。假设在(x,y)坐标系下有一幅图像(如图 6-51 所示),其中沿 x 方向的视野为 FOV_x。通常情况下,在数据采集的过程中要沿 x 方向施加梯度场 G_x。由图 6-51 可以看到视野中心点的场强为 B_0,右边的强度高于 B_0,而左边的强度则低于 B_0。沿 x 方向由梯度场 G_x 产生的场强可以表示为

$$B_x = G_x \cdot x \quad (6\text{-}30)$$

将上式两边都乘以旋磁比 γ 得

$$\gamma \cdot B_x = \gamma \cdot G_x \cdot x \quad (6\text{-}31)$$

根据拉莫尔定理,从上式可以得到沿 x 方向质子进动的频率 f_x 为

$$f_x = \gamma \cdot B_x = \gamma \cdot G_x \cdot x \quad (6\text{-}32)$$

上式表明,沿 x 方向质子进动的频率与对应的 x 坐标和梯度场 G_x 的乘积相关。到了视野的右边缘,进动频率将达到最大,记为 f_{max},其大小可表示为

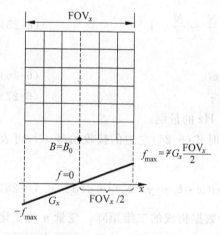

图 6-51 有关视野的概念

$$f_{max} = \gamma \cdot G_x \cdot \frac{FOV_x}{2} \quad (6\text{-}33)$$

由于现在讨论的是梯度场 G_x 产生的效果,因此左边缘质子进动的频率为

$$-f_{max} = -\gamma \cdot G_x \cdot \frac{FOV_x}{2} \quad (6\text{-}34)$$

由式(6-33)和式(6-34)可知,整个 x 方向覆盖的频率范围为 $2f_{max}$。若用 BW_x 表示带宽(bandwidth),即

$$BW_x = 2f_{max} \quad (6\text{-}35)$$

将式(6-33)代入式(6-35),可得

$$BW_x = \gamma \cdot G_x \cdot FOV_x \quad (6\text{-}36)$$

于是视野 FOV_x 可表示为

$$FOV_x = \frac{BW_x}{\gamma \cdot G_x} \quad (6\text{-}37)$$

上式表明，x 方向的视野与带宽 BW_x 成正比，而与梯度场 G_x 成反比。因此，要想扩大视野，可以采用减小梯度场 G_x 强度的方法，也可以设法展宽频带 BW_x（这可以通过缩短信号采集的时间间隔来实现）。反之，如果要在缩小视野的同时保证数据矩阵的大小不变（即进行局部放大），则可以考虑增加梯度场的强度或减小带宽 BW_x。

2. 数据空间到 k 空间的转换

图 6-49 中示意原始的数据空间为一个 N 行 $\times M$ 列的二维矩阵。需要指出的是，这个二维矩阵在时间尺度上是不对称的。在数据采集方向上，采样间隔的时间 Δt 是微秒量级的，采集全部 M 点数据所需的时间在毫秒量级。而在相位编码方向上，每完成一次相位编码与数据采集的过程所需的时间 T_R 为秒量级，整个数据采集的过程可能要花几分钟的时间。图 6-52(a)示意出这种不对称性。

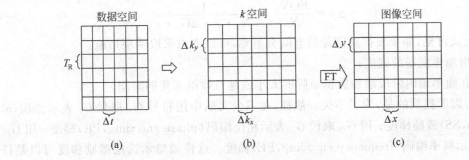

图 6-52 数据空间、k 空间和图像空间

从单纯的数学角度看，要讨论的 k 空间是与数据空间完全一样的一个二维矩阵，不同的是它具有不同的尺度概念。假定在数据空间信号的采样间隔为 Δt，则信号覆盖的带宽 BW_x 为

$$BW_x = 1/\Delta t \tag{6-38}$$

于是根据式(6-37)和式(6-38)可得

$$FOV_x = \frac{BW_x}{\gamma \cdot G_x} = \frac{1}{\gamma \cdot G_x \cdot \Delta t} \tag{6-39}$$

定义

$$\Delta k_x = \gamma \cdot G_x \cdot \Delta t \tag{6-40}$$

则有

$$\Delta k_x = \frac{1}{FOV_x} \tag{6-41}$$

同理，可以导出

$$\Delta k_y = \frac{1}{FOV_y} \tag{6-42}$$

或

$$\Delta k_y = \gamma \Delta G_y \cdot \tau \tag{6-43}$$

由于视野 FOV 为长度单位(m 或 cm)，因此 Δk_x 和 Δk_y 就具有空间频率的单位(m^{-1} 或 cm^{-1})。从上述的量纲关系中能看出 k 空间与图像空间是一对傅里叶变换的关系。

总之，k 空间的数据来源于数据空间，只是对其变量重新做了命名(即令 $\Delta k_x = \gamma \cdot G_x \cdot \Delta t$，

$\Delta k_y = \gamma \Delta G_y \cdot \tau$)。这一改变使得 k 空间的矩阵呈现 x 方向和 y 方向对称的局面,即两个方向都有相同的尺度单位(m^{-1} 或 cm^{-1}),且通常具有相同的维数($N=M$)。

3. k 空间到图像空间的转换

在前面已经证明了 k 空间函数 $S(k_x,k_y)$ 与图像空间函数 $\rho(x,y)$ 是一个二维傅里叶变换对。假定在图像空间 x 方向的空间分辨率为 Δx(参见图 6-52(c)),样本点数为 N_x,则有

$$\text{FOV}_x = \Delta x \cdot N_x \tag{6-44}$$

由此可见,在图像空间的分辨率 Δx 可表为

$$\Delta x = \frac{\text{FOV}_x}{N_x} = \frac{1}{N_x \cdot \gamma \cdot G_x \cdot \Delta t} \tag{6-45}$$

类似地,图像空间在 y 方向的分辨率 Δy 可表为

$$\Delta y = \frac{\text{FOV}_y}{N_y} = \frac{1}{N_y \cdot \gamma \cdot \Delta G_y \cdot \tau} \tag{6-46}$$

由上式可见,如果要提高图像的空间分辨率,可以考虑采取两项措施:
① 增加梯度场的强度;
② 在频率编码阶段增加数据矩阵的大小或延长数据采集的时间。

最后需要提到的是,为了不失一般性,在不少文献中用符号 G_{SS} 取代 G_z 表示选层(slice selection,SS)激励梯度;用 G_{PE} 取代 G_y 表示相位编码(phase encoding,PE)梯度;用 G_{FE} 取代 G_x 表示频率编码(frequency encoding,FE)梯度。这样做暗示选层激励梯度可以是任意方向的(不限定沿 z 轴方向),于是所选定层面也可以是任意方向的(不限定为 (x,y) 坐标系表示的横断面),只要求所施加的相位编码梯度 G_{PE} 和频率编码梯度 G_{FE} 与 G_{SS} 方向垂直即可。与此同时,符号 k_x 也将替换成 k_{FE},符合 k_y 替换成 k_{PE},函数 $S(k_x,k_y)$ 替换成 $S(k_{FE},k_{PE})$。我们在下面的章节中也将采用这些更通用的符号。

6.5 先进成像方法

磁共振成像是近年来发展最快的医学成像系统,各种新技术层出不穷。本节将在前面几节的基础上介绍若干更先进的成像方法,包括快速自旋回波成像、平面回波成像方法及三维成像。

6.5.1 快速自旋回波成像方法

成像速度是评价一个成像系统的重要指标。以二维傅里叶变换方法为例,每一幅图像所需的数据采集时间为脉冲重复时间 $T_R \times$ 相位编码次数 $N \times$ 平均次数 n。假定 $N=128$,$T_R=1.5s$,$n=2$,那么数据采集所需时间为 $t=1.5\times128\times2=384s=6.4min$。为了加快成像速度,不少快速成像技术应运而生。本节将介绍快速自旋回波(fast spin echo,FSE)成像方法。

在传统的自旋回波成像方法中(参见 6.2.3 节),是在 90°射频脉冲之后施加若干个 180°射频脉冲,并在每个 180°脉冲之后采集数据。图 6-53 示意共施加了 3 次 180°脉冲,由于 T_2

弛豫时间的存在,回波信号的幅度一次比一次小。值得提到的是,在传统的自旋回波信号采集中,在每一轮信号采集的过程中只施加了一次相位编码梯度场,连续几次 180°脉冲后采集的信号都是同一次相位编码之后产生的。因此,所得到的三次回波信号被送入三个不同的 k 空间,而它们在 k 空间中的位置则都是一样的(见图 6-53)。考虑到图像对比度等因素,很可能我们只是对其中一个 k 空间重建的图像感兴趣。如果我们只利用了第三个 k 空间的数据,则前面两个 k 空间的数据就没有用。很显然,这样做的效率是很低的,它将无法用于快速成像。

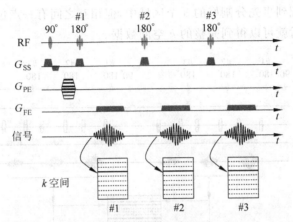

图 6-53　传统的自旋回波成像方法

与传统的自旋回波成像不同,快速自旋回波将每次 180°过后采集到的数据放在一个 k 空间的不同部位,而不是分别放在不同的 k 空间中(见图 6-54)。在本例中,k 空间被分成上、中、下三个区,一轮数据采集的过程中得到的回波信号被分别放置在三个不同的区域内,从而把信号采集的效率提高到原来的 3 倍。当然,这样做必须对所施加的梯度场序列做相应的改造。如图 6-54 所示,我们在每个 180°脉冲过后都施加了一个特定的相位编码梯度场

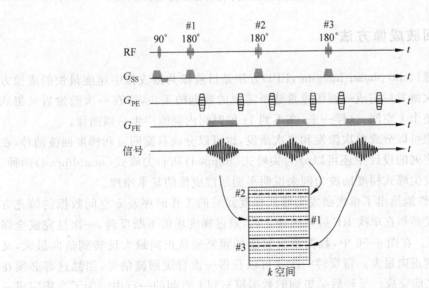

图 6-54　快速自旋回波成像方法

G_{PE},目的是让随之而来采集到的数据能放置在 k 空间中的不同位置上。在一次数据采集结束后,还施加了另一个相位编码梯度场,其强度与开始的相位编码梯度场一致但方向相反。施加这个反向梯度场的目的是消除前一个相位编码梯度场的影响,为下一个新的相位编码过程做好准备。此外,考虑到 k 空间的中心区域有较强的信号,因此在一轮信号采集的过程中,通常将较早获得的较强的信号设计安排在 k 空间的中心区域。

为了填满整个 k 空间,在下一轮数据采集过程中可以适当调整相位编码梯度场,使之产生的数据在 k 空间中与前一次采集的数据有一个位移(见图 6-55)。在本例中,每次采集到的三个数据都被分配到事先分割好的 3 个区域中,但相互之间有一点位移。于是,经过若干次数据采集的过程后就可以得到完整的 k 空间数据。

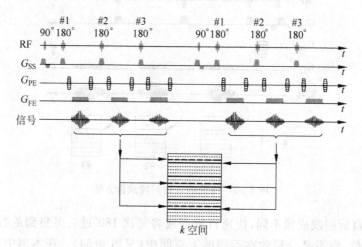

图 6-55 快速自旋回波成像中 k 空间数据的填充方法

从以上分析可知,快速自旋回波方法显著缩短了数据采集的时间。若再增加每一轮数据采集中 180°射频脉冲的个数,则缩短数据采集时间的效果将更加明显。

6.5.2 平面回波成像方法

平面回波成像(echo planar imaging,EPI)方法是目前磁共振成像中速度最快的成像方法。它可以在一次激发后完成一幅图像重建所需要的数据的采集,即在一次激发后采集到的数据就能填满整个 k 空间,这样一来,在不到 1s 的时间内就能产生一幅图像。

平面回波成像可以分成单次激发和多次激发,也可以分成自旋回波和梯度回波两种,在相位编码梯度场序列的设计中还可以分为尖峰式(blipped)和非尖峰式(nonblipped)两种。本节仅以单次激发尖峰式梯度回波为例来说明平面回波成像的基本原理。

图 6-56 示意性地给出了单次激发尖峰式梯度回波的工作时序及 k 空间数据的填充方法。所谓单次激发是指在单次 RF 射频脉冲之后,通过梯度场的不断反转,一次性完成全部 k 空间数据的采集。在图 6-56 中,数据读出梯度场频繁地从正向最大反转到负向最大,又从负向最大反转到正向最大。每反转一次就可以获得一次自旋回波信号,当然这都必须在一次 T_2^* 衰减完之前完成。反转后采集到的数据填充到 k 空间的一行中。为了准确完成一行一行的数据的采集和填入,在每次数据读出之后要施加一个相位编码梯度激励,以保证下

一行数据的正确采集和填入。由于这个相位编码梯度出现的时间十分短暂,因此这种方法称为尖峰 EPI(blipped EPI)。一旦采集到完整的 k 空间数据,就可以通过一次傅里叶变换来获得所需的图像。可见回波平面成像方法的速度是非常快的。

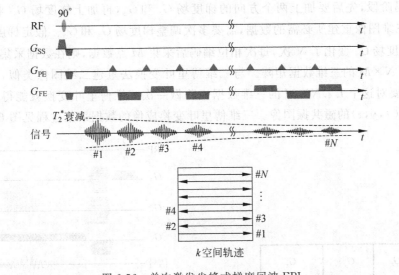

图 6-56　单次激发尖峰式梯度回波 EPI

需要提到的是,与其他可以靠修改软件来实现的快速成像方法不同,平面回波成像方法不仅需要全新的软件,还需要有相应硬件系统的配合,特别是高性能梯度场的配合。由于要在一次 T_2^* 衰减的过程中完成全部数据的采集,因此在平面回波成像中,要求实现快速的梯度场的开与关。在通常情况下,要求梯度场的强度超过 20mT/m,而梯度场的上升时间要小于 $300\mu s$,这对相应的硬件设计提出了较高的要求。

回波平面成像的速度非常快,它不仅在临床中得到广泛的应用,在与脑功能研究相关的功能磁共振成像中也得到了广泛的应用。

6.5.3　三维成像

实现三维磁共振成像有两种不同的方法:一种是基于多层二维图像的整合;另一种是直接的三维成像。

从原理上讲,在掌握了二维成像的方法后,只要一层一层地扫描,就可以获得所需的三维图像。但是,在磁共振成像过程中,数据采集需要花费很长的时间,因此,逐层分别扫描的方法是不可取的。由于在施加射频脉冲序列的过程中,很多时间只是在等待回波信号的形成,因此,完全有可能将这些"空闲"的时间利用起来,以提高三维成像的效率。这就是所谓的多层面成像技术(multi-slice imaging)。采用基于多层二维图像的三维成像方法可能带来的问题是层间存在间隙。

直接三维成像可以采用基于梯度回波或基于快速自旋回波的方法。它具有层面厚度小、无间隙,且可以获得任意方向的三维图像等优势。在要求高分辨率成像或要求不能出现任何漏检的情况下,通常都使用直接三维成像的方法。

直接三维成像的数据采集时序如图 6-57 所示。三维成像与二维成像不同的是：首先，在开始的激励阶段不是施加梯度场来选择某一个特定的成像平面，取而代之的是让整个成像体积都处于一个均匀的磁场中，并用射频脉冲激励造成三维体积都处于共振状态。其次，在相位编码阶段，先后要加上两个方向的梯度场 G_z 和 G_y，再加上梯度场 G_x 来读出数据。为了获取三维图像重建所必需的数据，需要多次调整梯度场 G_z 和 G_y。假定梯度场 G_z 变化了 L 次，梯度场 G_y 变化了 N 次，每次相位编码后采集 M 点数据，则在数据采集过程中将得到一个 $L \times N \times M$ 的三维数据矩阵。与二维傅里叶变换法重建二维图像类似，在直接三维成像中，只要对这个 $L \times N \times M$ 的三维数据矩阵做一次三维傅里叶变换就能得到关于三维自旋密度 $\rho(x,y,z)$ 的磁共振图像。三维傅里叶变换成像的数据采集过程见图 6-58。

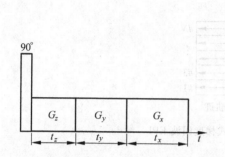
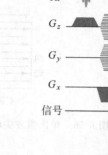

图 6-57　三维傅里叶变换成像的数据采集时序　　图 6-58　三维傅里叶变换成像的数据采集过程

直接三维成像可以获得较薄的层厚，并在同样厚度的情况下提供较高的信噪比。它的缺点是数据采集的时间长，还有可能产生振铃伪像(ringing artefact)。按一般经验，如果希望的层厚在 3mm 或以上，多数采用基于二维图像的三维成像方法；如果要求层厚较薄，就采用直接三维成像。

从总体上看，磁共振三维成像比 X-CT 三维成像有更大的灵活性。它无需移动受试者，就可以获得不同朝向的三维图像。

6.6　磁共振成像设备

按功能分解，磁共振成像设备包含以下两大部分：

（1）磁共振信号的产生、探测与编码，具体的硬件包括磁体、发射与接收线圈、射频发射器与射频接收器，也包含相应的供电部分。

（2）数据采集、存储、图像重建与显示，这部分工作由模数转换器与计算机构成。

图 6-59 给出了一台磁共振成像设备的结构示意图。

提供主磁场的磁体有三种不同类型，即永磁式、常导式和超导磁体。永磁式磁体提供的场强一般比较低，但它有安装费用及维护费用都比较低的优点；主要缺点是热稳定性较差。另外，由于磁场不能关闭，一旦疏忽，有金属物体被磁体吸住，就很难取下，从而影响磁场的均匀度。常导式磁体是在几个大线圈中通电后产生的。0.2T 的常导式磁体线圈通过的电流可达到 300A，耗电约 60kW，因此它需要专门的供电系统。常导式磁体的优势是容

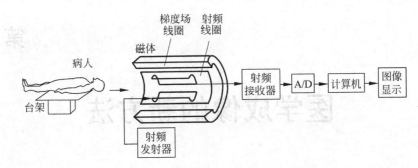

图 6-59 磁共振成像设备结构示意图

易制造且造价相对较低。超导磁体可产生较高的场强,它的主要问题是制造困难,相应的制冷系统的运行与维护费用也是比较可观的。

为了区分共振质子的空间位置需要使用梯度场。梯度场的强度大约只有主磁场的 1%。临床上使用的磁共振成像装置的梯度场大约为几十 mT/m。磁共振成像装置共有 x、y、z 三个梯度场线圈,在扫描过程中需要快速改变这些梯度场的强度与方向,在这一过程中线圈受力产生的机械振动会发出响声。

磁共振成像装置的射频系统包括射频发射器与接收器两部分。以自旋回波成像为例,射频发射器的主要功能是产生 90°与 180°射频脉冲。90°射频脉冲用于选择成像的层面,因此要求它具有较窄的频带。如果频带较宽,选择的层面就比较厚,或者说层间的分辨率会降低。180°射频脉冲用于让所有的自旋质子相位翻转 180°,因此要求它有较宽的频带。

磁共振成像系统的射频接收器包括射频放大、混频、滤波、检波等处理,然后由 A/D 转换器将模拟量转换成数字量后送入计算机处理。计算机的主要功能是完成图像的重建。目前大多数商品化机器中采用的是二维或三维傅里叶变换法来重构图像,同时还要完成图像的存储、显示、归档管理等功能,所选用的计算机可以是小型机、工作站或功能强大的微型计算机。

总的来说,MRI 的优点是:①成像过程中对人体无创、无损、无电离辐射。②MRI 可选择质子密度、T_1、T_2 等不同的参数成像。与 X-CT 相比较,这些成像参数对软组织比较敏感,正常组织与病态组织间的差异也较大。同时,MRI 还可用于测定血流及人体的代谢机能等。③MRI 无需设计机械上的旋转扫描系统就可以方便地获得人体在不同方向上的二维断面图,并可较容易地进行三维成像(MRI 在作三维成像时,不需要像 X-CT 那样靠平行片层的堆砌来获得三维图像)。

MRI 的主要问题是数据采集的时间比较长,从而影响了对一些运动部位的成像。另外,被检查的病人身上不允许带有任何铁磁物质,因此,佩戴心脏起搏器的病人一定不能做 MRI 检查。

第 7 章

医学成像的新方法

医学图像在过去的几十年中有了飞速的发展。在这个发展过程中,已有成像系统的性能不断提高,新的成像方法层出不穷。从平面到立体、从局部到整体、从静态到动态、从形态到功能已成为医学图像发展的重要趋势。

本章将介绍医学成像系统发展中的若干新方法,其中包括多维成像、多模式成像及多参数成像。

7.1 多维成像

二维医学图像(例如 X-CT、B 型超声显像、核医学或磁共振断层图像)已经成为临床诊断和医学研究中的重要依据,它能有效地提高诊断的准确性和治疗的有效性。但是,对医学图像的理解是一个复杂的过程。由于人体脏器结构是一个三维空间分布,仅仅依靠一幅或几幅二维图像来理解三维结构是有一定的局限性的。为了给医生提供真正的三维结构显示图,自 20 世纪 70 年代开始就有人着手研究医学三维成像的方法。早期的三维成像曾经采用过全息摄影等方法。随着计算机技术的发展及计算机图形学的成熟应用,医学三维成像在近 10 年中有了很大的发展,并在临床应用中发挥着越来越重要的作用。

有人将三维图像随时间变化的序列图像,即动态的三维图像称为四维图像。可以想像,当医生在显示屏上看到了一颗跳动的立体的心脏或者体内的其他脏器时,就好像看到了一个活生生的人。这样的动态图像无疑会对诊断和治疗带来很大的益处。

三维或四维成像往往被统称为多维成像(multi-dimensional imaging)。由于多维图像在诊断与治疗中的重要意义,它仍然会是今后一段时间里的研究热点。本章将重点介绍三维成像。

7.1.1 三维医学成像系统

三维成像过程涉及的主要问题有数据采集、三维重构及三维图像的显示。

1. 数据采集

一般来说,三维图像是由一系列二维图像叠合而成的。例如,X-CT 的三维图像通常都是在连续采集了一系列空间上平行的二维图像后,再将它们堆砌在一起构成三维图像。在这种情况下，数据的采集不是很难的。

在本书介绍的各种成像系统中，超声三维成像的实现是比较困难的。其中的第一个难点就是数据采集。在超声三维成像中，数据采集的难点表现在：①超声波在人体中传播的特性决定了人体数据的采集受到一定的限制，有些部位数据的采集（例如心脏）只能透过有限的"声窗"进行。在很多情况下，超声成像系统不容易采集到有规则地平行排列的二维图像。由一系列不规则排列的二维图像重建三维图像显然是比较困难的。②为了避免由于病人呼吸、心跳等原因引起的伪像或失真，数据采集的时间应尽可能短。但由于超声波在人体中传播的速度比较低，三维数据的采集往往需要比较长的时间，为避免采集过程中人体运动造成的影响，必须采取一定的措施。

超声三维数据采集的方法大致可分为两大类：一类是用二维面阵探头，也就是用二维相控阵（而不是目前大量使用的一维相控阵探头）实现声束在空间的偏转，直接采集三维数据；另一类是借助机械装置或其他位置传感装置获得一系列位置已知的二维图像，由此组合成三维图像。

图7-1是二维面阵探头波束形成过程的示意图。对应于面阵上的每一个阵元配置了相应的延迟线。发射与接收过程中只要设置不同的延迟时间就能改变波束的指向。用二维相控阵探头采集数据的最大优势是避免了累赘的机械定位机构，数据采集的过程迅速、稳定。但是，带来的问题是通道数激增，假设探头是由 64×64 阵元组成的，通道数就达到 4096 个，由此可见其技术的复杂性。

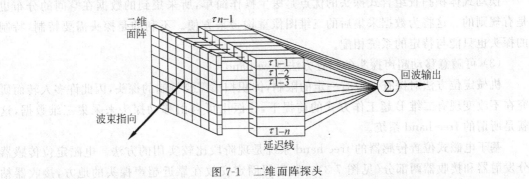

图7-1 二维面阵探头

目前相对比较成熟的医学超声三维成像系统都是基于二维平面重组的方式。这种工作模式是在现有的二维平面成像设备的基础上引入一个定位机构。实际操作时，在采集二维平面图像的同时采集与之相关的位置信息。然后，根据平面图像所处的空间位置将其组合成三维图像。

基于二维平面重组方式的医学超声成像系统在不同的应用场合数据采集的方式也不相同。已见到的商品化系统有以下几种不同的方式：

（1）机械定位方式

机械定位方式是指设计一套按一定轨迹移动探头的装置，使探头在平移、摆动或转动的过程中采集数据。图7-2给出了几种可能的方式。其中图7-2(a)是拖着探头作平移，采集的图像是一系列相互平行的平面图像。图7-2(b)是让探头作等角度摆动。上述两种方法可用于腹部数据的采集。图7-2(c)是让探头作等角度转动，这种方式可用于心脏数据的采集。

经食道的三维心脏成像是目前仪器中相对成熟的三维成像技术。虽然不同的经食道探

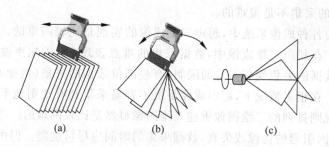

图 7-2　超声三维成像中数据采集的方式

头设计并不相同,但是在采集三维数据时都是在特定的机械装置控制下实现平移、旋转等运动,或者是用相控阵探头配以简单的平移运动。经食道采集心脏图像时由于探头贴近心脏,因此可采用较高的发射频率,获得高分辨率的清晰的图像。

机械定位方式对探查部位有一定的限制,使用起来也不太方便。

(2) 特制的摆动式探头

可以把凸阵探头装在一个摆动机构上(类似于图 7-2(b)),然后将探头与摆动机构封装在一起,形成一个组合式探头。用户使用时只要把这个组合探头放在体表上,当启动三维成像的软件程序时,探头就会自动作均匀摆动来采集三维数据。因为在探头摆动后就能扫查三维体积,因此,这种工作方式也被称为摆动式体积扫查系统(swept-volume system)。

摆动式体积扫查组合式探头的优点是医生操作简单,所采集到的数据在空间的分布也是有规则的。这将为数据采集后的三维图像重构带来方便。不利的是探头需要特制,特制的探头也只能与特定的系统相配。

(3) 可随意移动超声探头的扫查方法(free-hand)

机械定位方法对探查部位有一定的限制,体积扫描需要特制的探头,因此许多人转而研究在不改变现有二维 B 超工作方式的前提下,让医生可自由移动探头来采集三维数据,这就是所谓的 free-hand 系统。

基于电磁式位置传感器的 free-hand 系统是现阶段比较实用的方法。电磁定位传感器分发射器和接收器两部分(见图 7-3)。发射器固定安放在靠近超声探头的地方,接收器粘贴在超声探头上。在数据采集过程中,由发射器发射脉冲电磁波,接收器中三个相互垂直的线圈产生的感应信号能给出反映探头位置与指向的 6 自由度参数。超声图像数据和相应的定位信息分别通过图像采集卡和串行口送给计算机,最后由计算机完成三维图像重建工作。

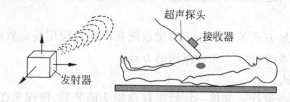

图 7-3　基于电磁式位置传感器的超声三维数据采集系统

free-hand 系统不限制探头的运动方式,可采集任意部位的数据。此外,系统构成的费用相对较低,因为它只需在现有的常规二维 B 超上附加一个定位装置。它存在的问题是采集到的二维平面数据在空间的分布不规则,这给三维重构带来了困难。

采集到的三维数据存储在大容量的存储器中。如果要观察心脏活动的动态三维图像,可以取心电信号中的 R 波作为同步信号,在一个完整的心动周期内采集一系列图像存入存储器,然后取出相对于 R 波为同一时相的一组二维图像构成该时刻的三维图像,最后由这一系列不同时刻的三维图像构成动态三维图像。

由于超声波在人体中传播的速度比较慢,因此三维数据的采集需要一定的时间。今后在采用了二维面阵探头后,进一步提高数据采集与成像的速度是可能的。

2. 三维重构

由于三维成像的过程一般都是以二维图像为基础的。因此,如何将采集到的二维平面图像数据转化成三维数据结构以便进一步实现三维图像的变换与显示就是一个必须解决的问题。三维重构是指三维数据构成的问题。

对于采集到的平行的二维图像数据,要构成三维图像显示用的三维数据结构所需的运算或处理的工作量并不大。例如,在 X-CT 的三维图像构成中,通常可采集 100 幅左右的二维断层图像,每幅图像的像素为 256×256 或 512×512,层内的图像分辨率是比较高的。但是,层间的分辨率却往往不够,使得空间三个方向的分辨率不均匀。为了得到空间一致的分辨率以形成正立方体的体素(voxel),在各个断层图像间有必要进行插值。不过,由于原始数据与插值运算都是在直角坐标中进行的,运算的工作量与复杂程度都不大。

对于如图 7-2(b)或(c)所示采集到的超声三维数据,要想将其转换为通常的直角坐标下的三维数据结构就必须经过坐标变换和不均匀的数据插补过程。很显然,图 7-2(c)采集的数据中,靠近旋转中心轴位置的地方,数据比较密集;而远离中心轴的地方数据就比较稀疏。与第 5 章中介绍的数字扫描变换器相对照,上述在超声三维成像中遇到的坐标变换与数据插补问题就可以称为三维数字扫描变换。

在 free-hand 系统中,医生可以在空间随意移动探头,用于重构的原始信息包括一系列空间不规则排列的二维图像及每幅图像采集时相应的超声探头的空间位置与指向信息。重构的过程就是把二维图像中每个像素的值放到一个最终的三维体积晶格上,参见图 7-4。

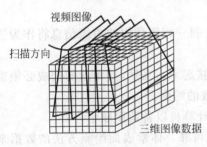

图 7-4 由不规则分布的二维平面重组三维图像

在图 7-4 中,重构算法必须解决以下几个问题:

① 二维平面图像中的像素点数据到三维体积晶格数据的转换;

② 由于随意移动超声探头可能有一些空间位置上未被采样,这部分未被采样的点上的数据需通过插补运算获得;

③ 对那些不可避免地被重复采样的点,必须确定一定的准则来决定该点的灰度值。

从原理上讲,上述问题并不难解决,例如可以用最近邻相靠法实现不规则平面二维数据到三维体积晶格数据的转换;用空间域卷积运算实现三维体积数据的插补;等等。但是在实践中,由于三维数据文件十分庞大,对其作任何操作带来的运算量都是十分惊人的。因此,如何提高三维图像重构的速度是一个必须解决的问题。

血管三维重建技术的研究也值得引起重视。事实上,现有的双平面X射线血管造影仪几乎可以同时获得两幅相互垂直的血管造影照片,用这两幅照片就有可能重构出血管网的三维结构。

3. 三维图像的显示

从信息量的角度看,改变图像的显示方式并不增加新的信息。但是,采用不同的显示方式可以帮助医生更好地理解或解释现有的图像。而准确的理解必然会带来更准确的诊断与更有效的治疗。

除了采用全息成像或其他特殊技术外,一般情况下人们都是采用平面的荧光屏作为显示器。因此,三维图像数据只能以某种方式投影到二维的显示平面上。不过,通过对投影图像加阴影、透视及旋转等方法也可以得到三维立体的视觉效果。也就是说,将三维结构在二维屏幕上逼真地显示出来。

将三维图像数据投影到二维平面上来显示称为三维绘制(rendering)。三维绘制技术是三维显示中的一个基本问题。目前常用的方法有：表面绘制技术(surface rendering)和容积绘制技术(volume rendering)。

(1) 表面绘制技术

表面绘制技术是在三维图像显示中最早采用的方法。表面绘制方法又可以分为基于多边形的显示技术(polygon oriented technique)和基于体素的显示技术(voxel oriented technique)。

在20世纪70年代末,此项技术就已开始广泛应用。进入80年代后,在许多性能良好的计算机上都能运用这方面的软件。表面绘制技术包括基于多边形的表面绘制技术和基于体素的表面绘制技术。

基于多边形的表面绘制方法最适用于描述解剖结构的场合。绘制过程可分为以下几个步骤：

① 先将二维断面图像二值化,并找出图像的边缘。每一幅图像中的边缘信息将作为三维显示中的表面数据。

② 用一系列三角形将相邻两层图像的表面数据连接起来。当然,三角形的构成必须遵循某种准则,例如对三角形面积、分段长度或体积等参数的约束。

③ 把以三角形为基础的数据结构(多边形集)存入计算机以备调用显示。

基于体素的表面绘制技术比多边形方法更精确、更可靠。体素表面绘制方法的数据来源可以是二值化的三维数据,也可以是灰度值的三维结构数据。不管是哪一种数据结构,在表面绘制之前,都先要经过数据插值,使得在空间三个方向上数据矩阵是均匀的。然后,为了建立物体表面的数据结构,必须用跟踪程序来搜索处于表面的像素或像素面。

被搜索到的表面元素将被投影到二维平面上以便在显示屏上显示。为了获得立体感,在显示时可加上阴影处理,如深度阴影法、深度梯度阴影法、反射光阴影法等。

(2) 容积绘制技术

容积绘制技术是直接依赖于图像灰度值的一种显示方式。根据三维数据结构中的图像灰度值或灰度梯度、空间坐标、透明度等属性来决定显示屏上的亮度值。

在容积绘制技术中,典型的方法有射线跟踪方法(ray tracing)与八分树编码方法(octree encoding)。为了使屏幕上显示的图像更具有立体感,常采用深度梯度明暗显示算法、灰度值梯度明暗显示算法、透明灰度值梯度明暗显示算法等方法。

三维图像显示是一个普遍遇到的工程问题,有关方法的详细介绍可参见计算机图形学方面的书籍或文章。

7.1.2 三维医学图像的应用

医学三维成像的应用领域已越来越宽。三维显示不仅是为了"看数据",更具有挑战性的问题是要扩展它在实际中的应用领域。例如放射肿瘤学(radiation oncology)、神经病学(neurology)、神经外科(neurosurgery)、整形与重建外科(plastic and reconstructive surgery)等。

1. 外科手术的设计

利用三维图像,外科大夫可以在显示屏前模拟各种手术方案并加以比较和研究。例如,借助三维图像,医生可以看到人脑中的肿瘤并设计最佳的手术途径,这样就可以使得对周围组织和器官的损伤降低到最小的程度。

在计算机上显示的三维图像模型还可用于教学。但在尸体上学习解剖时,一旦割下的器官就不能再接上了。但在计算机上,这样的操作可以重复无数次,并且可以模拟各种不同的器官或每种器官的不同类型。

2. 假体(假肢、假牙、人工关节等)设计

可以用三维成像方法设计假体并用计算机辅助制造技术在数控机床上加工出来。在传统的股关节植入手术中,植入物与骨头的接触面通常小于50%,用机器人在尸体上完成同样的手术表明接触面可达90%。接触面增大后不仅让病人感到舒适、灵活,而且延长了假体的使用寿命,很适合于中、青年患者使用。

3. 放射治疗中的定位

在采集组织活检样本、插入放射活性物质于颅内时,精确定位都是十分重要的。通过三维图像的显示,可以方便地找到所希望插入的位置。

在肿瘤治疗中,可通过观察肿瘤的立体结构来决定放射的剂量。同时,由于定位准确,可以使肿瘤受到足够的辐射量而不伤害周围的组织。

目前,三维图像已广泛地应用于放射学诊断、肿瘤学、心脏学与外科手术的研究中,并已成为计算机辅助制定治疗方案的得力助手。

7.2 多模式成像

临床诊断及治疗计划的制定往往需要来自不同成像方式的图像信息。不同的断层成像技术,如 X-CT、MRI、PET 等各有自己的特点,且携带不同的生理、病理、功能或解剖学方面

的信息。这些信息通常还起到了互相补充的作用。例如,发射型 CT 能提供脏器功能方面的信息,但从解剖状态学角度看,它表现出的空间分辨率是比较低的。反之,X-CT、MRI 等图像能够清晰地描述脏器解剖机构,但对其功能缺乏敏感性。如果把不同来源的图像整合起来,构成所谓的多模式图像(multi-modal images),就有可能根据多方面的信息来提高对疾病的诊断效果。

例如,我们可以从 MRI 获得断面解剖图与血管像(包括血管解剖、血流灌注及扩散等);可以从 PET 图像观察代谢功能;还可以从 CT 图像观察骨架、钙化的解剖结构等。把这些信息综合在一起,对神经内科病人的诊断是很有用的。

7.2.1 多模式图像间的配准问题

医生面对大量不同途径获取的图像信息,如果单凭人工把它们综合在一起是很困难的。但是,如果在图像数字化的基础上通过计算机形成多模式的三维图像,就可以构成信息量丰富且非常直观的图像。

实现多模式成像的关键是将不同时间、不同来源的图像放在一个坐标系中配准。这是一项困难的工作。因为对于不同时间和采用不同方法得到的图像,彼此之间的坐标尺度与方向不可能是完全一致的,有的图像之间甚至可能出现非线性的扭曲。所谓配准就是将这些不同来源的图像做适当的校正,让它们都具有相同的坐标关系,然后再将它们集成在一张图上。因此,配准的过程要分两步走:一是图像校正或坐标变换;二是匹配对准。

在坐标变换这一环节中,对于像头颅骨一类的"刚性物体"可以用线性变换的方法(平移、旋转、伸缩)来对准;而对于软组织,病人的体位差异都可能引起脏器形态的畸变,此时必须用一些非线性变换的方法来配准。

在匹配对准的过程中,被处理的图像必须有一些标记作为参考点。可以在体外放置一些标记物,并使之出现在不同模式的图像中,然后利用这些标记物作为对准时的参考。因此要求医生必须在至少两个不同的科室中操作,过程相对较复杂。另一种方法是寻找体内特殊的解剖点作为对准时的参考点,可以避免额外的操作。但是,在不同的成像模式中有时很难找到完全类似的特征点。如果特征点少就会引起较大的误差。

在多模式图像的配准中,所涉及的主要技术问题有以下 7 个方面。

(1) 数据的维数

在大部分场合下匹配问题不能简化为只做单层平面的二维图像匹配,因为在不同条件下得到的断层图像不可能完全准确地来自人体的同一断面。所以,必须在三维空间中来匹配。也就是说,不能把所采集的二维图像孤立地来处理,而应把它们整合起来看成为容积数据(volumetric data)来处理。

(2) 图像特征的选择

在图像配准的过程中需要在图像中选择一些特征作为配准时的基准(或称为原点)。这样的基准可以是人体内在的与图像性质有关的特征,例如,选择图像中皮肤表面的特征位置、人体解剖上的特征点或人体构造上的某些几何特征点。实际上,这在一些情况下(例如不同成像方式或病理状态下)也不是很容易做到的,特别在做自动识别配准时是比较难的。

另一种方法是人为地制造一些特征点或特征区域,例如可以在体表贴上一些标志物,也可以将造影剂引入患者体内形成特征图像。这类方法统称为基于外部标记的方法。一般来说,外部标记方法设置的特征点在图像中很明显,这对于计算机图像的自动识别是很有好处的。外部标记方法要解决的主要问题是如何选择标记物材料、固定位置与固定方法。材料的选择要考虑到既不能影响诊断结果,又要保证这种材料标记的特征点能在不同模式的图像中出现。标记点固定位置的选择要考虑到定位的精度。显然,像腹部这样的软体不宜作为固定点。放置在皮肤表面的标记物要考虑到皮肤移动的影响。在头部检查中采用的一种紧固定方法是在颅骨上固定螺丝一类的异物。当然,这样做对病人来说是有创伤的。

(3) 图像校正的范围

在配准时的坐标变换中,变换的区域可以是全局的(global)或局部的(local)。局部区域的变换可以小到像素级别,大到脏器或更大的断面图像。

(4) 坐标变换方式

在配准变换中,根据其几何特征的不同可分为刚性(rigid)、仿射型(affine)、投射型(projective)和曲线型(curved)。

刚性变换是指在变换前后的两个平面中,任意两点的距离保持不变。刚性变换又可以分解为平移(translation)、旋转(rotation)与镜像反射(mirror reflection)。在二维平面的坐标变换中,刚性变换可用下式表示:

$$\begin{bmatrix} x' \\ y' \end{bmatrix} = \begin{bmatrix} \cos\phi & -\sin\phi \\ \sin\phi & \cos\phi \end{bmatrix} \begin{bmatrix} x \\ y \end{bmatrix} + \begin{bmatrix} t_x \\ t_y \end{bmatrix} \quad (7-1)$$

式中,ϕ 表示旋转的角度;$\begin{bmatrix} t_x \\ t_y \end{bmatrix}$ 表示平移的矢量。

仿射型变换是指在变换前后的平面中,任意两条直线间的平行关系保持不变。在数学上,这种变换可以看作一个矩阵的线性变换加上一个位移,如下所示:

$$\begin{bmatrix} x' \\ y' \end{bmatrix} = \begin{bmatrix} a_{11} & a_{12} \\ a_{21} & a_{22} \end{bmatrix} \begin{bmatrix} x \\ y \end{bmatrix} + \begin{bmatrix} t_x \\ t_y \end{bmatrix} \quad (7-2)$$

式中,$\begin{bmatrix} a_{11} & a_{12} \\ a_{21} & a_{22} \end{bmatrix}$ 表示任意实数矩阵。

就投射型变换来说,变换前的直线在变换后仍保持为直线,但相互之间的平行关系一般并不确定。投射型变换可表示为较高维数空间中的线性矩阵变换,如下所示:

$$\begin{bmatrix} x' \\ y' \end{bmatrix} = \begin{bmatrix} a_{11} & a_{12} & a_{13} \\ a_{21} & a_{22} & a_{23} \\ a_{31} & a_{32} & a_{33} \end{bmatrix} \begin{bmatrix} x \\ y \\ 1 \end{bmatrix} \quad (7-3)$$

曲线型变换就是把直线影射成曲线。在二维平面中,这样的变换可表示为

$$(x', y') = F(x, y) \quad (7-4)$$

式中,F 表示影射关系函数。多项式变换是一种常用的曲线变换。在二维坐标变换中,多项式变换可表示为

$$\begin{cases} x' = a_{00} + a_{10}x + a_{01}y + a_{20}x^2 + a_{11}xy + a_{02}y^2 + \cdots \\ y' = b_{00} + b_{10}x + b_{01}y + b_{20}x^2 + b_{11}xy + b_{02}y^2 + \cdots \end{cases} \quad (7-5)$$

实际上,在上述 4 种变换中,刚性变换可视为仿射型变换中的一种特例,仿射型变换可视为投射型变换中的一种特例,而投射型又可视为曲线型变换中的一种特例。

(5) 图像耦合时的紧密性

对于实际的医学图像,那些用于定位的特征点或特征区域的位置往往不是十分精确的。例如,由于有的成像方式所形成的图像分辨率比较低,有的数字化图像的采样率比较低或带有较大的噪声,这些因素都会造成特征区域的模糊或位置误差。这就要求在图像配准时针对不同的情况应采取不同的对策。

(6) 变换参数的选择

在图像配准时可采用两种不同的策略:直接变换的方法与以某种准则为依据的搜索式方法。所谓直接变换方法是指直接按变换公式计算变换的结果。搜索式方法是以某一初始假设作为开始,然后根据某种价值准则来寻找最佳的变换。

(7) 人-机交互的问题

根据在配准过程中人为干预程度的不同可以分为三种不同的类型:人-机对话式、半自动化和自动化。在人-机对话式方法中,变换过程都是由人来操作的;采用半自动化方法就可以由计算机来完成主要的变换过程,用户只是做引导变换的工作,并在适当的时候终止变换;自动化方法则无需任何人工干预。

一般来说,需要很多人工干预的方法不可能在临床中广泛使用。

7.2.2 PET/CT 简介

尽管采用复杂的图像配置技术可以在一定程度上解决多模态图像的配准问题,但是如果受试者在被采用不同模式成像时身体被移动(例如从一个检查室转到另一个检查室,或者从一张检查床转到另一张检查床),则由于移动过程中摆位和体内器官的位移还是会使得所获得的断面图像产生很大的差异,并由此给图像配准带来麻烦。为此,人们想到把两种或多种扫描成像系统做在一台设备上,受试者在接受检查时躺在同一张检查床上,通过顺序扫描来完成不同模式下成像。这种从硬件上实现的同机融合确保受试者在不同模式检查中保持体位基本不变,这就为下一步的软件配准融合打下了良好的基础。

本节将要介绍的 PET/CT 系统是同机融合的成功范例,它将 X-CT 解剖结构成像的优势与 PET 功能成像的优势有机地结合在一起,为临床提供了更为可靠的诊断信息。尽管在 1991 年就组装成功了第一台 PET/CT 设备,但直到 2001 年 PET/CT 才开始进入临床使用。不过由于其独特的优势,很快就在市场上取代了单纯的 PET 设备。到了 2006 年 PET/CT 几乎就占领了全部 PET 设备的市场。

图 7-5 是 PET/CT 设备的示意图。相互独立的 X-CT 和 PET 被先后排列在同一扫描轴上,受试者躺在一张扫描床上无需移动就能顺序通过 X-CT 和 PET 检查。

PET/CT 的检查过程如下:病人先被注射 PET 检查必需的示踪剂(通常是 ^{18}F-FDG)并等候一段时间以期达到目标的最佳示踪效果。然后,载有病人的台架进入 CT 扫描仪,

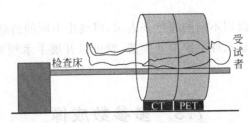

图 7-5 PET/CT 设备示意图

CT 扫描很快结束后受试者与台架将继续前移直至到达 PET 的扫查位置,之后马上开始 PET 数据采集。在 PET 数据采集的同时,由 CT 扫描产生的数据将同时被用来进行 PET 衰减校正。校正后的 PET 射线数据将被用来重建 PET 图像。最后,PET 图像和 CT 图像将进行配准融合,以便医生在清晰度解剖图像中找到功能异常的组织或脏器的位置。

为了提高 PET 图像的质量,衰减校正是必要的。正如在第 4 章中提到的,由于 PET 成像过程中一对相向而行的光子穿过了整个响应线,因此可以采用事先进行透视测量找到各响应线的衰减数据,然后再进行衰减校正的方法。当然,为了获得好的校正效果,用于透射测量的辐射源产生的光子能量应尽可能接近 511keV。上述透射测量的方法实际上是增加了一个 PET 检查的环节。考虑到 PET/CT 系统中 X-CT 检查本身就是一种测量组织衰减系数的透射型检查方式,因此完全有可能使用在 X-CT 检查中获得的组织衰减系数用作 PET 衰减校正的依据。但是,需要提到的是,由于 X-CT 检查中射线的光子能量在 70keV 左右,采用 X-CT 检查中测量到的衰减系数来补偿 511keV 射线的衰减显然会产生误差。为此,需要先定义一个校正系数,这个校正系数就是人体组织中 511keV 光子能量的质量衰减系数与 70keV 光子能量的质量衰减系数之比。通常情况下认为,除了骨骼之外,对人体其他组织而言这个校正系数可以视为是相同的。这样就适当简化了计算程序。实验证明,利用校正后的 X-CT 检查中产生的衰减系数来校正 PET 图像同样取得了很好的效果。

同机完成 PET/CT 扫描带来的好处是显而易见的。首先,采用同一机架结构,确保了图像配置融合的精度,因为 X-CT 提供了精细的解剖图像,准确的配准融合有助于 PET 检查病灶的定位。此外,高精度的 CT 图像也为 PET 图像的衰减校正提供了可靠依据。由于 PET/CT 能够在清晰解剖结构的基础上显示组织和脏器的代谢功能,因此在临床上有广泛的应用前景。目前主要应用于肿瘤、心脏和神经系统疾病的诊断。除了 PET/CT 之外,SPECT/CT 和 PET/MRI 也已经有了商业产品。

多模式图像的融合技术在临床的诊断与治疗中都是十分有用的。例如,在对癫痫病患者进行手术治疗前,为了准确确定病灶的位置,可分别采集 MR 与 PET 图像,并将其融合在一起观察。具体的操作步骤是:首先,采集 MR 图像并作相应的处理。对于 2D 平面图像先勾画出大脑表面轮廓(并去除脑脊髓液),然后用体积绘制方法构成三维立体显示(分别指定每个像素的颜色、密度与透明度)。然后再采集 PET 图像并做相应的处理,观察大脑代谢功能情况。在分别得到了 MR 与 PET 图像后,进一步实现 MR 图像与 PET 图像的融合。在两种图像融合之前,PET 图像需要作插补运算,并进行重新采样,以便使它的分辨率与 MR 图像的分辨率相匹配。由于 MR 图像的分辨率较高,可以采用以 MR 图像为引导,然后融入 PET 图像的方法,具体方法是:先对 MR 图像作平滑与二值化处理,形成模板,并将此模板用于 PET 图像来调整头部图像的位置与方向(即进行适当的坐标变换)。在融合后的图像中,不同来源的图像可以用不同的颜色来表示,以突出不同的信息。将融合后的大脑图像与颅骨图像合在一起,在显示屏上模拟开颅器,就可以开展手术规划的仿真研究,如确定手术的最佳路线等。

7.3 多参数成像

医学成像的目的是为疾病的诊断与治疗服务。然而,疾病诊断与治疗是一件非常复杂的事情。单靠某一种成像方式或一种成像方式中的某一个参数所提供的信息往往是不够的。医学成像领域中寻找更多的成像参数,揭示其携带的丰富信息将是一件长期的工作。

医学图像大致可以分为反映解剖结构的形态学图像,反映脏器功能的功能性图像,用于组织定征的组织物理参数图像以及近年来发展起来能反映活体生理、生化过程的分子影像。为了扩大医学图像在临床诊断中的应用范围并提高诊断的有效性,针对不同的需要不断研究新的成像方法与新的成像参数是很必要的。

7.3.1 超声组织弹性成像

组织的弹性与许多疾病状态是相关的。例如,硬化的肝脏、肿瘤,其硬度与周围组织有显著差异。由于此类疾病用常规 B 超检查时,在许多情况下的特异性并不明显。因此,人们就考虑用组织弹性测量的方法来对此类疾病作更直接的诊断。

对组织弹性的测定实质上是要测出组织在应力作用下的应变。作用的应力可能是外部的或者内部的。外应力通常是指体外施加的机械振动,频率一般为 1~10 Hz。内应力是由心脏或大血管搏动引起的。组织在应力作用下引起的应变可以通过超声方法测得,目前已采用的方法有以下两种。

1. 多普勒速度测量方法

质点在外部机械振动激励下的振动速度是与组织的弹性模量及可压缩性相关的。测定振动速度就能间接地推算出组织的弹性模量等参数。成熟的多普勒速度测量技术可以用来测定组织的运动速度。根据速度 $v(t)$ 就可以得到相应的形变 $\varepsilon(t)$。

上述方法的优点是只需对现有的多普勒血流测量系统在硬件与软件作局部的改动就可以用于组织弹性的测量。最后的显示方式也类似于彩色血流图的显示方法,只不过需要对测得的与组织弹性相关的参数作灰度或彩色编码。这种方法的不足之处是测量时必须借助外部机械振动激励。对于由体内振动源引起的组织微小的形变难以测量。

其实,前面介绍的组织多普勒成像在根本上也是解决人体组织低速度、大幅度运动信息的检测。其原理与相应的方法对组织弹性的测定是有借鉴意义的。

2. 时域互相关技术

对两个形态相似的波形可以依据其互相关函数最大值出现的时刻来决定两波形间的位移量。因此,时域互相关方法可以用来测定组织在外力作用下产生的位移,从而得到组织的应变。如果应力是已知的,就可以求出相应的弹性模量。这种方法可适用于外应力或内应力作用的情况。

实际测量时是把回波信号分成许多小段信号,每一小段信号代表一小段组织的回波。当组织在应力作用下发生位移时,小段回波信号就会出现时移。对施加应力前后采集的波形作互相关运算就可以估算出组织的位移,进而得到相应的应变。

目前,关于组织弹性的测定或成像技术已经开始在临床上应用。这种无创伤的检测方法可以在体测量人体组织的弹性,应用前景是十分广泛的。

7.3.2 功能磁共振成像

传统的磁共振成像可以提供弛豫时间 T_1、T_2 及质子密度的图像。这实际上就表现出了多参数成像的概念,也就是说,对于人体同一断面可以获得不同参数的图像。近年来,在磁共振图像的研究中,人们感到仅有 T_1、T_2 及质子密度的图像是不够的,它们在临床诊断中有一定的局限性。有一些疾病(如急性局部缺血等)还是难以下结论。如何保持传统磁共振成像的优势,特别是解剖结构成像中的高分辨率和精细的图像对比度分辨率,同时在成像过程中提取更多的生理、病理信息一直是人们追逐的目标。功能性磁共振成像(functional MRI,fMRI)就是近年来发展起来的一种新技术,它给磁共振成像提供了更多的参数。目前,fMRI 在脑功能的研究中起着十分重要的作用。

对于神经元的活动一般较难直接评定,但是神经元正常或异常的功能可以通过对新陈代谢、大脑血流、氧合作用的状态及水扩散等参数的测量作间接的评估。由于 MRI 可检测血液动力学参数及组织在分子水平的变化,因此可利用它来间接评价神经元的功能。不过,对于水扩散、血液灌注等状态的检测要求成像系统具有较高的成像速度,普通的设备达不到这样的要求。fMRI 是在传统 MRI 设备中加入平面回波成像法的软件,这种成像方法可以极大地提高成像速度(大约 1s 可成一帧图像)。于是,fMRI 在保持传统图像的高空间分辨率的同时,获得了较高的时间分辨率。这就为直接进行脑功能成像创造了条件。

目前常见的 fMRI 方法包含血氧水平依赖性(blood oxygen level dependent,BOLD)成像、灌注加权成像(perfusion weighted imaging,PWI)、弥散加权成像(diffusion weighted imaging,DWI)、弥散张量成像(diffusion tensor imaging,DTI)和磁共振波谱成像(magnetic resonance spectroscopy imaging,MRSI)。本节重点介绍最常用的 BOLD 成像。

BOLD 对比度成像是基于氧合血红蛋白和脱氧血红蛋白的磁化率差异。当血红蛋白结合氧分子形成氧合血红蛋白时,磁化率减小;血红蛋白失去氧分子变成脱氧血红蛋白后,磁化率增大。这种磁敏感性的差别会导致局部磁场改变,而局部磁场的非均匀性会使质子的横向弛豫时间明显变短,所以用 T_2 加权的序列就可以对顺磁性物质的这种弛豫效应加以测量。

虽然人脑的重量只是人体重量的 2%,但其耗氧量却占人体的 20%,血流量占整个人体的 15%。大脑皮层局部区域的神经活动会导致该区域的血流快速增加,通过测量大脑局部血流,可以间接地测量大脑皮层的神经活动。在局部大脑皮层静息时,局部的氧耗量不大,附近的小动脉中的血流也不多,见图 7-6(a)。当该区域的神经元受到刺激产生兴奋时,组织代谢活动增强,兴奋区局部小动脉扩张,血流量增加,供血增多,因而血液中的氧合血红蛋白明显增加,见图 7-6(b)。但由于局部脑组织氧耗量与氧供量不成比例,氧供量大于氧耗量,导致脑功能活动区皮层静脉血管内的氧合血红蛋白量增加,脱氧血红蛋白量相对减少。由于脱氧血红蛋白相对减少,其磁化率诱导的像素内失相位作用减低,从而导致 T_2 和 T_2^* 弛豫时间延长,信号相应升高。故在 fMRI 时,功能活动区的皮层表现为高信号。fMRI 就是利用这种高信号来定位相应的功能活动皮层区。

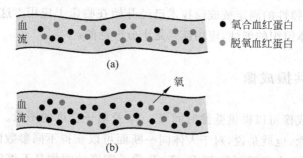

图 7-6　基于血氧水平依赖性的功能磁共振成像
(a) 静息期;(b) 激活期

在大脑活动期间,血流的实际变化是很小的,因此相应的 BOLD 信号的改变量也很小。例如对于组块设计的实验,在场强为 1.5T 的 fMRI 系统中,信号的改变率小于 2%~4%;在场强为 4T 的系统中,信号变化率也只有 5%~6%;而对于事件相关设计的实验,信号变化率会更小。在功能性磁共振成像中,为了检测到显著的信号变化,必须得到大量的 fMRI 图像,但同时许多认知活动只有在相对较短的时间内才能持续。因此缩短采集时间就成为最优成像技术的关键。目前常用的是单次激发回波平面成像技术(echo planar imaging, EPI),可获得 T_2 加权的高速信号采集序列。

fMRI 的典型应用有:

(1) 弥漫加权成像

人体内的水分子存在布朗运动形式的随机扩散。这种扩散信息与弛豫时间 T_1、T_2 是无关的,它能在分子水平上提供功能性的数据。

(2) 灌注加权成像

在显微毛细血管层次上的血液动力学成像传统上是采用同位素成像方法(如单光子 CT 或正电子 CT)来解决的。现在,在磁共振成像中的平面回波成像方法不仅能同样提供有关的区域脑血流及脑血流量的信息,而且比传统方法具有更高的空间分辨率。

(3) 任务激活的图像(task activation fMRI)

众所周知,人体在做某项活动时,大脑皮层特殊的区域中会有相应的反应。例如大脑皮层中的视觉区在视觉系统接收光线、运动、色彩等刺激时就会有反应。而在"静息"或"激活"的不同状态下,大脑新陈代谢的状态是不一样的。用 fMRI 测定大脑血液的氧合水平(即 BOLD 信号)就能直接进行脑功能的研究。

由于 fMRI 的无创性以及技术本身的迅速发展,这一领域的研究已经从开始单纯研究单刺激或任务的大脑皮层功能定位,发展到目前的多刺激和(或)任务在脑内功能区或不同功能区之间的相互影响;从对感觉和运动等低级脑功能的研究,发展到对高级思维和心理活动等高级脑功能的研究,并越来越展示出它在脑功能研究中的突出地位。

7.3.3 分子影像学

分子影像学(molecular imaging)是指采用某种成像方法对活体组织的细胞和分子通路进行检测,对其中发生的生物学活动进行实时成像。分子影像学并不是要求成像系统提供分子水平的空间分辨率,而是着眼于对生物学活动过程中基础变化(如基因表达、信号传导、细胞的代谢等)的观察与成像,由此探测构成疾病基础的分子异常,从生理、生化水平来认识病变的生物学过程。分子影像的独特优势在于它将基因表达、生物信号传递这些发生在分子细胞水平上的生物学过程用直观的图像来显示,使我们有可能发现一些疾病的早期分子变异及病理改变,从而为疾病的早期诊断和治疗提供可能。

分子成像的基本过程如下:根据研究目标选择成像靶点(包括靶细胞和细胞内的成像靶点);再根据成像靶点设计合适的分子探针(molecular probe),它是对某一特定生物分子具有特异性靶向,并能够进行体内和(或)体外示踪的标记化合物分子;之后将分子探针引入体内,使探针与靶点充分结合;最后,将这个在分子水平上结合中的变化过程用成像方法来显示。就成像技术而言,现有的多种成像模式都可以用于分子成像,包括核素成像、磁共振成像、光学成像、超声成像等。其中,占主导地位的是 PET 技术,它也是目前唯一进入临床实用阶段的分子成像设备。

实现分子影像的前提条件是设计有高度特异性和亲和力的分子探针,这是分子成像中最关键的一步。由于分子探针设计超出了本书的范畴,在这里不做进一步介绍。尽管如此,我们还是愿意在这里强调,由于分子影像学在活体、分子水平上成像的优势,它在基础生物学研究与临床疾病诊断中都有着非常广泛的应用前景。

附录 A

线性系统的基础知识

A.1 线性系统的定义

在医学成像过程中,观察到的许多现象都具有线性的特性。例如,在核医学成像系统中,如果放射源的强度增加一倍,那么最后所成的像的强度也将增加一倍;如果我们先记录下由第一个放射源所产生的图像的强度,然后再记录第二个放射源产生的强度,那么当两个源同时作用时产生的强度就是这两个源分别作用时产生的强度的和。以上两条性质分别称为比例与叠加性质。满足这两条性质的系统就是通常所说的线性系统。它可以用下式来表示:

$$S\{aI_1(x,y)+bI_2(x,y)\} = aS\{I_1(x,y)\}+bS\{I_2(x,y)\} \tag{A-1}$$

式中,S 为系统的运算子;a 和 b 是常数;I_1 和 I_2 是两个输入函数。这就是二维线性系统的定义,即若干幅经过一定运算的图像的加权和是这些原始图像的加权和经过相同运算后的结果。

在本书讨论的问题中,对于不同的系统来说,输入和输出有不同的含义。在分析投影 X 射线成像系统中,把 X 射线管的输出作为系统的输入,把经过人体衰减后的图像作为系统的输出。在分析 X 射线记录器系统时,又把经过人体衰减后的 X 射线作为记录器系统的输入,而把感光胶片上所得到的照度作为该系统的输出,等等。系统的运算子 S 有时是指对空域函数作傅里叶变换,有时又是指用系统的点扩散函数与其输入函数进行卷积运算,等等。

A.2 δ 函数、冲激响应及空不变系统

由式(A-1)可知,为了得到一个线性系统的最终响应,可以先把输入函数分解为一些最基本的函数,找到每一个基本函数的响应,再把它们相加即得到所要的输出函数。

最便于使用的基本函数是单位冲激函数,也称为 δ 函数。

δ 函数可以表示某些函数的极限。例如,一维 δ 函数可以用一个面积为 1,而宽度 τ 趋近于零、高度 $1/\tau$ 趋于无穷大的矩形脉冲来定义,见图 A-1。

图 A-1 中 δ 函数的数学表达式是

$$\delta(t) = \lim_{\tau \to 0} \frac{1}{\tau}\left[\text{rect}\left(\frac{t}{\tau}\right)\right] \tag{A-2}$$

式中,矩形函数 $\text{rect}(x)$ 的定义为

$$\text{rect}(x) = \begin{cases} 1, & |x| \leqslant \frac{1}{2} \\ 0, & \text{其他} \end{cases} \tag{A-3}$$

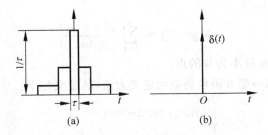

图 A-1　一维 δ 函数
(a) 矩形函数的极限变化；(b) δ 函数

当然，δ 函数也可以表示为一些其他函数的极限，例如，

$$\delta(x) = \lim_{\varepsilon \to 0} \frac{1}{2\varepsilon} \exp\left(-\frac{|x|}{\varepsilon}\right) \tag{A-4}$$

$$\delta(x) = \lim_{\varepsilon \to 0} \frac{1}{\varepsilon} \exp\left(-\frac{\pi x^2}{\varepsilon^2}\right) \tag{A-5}$$

$$\delta(x) = \lim_{\varepsilon \to 0} \frac{1}{\pi} \cdot \frac{\varepsilon}{x^2 + \varepsilon^2} \tag{A-6}$$

δ 函数的另一种定义方式为

$$\begin{cases} \int_{-\infty}^{\infty} \delta(t) \, dt = 1 \\ \delta(t) = 0, \quad t \neq 0 \end{cases} \tag{A-7}$$

式(A-7)的定义与式(A-2)的定义实际上是一致的。

为了描述在任意一点 $t = t_0$ 处出现的冲激函数，可用 $\delta(t - t_0)$ 函数来定义：

$$\begin{cases} \int_{-\infty}^{\infty} \delta(t - t_0) \, dt = 1 \\ \delta(t - t_0) = 0, \quad t \neq t_0 \end{cases} \tag{A-8}$$

δ 函数的一个重要性质是所谓的筛选性质，即

$$\int_{-\infty}^{\infty} f(t) \delta(t) \, dt = f(0) \tag{A-9}$$

或

$$\int_{-\infty}^{\infty} f(t) \delta(t - t_0) \, dt = f(t_0) \tag{A-10}$$

上式的含义是：连续时间信号 $f(t)$ 与 $\delta(t)$ 相乘并在 $-\infty$ 到 $+\infty$ 时间里取积分，就可以得到 $f(t)$ 在 $t=0$ 点的函数值 $f(0)$，即把 $f(0)$ "筛选"出来了。

一维 δ 函数还具有如下性质：

$$\delta(-x) = \delta(x) \tag{A-11}$$

$$\delta(ax) = \frac{1}{|a|} \delta(x) \tag{A-12}$$

$$\delta(ax - x_0) = \frac{1}{|a|} \delta\left[x - \frac{x_0}{a}\right] \tag{A-13}$$

$$f(x) \delta(x - x_0) = f(x_0) \delta(x - x_0) \tag{A-14}$$

有时，δ 函数的变量可能是一个比较复杂的函数 $g(x)$，如果 $g(x)=0$ 的根为 $x_1, x_2, \cdots, x_n$

则有

$$\delta[g(x)] = \sum_{i=1}^{n} \frac{\delta(x-x_i)}{|g'(x_i)|} \quad \text{(A-15)}$$

式中,只包括 $g'(x_i)$ 存在并不为 0 的点。

二维 δ 函数有着与一维 δ 函数类似的定义方法,其定义如下:

$$\begin{cases} \iint \delta(x,y)\,\mathrm{d}x\,\mathrm{d}y = 1 \\ \delta(x,y) = 0, \quad x^2 + y^2 \neq 0 \end{cases} \quad \text{(A-16)}$$

它也可以表示为某些二维函数的极限。例如,对于高斯函数有

$$\delta(x,y) = \lim_{a \to \infty} a^2 \exp[-\pi a^2(x^2+y^2)] \quad \text{(A-17)}$$

再如,对于如图 A-2 所示的底部边长为 τ 的正方形,高度为 $1/\tau^2$ 的函数,当 $\tau \to 0$ 时,就是二维 δ 函数。

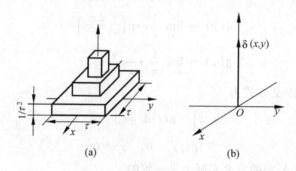

图 A-2 二维 δ 函数

二维 δ 函数有如下性质:

$$\delta(ax, by) = \frac{1}{|ab|}\delta(x,y) \quad \text{(A-18)}$$

$$\delta(x,y) = \delta(x)\delta(y) \quad \text{(A-19)}$$

在直角坐标与极坐标之间有以下转换关系:

$$\delta(x,y) = \frac{\delta(r)}{\pi r} \quad \text{(A-20)}$$

二维 δ 函数的筛选性质可表示为

$$f(x,y) = \iint f(\xi,\eta)\delta(x-\xi, y-\eta)\,\mathrm{d}\xi\,\mathrm{d}\eta \quad \text{(A-21)}$$

在研究一个二维线性系统时,用 (x_1,y_1) 表示输入函数 g_1 所在平面的坐标系,用 (x_2,y_2) 表示输出函数 g_2 所在平面的坐标系。借用系统运算子 S,可把输出函数表示为

$$g_2(x_2,y_2) = S\{g_1(x_1,y_1)\} \quad \text{(A-22)}$$

根据 δ 函数的筛选性质,有

$$g_1(x_1,y_1) = \iint g_1(\xi,\eta)\delta(x_1-\xi, y_1-\eta)\,\mathrm{d}\xi\,\mathrm{d}\eta \quad \text{(A-23)}$$

将上式代入式(A-22)得

$$g_2(x_2,y_2) = S\left\{\iint g_1(\xi,\eta)\delta(x_1-\xi, y_1-\eta)\,\mathrm{d}\xi\,\mathrm{d}\eta\right\} \quad \text{(A-24)}$$

如果把 $g_1(\xi,\eta)$ 看成式(A-1)中的权重因子,那么,根据积分运算的线性性质,式(A-24)可改写为

$$g_2(x_2,y_2) = \iint g_1(\xi,\eta) S\{\delta(x_1-\xi, y_1-\eta)\} d\xi d\eta \tag{A-25}$$

式中,$S\{\delta(x_1-\xi,y_1-\eta)\}$ 是系统对一个二维 δ 函数的响应。这个响应通常称为冲激响应或点扩散函数,表示如下:

$$h(x_2,y_2;\xi,\eta) = S\{\delta(x_1-\xi, y_1-\eta)\} \tag{A-26}$$

式(A-26)(点扩散函数)表示的是对于输入函数平面中位于 $x_1=\xi, y_1=\eta$ 的一个二维 δ 函数的响应。把式(A-26)代回式(A-25)可得输出函数为

$$g_2(x_2,y_2) = \iint g_1(\xi,\eta) h(x_2,y_2;\xi,\eta) d\xi d\eta \tag{A-27}$$

上式是从线性性质推导出来的一个最基本的表达式。该式表明,一旦已知对所有输入点的响应 $h(x_2,y_2;\xi,\eta)$,就能求出最终的输出 $g_2(x_2,y_2)$。

在有一类线性系统中,系统对所有输入点的冲激响应的模式都是一样的,或者说,对不同的输入点,冲激响应仅仅是相应地移动了一下它的位置,其形状并不发生变化。这样的系统通常称为空不变系统。对于一个空不变系统,其冲激响应或点扩散函数仅仅跟输出坐标与输入脉冲的坐标之间的距离有关,即

$$h(x_2,y_2;\xi,\eta) = h(x_2-\xi, y_2-\eta) \tag{A-28}$$

于是,对于一个空不变线性系统,其输出函数可表示为

$$g_2(x_2,y_2) = \iint g_1(\xi,\eta) h(x_2-\xi, y_2-\eta) d\xi d\eta \tag{A-29}$$

上式是一个二维卷积的表达形式,把它简写成

$$g_2 = g_1 ** h \tag{A-30}$$

A.3 二维傅里叶变换

二维傅里叶变换定义如下:

$$G(u,v) = \mathcal{F}\{g(x,y)\} = \iint g(x,y) \exp[-j2\pi(ux+vy)] dx dy \tag{A-31}$$

式中,$\mathcal{F}$ 为傅里叶变换运算子;u、v 分别为 x、y 方向上的空间频率,它们的量纲为单位距离上的周波数。

在对一个物体空间函数 $g(x,y)$ 进行傅里叶变换后,相当于把它分解成无数个具有不同周期与相位角的函数。由此可以直接了解到对应的空间频谱及带宽。还可进一步作滤波等处理。

二维傅里叶逆变换的公式如下:

$$g(x,y) = \mathcal{F}^{-1}\{G(u,v)\} = \iint G(u,v) \exp[j2\pi(ux+vy)] du dv \tag{A-32}$$

如果用符号表示以下变换关系:

$$\mathcal{F}\{g(x,y)\} = G(u,v) \tag{A-33}$$

$$\mathcal{F}\{h(x,y)\} = H(u,v) \tag{A-34}$$

则可以将傅里叶变换的一些性质描述如下。

(1) 线性性质

$$\mathcal{F}\{\alpha g + \beta h\} = \alpha \mathcal{F}\{g\} + \beta \mathcal{F}\{h\} \tag{A-35}$$

式中,g 与 h 分别为二维函数 $g(x,y)$ 和 $h(x,y)$ 的缩写;α 与 β 为常数。因为傅里叶变换是线性运算,所以,两个函数加权和的变换是它们各自变换的加权和。

(2) 尺度变换特性

$$\mathcal{F}\{g(ax, by)\} = \frac{1}{|ab|} G\left(\frac{u}{a}, \frac{v}{b}\right) \tag{A-36}$$

式中 a 与 b 是常数。在某一个域中坐标的拉伸(或压缩)将导致在另一个域中坐标的压缩(或拉伸),并外加一个权因子。

(3) 平移特性

$$\mathcal{F}\{g(x-a, y-b)\} = G(u,v) \exp[-\mathrm{j}2\pi(au, bv)] \tag{A-37}$$

在物体空间里函数的平移将在频域中产生一个线性相位移。

(4) 卷积

$$\mathcal{F}\left\{\iint g(\xi, \eta) h(x-\xi, y-\eta) \mathrm{d}\xi \mathrm{d}\eta\right\} = G(u,v) H(u,v) \tag{A-38}$$

在空间域中两个函数卷积的傅里叶变换等于这两个函数各自的变换在频域中相乘。

(5) 互相关

$$\mathcal{F}\left\{\iint g(\xi, \eta) \cdot h^*(x+\xi, y+\eta) \mathrm{d}\xi \mathrm{d}\eta\right\} = G(u,v) \cdot H^*(u,v) \tag{A-39}$$

式中上标"*"表示共轭。

若用 $g \otimes \otimes h$ 表示互相关,则它与卷积函数间的关系如下:

$$g(x,y) ** h(x,y) = g(x,y) \otimes \otimes h(-x,-y) \tag{A-40}$$

如果 $g = h$,则上述互相关函数就变成了自相关函数,即

$$\mathcal{F}\{g(x,y) g(x,y)\} = G(u,v) G(u,v) = |G(u,v)|^2 \tag{A-41}$$

(6) 可分离性

如果 $g(x,y)$ 在其直角坐标系中是可分离的,即

$$g(x,y) = g_X(x) g_Y(y) \tag{A-42}$$

则有

$$\mathcal{F}\{g(x,y)\} = \mathcal{F}_X\{g_X\} \mathcal{F}_Y\{g_Y\} \tag{A-43}$$

式中,$\mathcal{F}_X$ 与 $\mathcal{F}_Y$ 是一维傅里叶变换运算子。

二维函数 $g(x,y)$ 可表为极坐标形式 $g(r,\theta)$,其中 $r^2 = x^2 + y^2$,$\tan\theta = y/x$。如果这个空间函数 $g(r,\theta)$ 是圆对称的,则可表为 $g(r,\theta) = g_R(r)$。这个圆对称函数的傅里叶变换有其特殊的形式,这就是下面要介绍的零阶汉克尔变换或称为傅里叶-贝塞尔变换。

n 阶汉克尔变换的定义如下:

正变换

$$H_n[f(r)] = H(\rho) = 2\pi \int_0^\infty f(r) \mathrm{J}_n(2\pi r\rho) r \mathrm{d}r \tag{A-44}$$

逆变换

$$f(r) = 2\pi \int_0^\infty H(\rho) \mathrm{J}_n(2\pi r\rho) \rho \mathrm{d}\rho \tag{A-45}$$

式中，$J_n(\cdot)$ 为 n 阶贝塞尔函数。汉克尔变换是一维变换，它的正变换与逆变换是完全对称的。

如果把傅里叶变换中的频域函数 $\mathcal{F}(u,v)$ 表为极坐标形式 $\mathcal{F}(\rho,\beta)$，其中 $\rho^2=u^2+v^2$，则可以推导出极坐标形式的傅里叶变换表达式如下：

$$\begin{aligned}\mathcal{F}(u,v) &= \int_{-\infty}^{\infty}\int_{-\infty}^{\infty} f(x,y)\exp[-j2\pi(ux+vy)]dxdy \\ &= \int_{0}^{\infty}\int_{0}^{2\pi} g(r,\theta)\exp[-j2\pi r\rho(\cos\theta\cos\beta+\sin\theta\sin\beta)]rd\theta dr \\ &= \int_{0}^{\infty}\int_{0}^{2\pi} g(r,\theta)\exp[-j2\pi r\rho\cos(\theta-\beta)]rd\theta dr \\ &= F(\rho,\beta) \end{aligned} \quad (A\text{-}46)$$

对于圆对称函数 $g_R(r)$，可以得出它的傅里叶变换为

$$\begin{aligned}\mathcal{F}(\rho,\beta) &= \int_{0}^{\infty}\int_{0}^{2\pi} g_R(r)\exp[-j2\pi r\rho\cos(\theta-\beta)]rd\theta dr \\ &= \int_{0}^{\infty} g_R(r)\left\{\int_{0}^{2\pi}\exp[-j2\pi r\rho\cos(\theta-\beta)]d\theta\right\}rdr \\ &= 2\pi\int_{0}^{\infty} g_R(r)\left\{\frac{1}{2\pi}\int_{0}^{2\pi}\exp[-j2\pi r\rho\cos\theta]d\theta'\right\}rdr \\ &= 2\pi\int_{0}^{\infty} g_R(r)J_0(2\pi r\rho)rdr \\ &= H_0[g_R(r)] \\ &= F(\rho) \end{aligned} \quad (A\text{-}47)$$

式中，$H_0(\cdot)$ 为零阶汉克尔变换。它说明，在空域中圆对称的函数的傅里叶变换是这个函数的零阶汉克尔变换。零阶汉克尔变换也称为傅里叶-贝塞尔变换。上式还说明，空域中圆对称函数的傅里叶变换在频域中也是圆对称的。

表 A-1 给出了一些常见函数的傅里叶变换。表 A-2 给出了一些函数的傅里叶-贝塞尔变换。其中一些特殊函数的波形图见图 A-3。

表 A-1 常见函数的傅里叶变换

$f(x,y)$	$\mathcal{F}(u,v)$
$\cos 2\pi y$	$\frac{1}{2}[\delta(v-1)+\delta(v+1)]\cdot\delta(u)$
$\sin 2\pi x$	$\frac{1}{2i}[\delta(u-1)-\delta(u+1)]\cdot\delta(v)$
$\text{rect}(x)=\begin{cases}1, & \|x\|\leqslant\frac{1}{2}\\0, & \text{其他}\end{cases}$	$\text{sinc}(u)=\frac{\sin\pi u}{\pi u}$
$\text{rect}(x)\text{rect}(y)$	$\text{sinc}(u)\text{sinc}(v)$
$\Lambda(x)=\begin{cases}1-\|x\|, & \|x\|\leqslant 1\\0, & \text{其他}\end{cases}$	$\text{sinc}^2(u)$
$\Lambda(x)\Lambda(y)$	$\text{sinc}^2(u)\cdot\text{sinc}^2(v)$
1	$\delta(u,v)$
$\delta(x,y)=\frac{\delta(r)}{\pi r}$	1
$\exp[i\pi(x+y)]$	$\delta\left(u-\frac{1}{2},v-\frac{1}{2}\right)$

续表

$f(x,y)$	$\mathcal{F}(u,v)$
$\delta(x-x_0, y-y_0) = \dfrac{\delta(r-r_0)\delta(\theta-\theta_0)}{r}$	$\exp[-\mathrm{i}2\pi(x_0+y_0)]$
$\mathrm{comb}(x) = \sum_{n=-\infty}^{\infty} \delta(x-n)$	$\mathrm{comb}(u)$
$\mathrm{comb}(x)\mathrm{comb}(y)$	$\mathrm{comb}(u)\mathrm{comb}(v)$
$H(x) = \begin{cases} 1, & x>0 \\ 0, & x<0 \end{cases}$	$\dfrac{1}{2}\delta(u) - \dfrac{i}{2\pi u}$

表 A-2 函数的傅里叶-贝塞尔变换

$f(r)$	$\mathcal{F}(\rho)$
$\mathrm{circ}(r) = \begin{cases} 1, & r\leqslant 1 \\ 0, & 其他 \end{cases}$	$\dfrac{J_1(2\pi\rho)}{\rho}$
$\dfrac{1}{2}\delta(r-a)$	$\pi a J_0(2\pi a\rho)$
$\mathrm{e}^{-\pi r^2}$	$\mathrm{e}^{-\pi\rho^2}$
$\dfrac{1}{r}$	$\dfrac{1}{\rho}$
$\mathrm{e}^{-\pi r}$	$\dfrac{2\pi a}{(4\pi^2\rho^2+a^2)^{\frac{3}{2}}}$
$\dfrac{\mathrm{e}^{-ar}}{r}$	$\dfrac{2\pi}{(4\pi^2\rho^2+a^2)^{\frac{1}{2}}}$
$r^2 \mathrm{e}^{-\pi r^2}$	$\dfrac{1}{\pi}\left(\dfrac{1}{\pi}-\rho^2\right)\mathrm{e}^{-\pi\rho^2}$
$\dfrac{1}{(a^2+r^2)^{\frac{1}{2}}}$	$\dfrac{\mathrm{e}^{-2\pi a\rho}}{\rho}$
$\dfrac{1}{(a^2+r^2)^{\frac{3}{2}}}$	$\dfrac{2\pi \mathrm{e}^{-2\pi a\rho}}{a}$

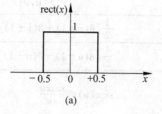
(a)

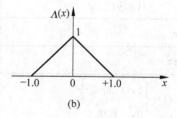
(b)

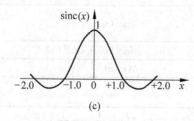
(c)

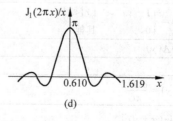
(d)

图 A-3 一些特殊函数的波形图

A.4 二维采样定理

在医学图像的获取与处理中,常用有限样本的阵列来表示一个二维函数。在这种情况下,一个很重要的问题是要弄清在什么条件下这些样本才能真正代表原函数。

假设有一个二维图像 $g(x,y)$,它由一个二维 δ 函数阵列采样,在 x 与 y 方向的采样间隔分别为 X 与 Y。结果,被采样的图像 $g_s(x,y)$ 可表为

$$g_s(x,y) = \text{comb}\left[\frac{x}{X}\right]\text{comb}\left[\frac{y}{Y}\right]g(x,y) \tag{A-48}$$

只要 $g(x,y)$ 的频带有限,这些采样信号就有可能完全代表 $g(x,y)$。

采样图像 $g_s(x,y)$ 的频谱函数为

$$G_s(u,v) = \mathcal{F}\{g_s(x,y)\} = XY\text{comb}(uX)\text{comb}(vY) ** G(u,v) \tag{A-49}$$

式中,$G(u,v)$ 是二维函数 $g(x,y)$ 的傅里叶变换,式中的梳状函数是一个间隔分别为 $1/X$ 与 $1/Y$ 的 δ 函数阵列。这个 δ 函数阵列与函数 $G(u,v)$ 卷积,就是把 $G(u,v)$ 复制到各个 δ 函数出现的位置上。这样,式(A-49)就可改写为

$$G_s(u,v) = \sum_{n=-\infty}^{\infty}\sum_{m=-\infty}^{\infty}G\left(u-\frac{n}{X},v-\frac{m}{Y}\right) \tag{A-50}$$

这个改写过程中利用了以下关系式:

$$XY\text{comb}(uX)\text{comb}(vY) = \sum_{n=-\infty}^{\infty}\sum_{m=-\infty}^{\infty}\delta\left(u-\frac{n}{X},v-\frac{m}{Y}\right) \tag{A-51}$$

图 A-4 示意了式(A-50)的含义。

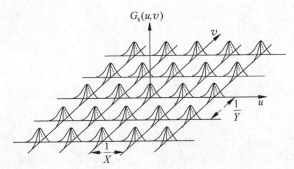

图 A-4 采样后图像的频谱

$G_s(u,v)$ 是由频谱 $G(u,v)$ 的复制品阵列组成的。如果这些复制品相互之间不重叠,就可以用低通滤波的方法把位于中间的那个 $G(u,v)$ 隔离出来。因为各个 $G(u,v)$ 复制品之间的间隔为 $1/X$ 与 $1/Y$,所以,用来分离中心的 $G(u,v)$ 的低通滤波器应该是

$$H(u,v) = \text{rect}(uX)\text{rect}(vY) \tag{A-52}$$

如果原图像中的空间频率确实满足在 u 轴上小于 $\frac{1}{2X}$,在 v 轴上小于 $\frac{1}{2Y}$,那么,它的原始频谱就可以用下式恢复:

$$G(u,v) = G_s(u,v)H(u,v) \tag{A-53}$$

现在,只要对式(A-53)作反变换,就可以得到原始图像函数 $g(x,y)$。这种低通滤波的方法

是从采样图像 $g_s(x,y)$ 中恢复出原始图像 $g(x,y)$ 的一种方法。

对式(A-53)作傅里叶反变换,可得

$$g(x,y) = \left[\text{comb}\left(\frac{x}{X}\right)\text{comb}\left(\frac{y}{Y}\right)g(x,y)\right] ** h(x,y)$$

$$= XY \sum_{n=-\infty}^{\infty} \sum_{m=-\infty}^{\infty} g(nX,mY)\delta(x-nX,y-mY) ** \frac{1}{XY}\text{sinc}\left(\frac{x}{X}\right)\text{sinc}\left(\frac{y}{Y}\right)$$

$$= \sum_{n=-\infty}^{\infty} \sum_{m=-\infty}^{\infty} g(nX,mY)\text{sinc}\left[\frac{1}{X}(x-nX)\right]\text{sinc}\left[\frac{1}{Y}(y-mY)\right] \quad \text{(A-54)}$$

式(A-54)表示的是一个二维 sinc 函数的加权和。在这里,位于 $x=nX,y=mY$ 的样本值成了中心位于该点的二维 sinc 函数的权重。只要 $g(x,y)$ 的频带受到合适的限制,这些 sinc 函数的加权和就能严格地恢复出 $g(x,y)$。

根据以上分析可得下述结论:能被不失真恢复的图像的频带应该分别小于采样频率 $1/X$ 与 $1/Y$ 的一半。换句话说,要在采样后不丢失任何信息,那么采样率必须大于图像中最高频率的两倍。这就是所谓的二维采样定理。

附录 B

X-CT图像重建的计算机仿真实验研究

B.1 仿真头模型

在研究从投影重建图像的算法时，为了比较客观地评价各种重建算法的有效性，人们常选用公认的 Shepp-Logan 头模型(S-L 头模型)作为研究对象。该模型由 10 个位置、大小、方向、密度各异的椭圆组成，象征一个脑断层图像，如图 B-1 所示。其中，图 B-1(a)为 10 个椭圆的分布图，图中英文字母是 10 个椭圆的编号，数字表示该区域内的密度。图 B-1(b)是 S-L 头模型的灰度显示图像。

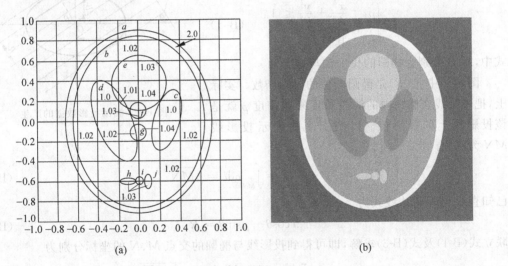

图 B-1 S-L 头模型

表 B-1 给出了 S-L 头模型中 10 个椭圆的中心位置、长轴、短轴、旋转角度及折射指数。

表 B-1 S-L 头模型中的椭圆参数

序号	中心坐标	长轴	短轴	旋转角度	折射指数
a	(0,0)	0.92	0.69	90°	2.0
b	(0,−0.0184)	0.874	0.6624	90°	−0.98
c	(0.22,0)	0.31	0.11	72°	−0.02
d	(−0.22,0)	0.41	0.16	108°	−0.02

续表

序号	中心坐标	长轴	短轴	旋转角度	折射指数
e	(0,0.35)	0.25	0.21	90°	0.01
f	(0,0.1)	0.046	0.046	0	0.01
g	(0,−0.1)	0.046	0.046	0	0.01
h	(−0.08,−0.605)	0.046	0.023	0	0.01
i	(0,−0.605)	0.023	0.023	0	0.01
j	(0.06,−0.605)	0.046	0.023	90°	0.01

B.2 仿真投影数据的产生

用 S-L 头模型进行计算机仿真研究的好处之一是可以获得该模型投影数据的解析表达式。

图 B-2(a)所示是一个中心位置在原点且未经旋转的椭圆,其长轴与 x 轴重合,短轴与 y 轴重合。假设椭圆内的密度为 ρ、椭圆外密度为零,则该椭圆图像可用以下方程表示:

$$f(x,y) = \begin{cases} \rho, & \dfrac{x^2}{A^2} + \dfrac{y^2}{B^2} \leqslant 1 \\ 0, & \text{其他} \end{cases} \tag{B-1}$$

式中,A,B 分别为椭圆的长半轴与短半轴。

图 B-2 中 $g_\theta(R)$ 是椭圆图像的投影函数。实际上,把投影线在椭圆内的线段长度乘以密度 ρ 就是该投影线上的投影值。以图 B-2 中所示投影线 MN 为例,有

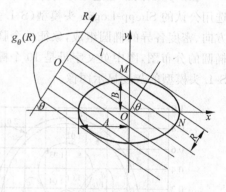

图 B-2 椭圆投影数据的产生

$$g_\theta(R) = \int_{MN} \rho \, \mathrm{d}l = \rho \overline{MN} \tag{B-2}$$

已知直线 MN 的法线式为

$$x\cos\theta + y\sin\theta = R \tag{B-3}$$

联立式(B-1)及式(B-3)求解,即可得到投影线与椭圆的交点 $M、N$ 的坐标分别为

$$x_{1,2} = \frac{RA^2\cos\theta \mp AB\sin\theta \sqrt{r^2 - R^2}}{r^2} \tag{B-4}$$

$$y_{1,2} = \frac{RB^2\sin\theta \pm AB\cos\theta \sqrt{r^2 - R^2}}{r^2} \tag{B-5}$$

其中

$$r^2 = A^2\cos^2\theta + B^2\sin^2\theta \tag{B-6}$$

于是可得线段 $\overline{MN}$ 的长度为

$$\overline{MN} = \sqrt{(x_2 - x_1)^2 + (y_2 - y_1)^2} = \frac{2AB\sqrt{r^2 - R^2}}{r^2} \tag{B-7}$$

进而可得投影函数的一般表达式为

$$g_\theta(R) = \begin{cases} \rho \cdot \dfrac{2AB}{r^2}\sqrt{r^2 - R^2}, & |R| \leqslant r \\ 0, & \text{其他} \end{cases} \quad \text{(B-8)}$$

图 B-3 所示是一个更为一般的情况：椭圆的中心位于坐标 (x_0, y_0) 处，椭圆的长轴相对于 x 轴沿逆时针方向旋转了 α 角，投影线与 x 轴的夹角仍为 θ。经过适当的坐标变换，可求得该椭圆图像的投影函数。方法如下。

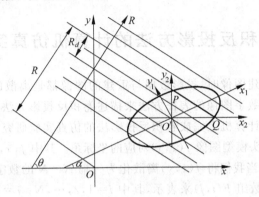

图 B-3 投影函数的计算

在坐标系 $x_1 O' y_1$ 中，椭圆方程为

$$\frac{x_1^2}{A^2} + \frac{y_1^2}{B^2} = 1 \quad \text{(B-9)}$$

根据坐标旋转关系可得

$$x_1 = x_2 \cos\alpha + y_2 \sin\alpha \quad \text{(B-10)}$$

$$y_1 = -x_2 \sin\alpha + y_2 \cos\alpha \quad \text{(B-11)}$$

于是，椭圆在坐标系 $x_2 O' y_2$ 中的方程为

$$\frac{(x_2 \cos\alpha + y_2 \sin\alpha)^2}{A^2} + \frac{(-x_2 \sin\alpha + y_2 \cos\alpha)^2}{B^2} = 1 \quad \text{(B-12)}$$

再利用坐标平移关系

$$\begin{cases} x_2 = x - x_0 \\ y_2 = y - y_0 \end{cases}$$

即可得到椭圆在坐标系 xOy 中的方程

$$\frac{[(x - x_0)\cos\alpha + (y - y_0)\sin\alpha]^2}{A^2} + \frac{[-(x - x_0)\sin\alpha + (y - y_0)\cos\alpha]^2}{B^2} = 1 \quad \text{(B-13)}$$

联立式(B-3)与式(B-13)，求解可得出投影线与椭圆的交点 P、Q 的坐标进而求得线段 $\overline{PQ}$ 的长度为

$$\overline{PQ} = \frac{2AB}{r_a^2}\sqrt{r_a^2 - R_a^2} \quad \text{(B-14)}$$

式中，

$$r_a^2 = A^2 \cos^2(\theta - \alpha) + B^2 \sin^2(\theta - \alpha)$$

$$R_a = R - x_0 \cos\theta - y_0 \sin\theta$$

相应的投影函数 $g_{\theta,\alpha}(R)$ 为

$$g_{\theta,\alpha}(R) = \rho \cdot \overline{PQ} = \rho \cdot \frac{2AB\sqrt{A^2\cos^2(\theta-\alpha)+B^2\sin^2(\theta-\alpha)-(R-x_0\cos\theta-y_0\sin\theta)^2}}{A^2\cos^2(\theta-\alpha)+B^2\sin^2(\theta-\alpha)}$$

(B-15)

对于由 10 个椭圆组成的 S-L 头模型,可以按照式(B-15)进行组合,得到该模型的投影数据。

B.3 卷积反投影方法的计算机仿真实验研究

由于在用计算机重建图像时,投影数据与重建的图像都是离散的数字量,因此,本节将采用离散的数字信号与数字图像的表征方法来描述卷积反投影方法重建图像的过程。利用本节所介绍的方法可在计算机上完成卷积反投影法的仿真实验研究。

图 B-4 所示是 S-L 头模型图像 $f(x,y)$ 对应的坐标系。其中 $f(x,y)$ 在 x、y 两方向上的范围都是从 -1.0 到 1.0。当我们将 $f(x,y)$ 离散化为一幅 $N\times N$ 的数字化图像时,原图像就可以用一个 $N\times N$ 的二维数组 $F(i,j)$ 来表示,其中 $i=1,2,\cdots,N$;$j=1,2,\cdots,N$,二维数组中元素的值与图中小方块中心点处的图像灰度值对应。小方块间的步距 $\Delta x=\Delta y=2.0/N$。如果规定数字图像左下角的像素标号为 $(1,1)$,右下角为 $(N,1)$,左上角为 $(1,N)$,右上角为 (N,N),则二维数组中每个元素的灰度值为

$$F(i,j) = f\left(-1.0+i\Delta x-\frac{\Delta x}{2}, -1.0+j\Delta y-\frac{\Delta y}{2}\right) \quad (B-16)$$

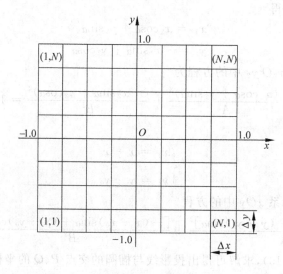

图 B-4 离散化数字图像的坐标系

我们取同样大小的步长 $\Delta=\Delta x=\Delta y$ 对投影数据采样,如图 B-5 所示,共采集 N 点。也就是说,根据椭圆函数线积分解算出的连续形式的投影函数 $g_\theta(R)$ 将被离散化为 $g_\theta(n\Delta)$,$n=-\frac{N}{2},-\frac{N}{2}+1,\cdots,0,\cdots,\frac{N}{2}-1$(以下简写为 $g_\theta(n)$),投影函数的坐标原点为 xOy 坐标系原点在 n 轴上的垂足。

相应地，R-L 卷积函数 $h(R)$ 也应离散化。R-L 卷积函数的离散形式可表示为

$$h(n\Delta) = \begin{cases} 1/(4\Delta^2), & n = 0 \\ 0, & n \text{ 为偶数} \\ -1/(n^2\pi^2\Delta^2), & n \text{ 为奇数} \end{cases} \quad (B-17)$$

图 B-6 是 $h(n\Delta)$（以下简写为 $h(n)$）的示意图。

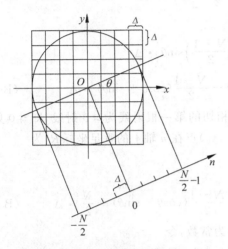

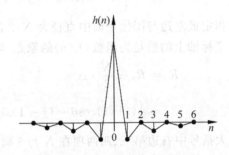

图 B-5 投影数据的采样　　　　　　　图 B-6 卷积函数的采样

将投影函数 $g_\theta(n)$ 与卷积函数 $h(n)$ 做卷积时，投影函数将向两边分别延伸 N 点，如图 B-7(a) 所示，卷积函数对称地截取 $2N$ 点，如图 B-7(b) 所示；卷积运算的结果为 $Q_\theta(n)$，示意于图 B-7(c) 中。

图 B-8 所示是反投影过程的示意图。

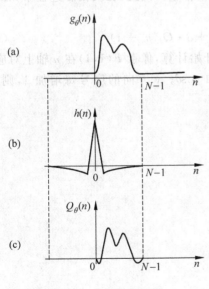

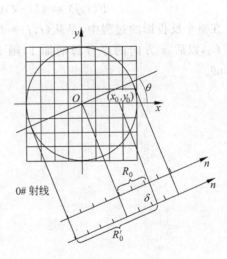

图 B-7 离散卷积运算　　　　　　　图 B-8 离散数据的反投影

对于图像平面中的一个像素 $F(i,j)$，如果其在 xOy 坐标系中的坐标为 (x_0, y_0)，则其对应的投影坐标 R_0 可表示为

$$R_0 = x_0\cos\theta + y_0\sin\theta \tag{B-18}$$

其中，(x_0,y_0) 与 (i,j) 的关系是：

$$x_0 = \left[i - \frac{N+1}{2}\right]\Delta$$

$$y_0 = \left[j - \frac{N+1}{2}\right]\Delta$$

于是可得

$$\begin{aligned}R_0 &= \left\{\left(i-\frac{N+1}{2}\right)\cos\theta + \left(j-\frac{N+1}{2}\right)\sin\theta\right\}\cdot\Delta \\ &= \left\{(i-1)\cos\theta + (j-1)\sin\theta - \frac{N-1}{2}(\cos\theta+\sin\theta)\right\}\cdot\Delta\end{aligned} \tag{B-19}$$

指定最左边与图像平面中直径为 $N/2$ 的圆相切的第一根射线为♯0 射线，即♯0 射线在 n 坐标轴上的垂足为函数 $Q_\theta(n)$ 的原点，则 (x_0,y_0) 点在 n 轴上的垂足坐标 R_0' 为

$$\begin{aligned}R_0' &= R_0 + \frac{N}{2}\cdot\Delta \\ &= \left\{(i-1)\cos\theta + (j-1)\sin\theta - \frac{N-1}{2}(\cos\theta+\sin\theta) + \frac{N}{2}\right\}\cdot\Delta\end{aligned} \tag{B-20}$$

上式大括号中右边第三、四两项在 N 与 θ 确定后为常数，令

$$C_\theta = \frac{N}{2} - \frac{(N-1)(\cos\theta+\sin\theta)}{2} \tag{B-21}$$

则有

$$R_0' = (i-1)\cos\theta + (j-1)\sin\theta + C_\theta = n_0 + \delta \tag{B-22}$$

式中，n_0 为 R_0' 的整数部分，δ 为 R_0' 的小数部分。于是，n_0 将与投影函数 $Q_\theta(n)$ 中的序号对应，$0<\delta<1$ 表示 (x_0,y_0) 的垂足坐标相对于 n_0 的偏移量。因此，在反投影过程中，(x_0,y_0) 点上图像 $F(i,j)$ 像素的取值应为

$$F(i,j) = (1-\delta)Q_\theta(n_0) + \delta\cdot Q_\theta(n_0+1) \tag{B-23}$$

在整个反投影的过程中，是从 $(i,j)=(1,1)$ 开始计算，像素 $F(1,1)$ 在 n 轴上对应的坐标是 C_θ，以后 x 方向的序号每增加 1，则 R_0' 增加 $\cos\theta$；y 方向的序号每增加 1，则 R_0' 增加 $\sin\theta$。

参考文献

[1] Albert Macovski. Medical Imaging System. New York: Prentice-Hall, Inc., 1983
[2] Barillot Christian. Surface and volume rendering techniques to display 3-D data. IEEE Engineering in Medicine and Biology. March 1993, 111-119
[3] Barillot Christian, et al. Computer Graphics in Medicine: a survey. CRC Critical Reviews in Biomedical Engineering, 1988, 15(4): 269-305
[4] Beltrame Francesco, et al. Integrated Imaging for Neurosurgery. IEEE Engineering in Medicine and Biology. March 1992, 51-56
[5] Christensen Douglas A. Ultrasonic Bioinstrumentation. New York: Chichester, Brisbane · Toronto: John Wiley & Sons, 1988
[6] Crawford C R, King K F. Computed tomography scanning with simultaneous patient translation, Med. Phys., 1990, 17: 967-982
[7] Hill C R, Gail ter Haar, Gail Haar, Jeffrey C Bamber. Physical Principles of Medical Ultrasound. New York: John Wiley & Sons, 2002
[8] Moonen C T W, Bandettini P A. Functional MRI. New York: Springer, 1999
[9] David J Dowsett, Patrick A Kenny; Johnston R Eugene. The Physics of Diagnostic Imaging. Chapman & Hall Medical, 1998
[10] David H Evans, W Norman MeDicken. Doppler ultrasound-Physics, Instrumentation and Signal Processing. New York: John Wiley & Sons, LTD, 2000
[11] Donald W McRobbie, Elizabeth A Moore, Martin J Graves, Martin R Prince. MRI from picture to proton. Cambridge: Cambridge University Press, 2003
[12] Euclid Seeram. Computed tomography: physical principles, clinical applications, and quality control. (Second Edition), Philadelphia: W. B. Saunders, 2001
[13] Farrell Edward J, et al. Three-dimensional data visualization and biomedical applications. CRC Critical Reviews in Biomedical Engineering. 16(4): 323-361, 1989
[14] Fenster Aaron, et al. 3-D ultrasound imaging: A review. IEEE Engineering in Medicine and Biology. March 1996, 41-51
[15] Frederick W Kremkau. Diagnostic Ultrasound-Principles and Instruments (sixth edition). W. B. Saunders Company, 2002
[16] Godik Eduard E., et al. Functional Imaging of the Human Body. IEEE Engineering in Medicine and Biology. Dec. 1991, 21-29
[17] Gopal B Saha. Basics of PET Imaging. Physics, Chemistry, and Regulation. Berlin: Springer, 2005
[18] Herman G T. Imaging Reconstruction from Projection: The Fundamentals of Computerized Tomography. New York: Academic, 1979
[19] Hohne K H, et al. 3D Imaging in Medicine, algorithms, Systems, Applications. Berlin: Sjpringer-Verlag, 1990
[20] Hui Hu. Multi-slice helical CT: Scan and reconstruction. Medical Physics, 1999, 26(1): 5-18
[21] Kono Yuko, et al. Gray scale second harmonic imaging of the liver: a preliminary animal study. Ultrasound in Med. & Biol., 23(5): 719-726, 1997
[22] Leotta D F, Kim Y. Requirements for picture archiving and communications. IEEE Engineering in

Medicine and Biology. March 1993,62-69
- [23] Lim Tchoyoson, et al. Functional MRI expands role in neuroradiology. Diagnostic Imaging Asia Pacific. 1997 Dec. 23-30
- [24] Macovski Albert. Medical Imaging Systems. New Jersey: Prentice-Hall, Inc. 1983
- [25] Marinus T Vlaardingerbroek. Magnetic Resonance Imaging-Theory and Practice. Springer-Verlag New York, Incorporated, 2002
- [26] Peter A Rinck. Magnetic Resonance in Medicine. Blackwell Science, 2001
- [27] Ray H Hashemi, William G Bradley jr. MRI—The basics. Williama & Wilkins, 1997
- [28] Ramech Chandra. Nuclear Medicine Physics—The basics (sixth edition). Lippincott Williams & Wilkins. 2004
- [29] Richard B Buxton. Introduction to Functional Magnetic Resonance Imaging-Principles & Techniques. Cambridge: Cambridge University Press, 2002
- [30] Steve Webb (Ed.). The Physics of Medical Imaging. Institute of Physics publishing Bristol and Philadelphia, 1988/1992 reprinting
- [31] Suetens Paul. Fundamentals of medical imaging. Cambridge: Cambridge University Press, 2002
- [32] Flohr T G, Schaller S, Stierstorfer K, Bruder H, Ohnesorge B M, Schoepf U J. Multi-Detector Row CT Systems and Image-Reconstruction Techniques. Radiology, June 1, 2005; 235(3): 756-773
- [33] Van den Elsen Petra A, et al. Medical Imaging Matching—A Review with Classification. IEEE Engineering in Medicine and Biology. March 1993, 26-39
- [34] Walter Huda, Richard Slone. Review of Radiologic Physics. Lippincott Williams & Wilkins, 1995
- [35] Wayne R Hedrick, David L Hykes, Dale E Starchman. Ultrasound Physics and Instrumentation. 4th edition. Mosby · Published. 2005
- [36] Kalender W A, Seissler W, Klotz E, et al. Spiral volumetric CT with single-breath-hold technique, continuous transport, and continuous scanner rotation. Radiology, 1990, 176: 181-183
- [37] Webb Steve. The Physics of Medical Imaging. Bristol and Philadelphia: Institute of Physics Publishing, 1988 (Reprinted with corrections 1990, 1992)
- [38] Liang Z P, Paul C. Lauterbur. Principles of Magnetic Resonance Imaging—A Signal Processing Perspective. IEEE Press, 2000
- [39] Perry Sprawls. Jr 著. 医学成像的物理原理. 黄诒焯主译. 北京: 高等教育出版社, 1993
- [40] 吕维雪. 医学图像处理. 北京: 高等教育出版社, 1989
- [41] 宗贤钧. 现代生物医学仪器. 北京: 原子能出版社, 1988
- [42] 朱小平, 苏学曾. 磁共振成像入门. 上海: 同济大学出版社, 1986
- [43] 庄天戈. CT 原理与算法. 上海: 上海交通大学出版社, 1992
- [44] 申宝忠. 分子影像学. 北京: 人民卫生出版社, 2007